Musikstudium und Gesundheit

Zürcher Musikstudien
Forschung und Entwicklung an der HMT Zürich

Band 1

Herausgegeben von
Dominik Sackmann

PETER LANG
Bern · Berlin · Bruxelles · Frankfurt am Main · New York · Oxford · Wien

Horst Hildebrandt

Musikstudium und Gesundheit

Aufbau und Wirksamkeit
eines präventiven Lehrangebotes

Co-Autoren:
Claudia Spahn, Matthias Nübling,
Karin Seidenglanz und Marina Sommacal

PETER LANG
Bern · Berlin · Bruxelles · Frankfurt am Main · New York · Oxford · Wien

Bibliografische Information Der Deutschen Bibliothek
Die Deutsche Bibliothek verzeichnet diese Publikation in der Deutschen
Nationalbibliografie; detaillierte bibliografische Daten sind im Internet über
„http://dnb.ddb.de" abrufbar.

ISSN 1660-8739
ISBN 978-3-03910-407-9

unveränderter Nachdruck der 2. Auflage

© Peter Lang AG, Europäischer Verlag der Wissenschaften, Bern 2002 / 2004

Alle Rechte vorbehalten.
Das Werk einschliesslich aller seiner Teile ist urheberrechtlich geschützt. Jede Verwertung ausserhalb der engen Grenzen des Urheberrechtsgesetzes ist ohne Zustimmung des Verlages unzulässig und strafbar. Das gilt insbesondere für Vervielfältigungen, Übersetzungen, Mikroverfilmungen und die Einspeicherung und Verarbeitung in elektronischen Systemen.

Printed in Switzerland

*Meiner Familie, Riza Yildiz
und Gerritt Onne van de Klashorst gewidmet*

Inhalt

Vorwort 11

1 Allgemeine Aspekte von Musikphysiologie
  und Musikermedizin [H. Hildebrandt] 13
1.1. Einleitung, historische Anmerkungen 13
1.2. Epidemiologie von Musikerkrankheiten 15
   1.2.1. Epidemiologische Untersuchungen bei Berufsmusikern ... 15
   1.2.2. Epidemiologische Untersuchungen
          bei Musikern in der Ausbildung 20
   1.2.3. Zu den Ursachenfeldern musikerspezifischer
          Krankheiten 23
1.3. Stand der Prävention von Musikerkrankheiten
     an Musikausbildungsstätten 25
   1.3.1. Zur Heterogenität des Umfeldes für Prävention 25
   1.3.2. Musikphysiologische Grundlagenforschung 26
   1.3.3. Musikermedizin, angewandte Musikphysiologie
          und therapeutische Aktivitäten 27
   1.3.4. Prävention als Thema von Lehrveranstaltungen 29
   1.3.5. Einflüsse aus anderen Fachgebieten auf die Prävention
          an Musikausbildungsstätten 31

2 Hintergrund eines präventiven Lehrangebotes an der
  Musikhochschule Winterthur Zürich [H. Hildebrandt] 33
2.1. Körper und Bewegung als vielschichtige
     Herausforderungen für die Musikausbildung 33
2.2. Zur Rolle von Körper und Bewegung im gesellschaftlichen
     Umfeld der Musikausbildung 37
   2.2.1. Die Bewegungs- und Vitalitätskrise 37
   2.2.2. Körper und Bewegung als Spiegel der Gesellschaft 37
   2.2.3. Kommunikation durch Bewegungen und Biographie in
          Bewegungen 41
2.3. Wichtige Merkmale der Körperbewegungen und ihrer
     Entwicklung 43
   2.3.1. Komplexität und Bedeutung der Körperbewegungen 43
   2.3.2. Zur Entwicklung im Schwerkraftfeld über verschiedene
          Komponenten des Körperbewusstseins 43

2.3.3. Das Körperschema der Angst,
Gefahr schematischer Armut 47
2.4. Ausgewählte Aspekte von Haltung und Bewegung
bei Musikern 50
2.4.1. Stabilität und Beweglichkeit bei Musikern 50
2.4.2. Dispokinesis, senso- und psychomotorische Schulung
und Therapie für Musiker 52
2.4.3. Zum Anleitungsstil in der Musikausbildung 56
2.4.3.1. Reflexion von Anleitungserfahrungen 56
2.4.3.2. Ausgewählte Qualitätsmerkmale
von Spielanweisungen 57

3 Aufbau eines präventiven Lehrangebotes
an der Musikhochschule Winterthur Zürich [H. Hildebrandt] ... 67
3.1. Aufbau des Fachbereichs Musikphysiologie
und Musikermedizin an der Musikhochschule
Winterthur Zürich 67
3.1.1. Allgemeines 67
3.1.2. Vorbeugung von Spiel- und Gesundheitsproblemen 68
3.1.3. Musik und Bewegung 68
3.1.4. Musikphysiologische Einzelberatung
("Musikermedizin") 69
3.1.5. Musikphysiologische Beratung für Methodik- bzw.
Fachdidaktikgruppen 69
3.1.6. Psycho-physiologisches Vorspiel- und Vorsing-Training ... 70
3.1.7. Musikphysiologische Forschungsprojekte 70
3.2. Ziel und Konzept der Lehrveranstaltung
"Vorbeugung von Spiel- und Gesundheitsproblemen" 71
3.3. Durchführung und Inhalt der Lehrveranstaltung
"Vorbeugung von Spiel- und Gesundheitsproblemen" 74

4 Wirksamkeit der Lehrveranstaltung
"Vorbeugung von Spiel- und Gesundheitsproblemen"
[H. Hildebrandt, C. Spahn, K. Seidenglanz] 89
4.1. Fragestellung 89
4.2. Methodik der Untersuchung 90
4.2.1. Studiendesign 90
4.2.2. Rekrutierung der Stichprobe 90
4.2.3. Messzeitpunkte 91
4.2.4. Verwendete Fragebogeninstrumente 91
4.2.5. Statistische Auswertung 96

4.3. Ergebnisse 96
   4.3.1. Stichprobenbeschreibung (t_1) 96
   4.3.2. Ergebnisse der standardisierten Fragebogeninstrumente vor Intervention (t_1) und Einordnung gegenüber den Vergleichsstichproben 98
   4.3.3. Prä-Vergleich zwischen Interventions- und Kontrollgruppe (t_1) 104
      4.3.3.1. Prä-Vergleich auf Einzelitem-Niveau 104
      4.3.3.2. Prä-Vergleich auf Skalen-Niveau 113
   4.3.4. Prä-Post-Vergleich zwischen Interventions- und Kontrollgruppe (Varianzanalysen mit Messwiederholung) 115
      4.3.4.1. Ergebnisse zu Hypothese 1 (Verbesserung von Gesundheit und Wohlbefinden) 115
      4.3.4.2. Ergebnisse zu Hypothese 2 (Verbesserung beim Zurechtkommen mit der Arbeit als Musiker) 120
      4.3.4.3. Ergebnisse zu Hypothese 3 (Veränderung der Selbstaufmerksamkeit) 123
   4.3.5. Evaluationsergebnisse zur Akzeptanz des Lehrangebotes und des Fachgebietes der Musikphysiologie und Musikermedizin (t_3) 124
   4.3.6. Untersuchungsergebnisse zur Lehrveranstaltung Lahr 129
      4.3.6.1. Vorbemerkungen zur Teilstudie Lahr 129
      4.3.6.2. Stichprobenbeschreibung (t_1) 130
      4.3.6.3. Ergebnisse der verwendeten Skalen im Verlauf (t_1, t_2 und t_3) 131
      4.3.6.4. Zusammenfassung der Ergebnisse der katamnestischen Untersuchung (t_3) 135
      4.3.6.5. Bewertung des Lehrangebotes durch die Teilnehmergruppe Lahr (t_3) 136
4.4. Diskussion 138
   4.4.1. Zur Stichprobenbeschreibung und zum Prä-Vergleich 138
   4.4.2. Zu Hypothese 1 (Verbesserung von Gesundheit und Wohlbefinden) 142
   4.4.3. Zu Hypothese 2 (Verbesserung beim Zurechtkommen mit der Arbeit als Musiker) 145
   4.4.4. Zu Hypothese 3 (Veränderung der Selbstaufmerksamkeit) 146

  4.4.5. Zur Akzeptanz des Lehrangebotes
    und des Fachgebietes der Musikphysiologie
    und Musikermedizin 147
  4.4.6. Zur Wirkungsdauer des untersuchten Lehrangebotes
    und zur Teilstudie Lahr 150
4.5. Zusammenfassung 151

5 Gesundheit und Prävention bei Studienanfängern
  an der Musikhochschule Winterthur Zürich 2000/2001
  [H. Hildebrandt, C. Spahn, M. Nübling,
  K. Seidenglanz, M. Sommacal] 153
5.1. Ausgangslage und Fragestellung 153
5.2. Methodik der Untersuchung 154
  5.2.1. Studiendesign 154
  5.2.2. Rekrutierung der Stichprobe 154
  5.2.3. Messzeitpunkte 155
  5.2.4. Verwendete Fragebogeninstrumente 155
  5.2.5. Statistische Auswertung 157
5.3. Ergebnisse 157
  5.3.1. Stichprobenbeschreibung und Ergebnisse
    bei Studienbeginn 157
  5.3.2. Vergleich der Ergebnisse zu Beginn
    und am Ende des 1. Studienjahres 160
  5.3.2.1. Körperliche und psychosomatische
    Beschwerden (GBB) 160
  5.3.2.2. Musikerspezifische Beschwerden und Übezeit
    (Epidemiologischer Fragebogen/HIL-Skala) 166
  5.3.2.3. Psychische Beschwerden (KASSL/HADS),
    Körperkonzept (FKKS), Gesundheitseinstellung (KKG)
    und Zurechtkommen mit der Arbeit (HIL-Skala) 166
  5.3.3. Rückblickende Einschätzung durch die Studenten
    (Fragebogen zum ersten Studienjahr) 168
5.4. Diskussion 169
5.5. Zusammenfassung 173

6 Fragebogenpaket 175

7 Literaturverzeichnis 197

Zu den Autoren 215

Vorwort

In diesem Buch werden einige Aspekte aus Wissenschaft und Pädagogik dargestellt, die für den Aufbau des Fachbereiches Musikphysiologie und Musikermedizin an der Musikhochschule Winterthur Zürich wesentlich waren. Dieser Fachbereich entwickelte sich 1997 aus einem Pilotprojekt zur Prävention von Spiel- und Gesundheitsproblemen und beinhaltet mittlerweile verschiedenste Lehrveranstaltungen, Beratungsangebote und Forschungsprojekte. Der Fachbereich hat schnell auch international Beachtung gefunden und ist auf Kongressen und Fortbildungsveranstaltungen sowie in Publikationen präsent.

Nach einleitenden Bemerkungen zur Entstehungsgeschichte der Musikphysiologie und Musikermedizin wird im 1. Abschnitt der Stand der Prävention von Spiel- und Gesundheitsproblemen an Musikausbildungsstätten in knapper Form erläutert. Im 2. Abschnitt werden einige Hintergründe der präventiven Arbeit an der Musikhochschule Winterthur Zürich aus therapeutisch-praktischer und pädagogischer Perspektive dargestellt. Im Sinne der interdisziplinären Lesbarkeit wird in diesem Abschnitt pädagogische Literatur parallel zu einigen medizinischen und psychologischen Grundlagenwerken verwendet und zitiert. Im 3. Abschnitt folgt die Beschreibung der vorhandenen präventiven Lehrangebote an der Musikhochschule Winterthur Zürich, insbesondere der Basisveranstaltung „Vorbeugung von Spiel- und Gesundheitsproblemen". Im 4. Abschnitt wird eine Wirksamkeitsstudie zu dieser Lehrveranstaltung aus dem Jahr 1999 vorgestellt. Den 5. und letzten Abschnitt des Buches bildet eine epidemiologische Studie bei Studienanfängern des Studienjahres 2000/2001.

Bedanken möchte ich mich bei Claudia Spahn von der Universitätsklinik Freiburg i. Br. (Abteilung für Psychosomatik und Psychotherapeutische Medizin, Direktor Michael Wirsching) für die Möglichkeit zur Kooperation und ihre engagierte Begleitung meiner Dissertation, aus der Teile in dieses Buch eingeflossen sind. Matthias Nübling und Karin Seidenglanz danke ich für die qualifizierte Beratung bei der Auswertung des Datenmaterials, Marina Sommacal für die gute Organisation und Matthias Kofmehl für die phantasievolle Erstellung der Fotos. Allen Studienteilnehmern danke ich für die zum Teil langwierige Beschäftigung mit ungewohntem Skalenmaterial, Martina Keilhauer, Andrea Shaw und

Raphaela Schneider für die konstruktiven Korrekturarbeiten. Dem Forschungsbeauftragten der Musikhochschule Winterthur Zürich Dominik Sackmann und dem Peter Lang Verlag danke ich für die ausdauernde Unterstützung. Nicht zuletzt bedanke ich mich bei den Mitgliedern des Leitungsteams der Musikhochschule Winterthur Zürich Daniel Fueter, Peter Wettstein, Johannes Degen und vormals Hans Som. Sie hatten auf Vermittlung von Bernhard Billeter den Mut, das Fachgebiet der Musikphysiologie und Musikermedizin einzuführen und mich bei seinem weiteren Aufbau dauerhaft zu unterstützen. Die ständig wachsenden Teilnehmerzahlen an den musikphysiologischen Lehrveranstaltungen und die Erfolge von deren Teilnehmern bei Wettbewerben, Probespielen und Prüfungen scheinen ihnen Recht zu geben. Angesichts des allgemein wachsenden Kostendrucks ist die Entscheidung, Prävention vor oft langwierige „Therapiekarrieren" mit langen Ausfallszeiten zu stellen, sinnvoll und kann als zeitgemäßes Signal auch nach außen verstanden werden. Ich hoffe, dass dieses Buch dazu beiträgt, Musikausbildungsstätten und Berufsorchester zu präventiven Aktivitäten zu ermutigen und den interdisziplinären Austausch von Musikern, Pädagogen, Therapeuten und Medizinern zu fördern.

Winterthur/Zürich, Frühjahr 2002
Horst Hildebrandt

An denjenigen Stellen der vorliegenden Arbeit, an denen aus Gründen der Lesbarkeit nur die männliche Schreibweise benutzt wird, ist selbstverständlich auch die weibliche Form gemeint.

1 Allgemeine Aspekte von Musikphysiologie und Musikermedizin

[H. Hildebrandt]

1.1. Einleitung, historische Anmerkungen

Erwähnung finden die so genannten Musikerkrankheiten vereinzelt schon in medizinischen Quellen der letzen vier Jahrhunderte. Im 18. und 19. Jahrhundert entstanden bereits zwei Standardwerke zum Thema Berufs- und Musikerkrankheiten (Ramazzini, 1718; Sundelin, 1832). Ab der Mitte des 19. Jahrhunderts wurden einzelne Musikerkrankheiten in einigen Zeitschriftenveröffentlichungen der aufkommenden medizinischen Spezialdisziplinen erwähnt (Breuer, 1995). Bis in die 60er und 70er Jahre des 20. Jahrhunderts hinein prägten zwei Monographien die Sichtweise der Musikerkrankheiten: J. Fleschs „Berufskrankheiten des Musikers" (1925) und K. Singers „Die Berufskrankheiten der Musiker" (1926). Allerdings wurden diese Werke von der medizinischen Welt insgesamt wenig wahrgenommen. Um den Bedarf an Betreuung für erkrankte Musiker zu decken, haben ehemalige Musiker und Therapeuten im nichtmedizinischen Bereich im Laufe des 20. Jahrhunderts einen eigenen Markt an Schulungs- und Therapieformen entstehen lassen, der von erkrankten Musikern jenseits der offiziellen, universitär geprägten Medizin genutzt wird (vgl. Abschnitt 1.3.5.).

Erst in den letzten ca. 25 Jahren gelangten die berufsspezifischen Belastungen und Erkrankungen bei Musikern immer mehr ins Bewusstsein der Öffentlichkeit und wurden von der Medizin als wichtig erkannt. Bis heute ist die Zahl von Berufsmusikern in Deutschland auf über 35.000 angestiegen und hat diese zu einer nicht unbedeutenden Berufsgruppe gemacht. Die 160 Berufsausbildungsstätten für Musik-Berufe bilden bei einer Studiendauer zwischen vier und sechs Jahren über 25.000 Studenten aus, davon über 15.000 allein an den 24 Musikhochschulen. Weiterhin bestehen über 1000 öffentliche und private Musikschulen sowie zahlreiche Amateurmusikvereinigungen, die zum Teil ebenfalls Schüler ausbilden. Insgesamt spielen oder singen in Deutschland rund 8 Millionen Menschen in einer musikalischen Formation, davon ca. 2,8 Millionen Kinder und Jugendliche (Quelle: Deutscher Musikrat, 1999/2000). In der Schweiz ist proportional zur gegenüber Deutschland mehr als das

Zehnfache kleineren Bevölkerungszahl die Zahl der in Musik-Berufen tätigen Personen wahrscheinlich noch größer. Das zeigen die folgenden Daten: Landesweit existieren zukünftig 6 Musikhochschulen mit über 3000 Studenten und allein 384 öffentliche Musikschulen mit über 233.000 Schülern.

Im Zuge der rasanten Steigerung der spieltechnischen Anforderungen an die professionellen Musiker werden die physiologischen Bedingungen des Musizierens und die pathophysiologischen Mechanismen bei der Entstehung von Musikerkrankheiten zum Gegenstand der Forschung (Blum et al., 1995a). Es entstehen, von den USA ausgehend, eine Reihe von Arbeitsgruppen und Institutionen für Musikermedizin, z. B.: Die „Performing Arts Medicine Association" (PAMA, USA), die „International Arts Medicine Association" (IAMA, USA), die „Medizinische Gesellschaft für Kunstschaffende" (D), die „Deutsche Gesellschaft für Musikphysiologie und Musikermedizin" (DGFMM, D), die Gesellschaften „ Medicine des Arts" und „Amadeus" (F), die „British Performing Arts Medicine Trust/British Association for Performing Arts Medicine" (BPAMT, GB), die Arts Medicine Aotearo (AMANZ, NZ), das Canadian Network for Health in the Art (CNAH), die Schweizerische Gesellschaft für Musikmedizin (SMM, CH), die „Arts-medicine Europe" und die „International Foundation for Performing Arts Medicine" (IFPAM).

Was für Sportler unter der Bezeichnung „Leistungsphysiologie" und „Sportmedizin" schon lange Zeit eine Selbstverständlichkeit ist, entsteht nun unter der Bezeichnung „Musikphysiologie und Musikermedizin" auch für die Belange der professionellen Musiker als eigenes Fachgebiet.

Seit 1992 finden in Deutschland als einem der ersten europäischen Länder nach den USA internationale Kongresse zur Musikphysiologie und Musikermedizin statt (vgl. Wagner, 1995; Kongressbände der Kongresse für Musikphysiologie und Musikermedizin, 1993–2000). Dort wird der Bedarf an einem solchen Fachgebiet durch epidemiologische Studien immer wieder dokumentiert (vgl. Abschnitt 1.2.1.). Auch in der Ausbildung der späteren Berufsmusiker wird schon ein erheblicher Bedarf an präventiven und therapeutischen Maßnahmen festgestellt (vgl. Abschnitt 1.2.2.). Neben den Anfängen musikphysiologischer Forschung und therapeutischer Spezialisierung auf Musikmedizin bleiben systematische und wissenschaftlich fundierte Konzepte und Programme zur Prävention von Gesundheitsproblemen bei Musikern jedoch noch Einzelfälle. Dies gilt insbesondere für die Prävention im Rahmen der Ausbildung an Musikschulen und Musikhochschulen (vgl. Abschnitt 1.3.).

Der Autor der vorliegenden Arbeit hat aus der Notwendigkeit konkreter praktischer Prävention heraus ab 1993 an der Musikschule Lahr

(D) die „Musikphysiologische Beratung" als Pilotprojekt aufgebaut. Diese bestand bis 2001 aus einer wöchentlichen Sprechstunde zur Prävention und Rehabilitation in der Jugendausbildung unter Einbeziehung von Lehrern und Eltern. Am selben Ort begründete der Autor auch die international zugänglichen „Fortbildungstage für Angewandte Musikphysiologie".

Seit 1997 baute der Autor den Fachbereich Musikphysiologie und Musikermedizin an der Musikhochschule Zürich (ab Mitte 1999 Musikhochschule Winterthur Zürich) auf. Verschiedene im Abschnitt 3 beschriebene Lehr- und Beratungsangebote gingen dabei aus einer Basisveranstaltung zur Vorbeugung von Spiel- und Gesundheitsproblemen hervor, welche aus einer musikphysiologischen Vorlesung mit thematisch zugeordnetem praktischen Seminar besteht. Diese Lehrveranstaltung wird zusammen mit einem im Rahmen der oben genannten Lahrer Fortbildungstage angebotenen Blockkurs für Berufsmusiker und Musikstudenten auf ihre Wirksamkeit hin untersucht (vgl. Abschnitt 4). Hierdurch soll ein erster Schritt dazu unternommen werden, den bestehenden Mangel an Forschung im Bereich der Prävention für Musiker zu beheben.

1.2. Epidemiologie von Musikerkrankheiten

1.2.1. Epidemiologische Untersuchungen bei Berufsmusikern

In den letzten ca. 20 Jahren wurden mehrere epidemiologische Studien zu den Erkrankungen und deren Ursachen bei Berufsmusikern durchgeführt. Die meisten dieser Studien betreffen die Erkrankungen von Berufsmusikern in Orchestern. Tabelle 1 gibt einen Überblick über die wichtigsten dieser Studien.

Die Ergebnisse dieser Studien zeigen, dass die Mehrzahl der Berufsmusiker an berufsspezifischen Erkrankungen leidet, welche sie bei der Ausübung ihres Berufes behindert. Die Schwankungsbreite der Ergebnisse entsteht durch die unterschiedliche Berücksichtigung von Vor- oder Mehrfacherkrankungen (Blum, 1995b) sowie durch die z. T. unklare Trennung zwischen Punkt- und Periodenprävalenz. Durch die Möglichkeit von Mehrfachnennungen bei den Fragebogenstudien addieren sich die Prozentränge der einzelnen Fachgebiete auf über 100%. Aus diesem Grunde kann lediglich das jeweils größte Beschwerdegebiet und die Rangfolge der Beschwerdegebiete angegeben werden.

Tabelle 1: Epidemiologische Studien bei Berufsmusikern

Autoren	Jahreszahl	Stichprobenbeschreibung	Fallzahl	Ergebnisse	Studiendesign
Schmale et al.	1985	Orchestermusiker (D)	1803	40–80% Beschwerden insgesamt	Querschnittsstudie mittels nicht standardisierter Fragebögen
Fry et al.	1986	Orchestermusiker (Australien)	485	64% Beschwerden, nur Überlastungs-Syndrome	Querschnittsstudie mittels nicht standardisierter Fragebögen
Wagner	1987	Streicher in Orchestern (D)	160	80% Beschwerden, Schwerpunkt Bewegungsapparat	Querschnittsstudie mittels nicht standardisierter Fragebögen
Fishbein et al.	1988	Orchestermusiker der ICSOM (USA)	2212	82% Beschwerden, davon 76% ernste Beschwerden	Querschnittsstudie mittels nicht standardisierter Fragebögen
Molsberger et al.	1989	Orchestermusiker (D)	100	75% Beschwerden, Schwerpunkt Bewegungsapparat	Querschnittsstudie mittels nicht standardisierter Fragebögen
Ostwald	1995	Bühnenkünstler (USA)	360	25% Beschwerden, nur psychiatrische Fachgebiet	Auszählung psychiatrischer Diagnosen im Rahmen eines Gesundheitsprogramms
Salmon et al.	1995	Berufsmusiker (USA)	145	82–86% Beschwerden, Schwerpunkt Lampenfieber	Querschnittsstudie mittels nicht standardisierter Fragebögen
Blum	1995b	Streicher in Orchestern (D)	1432	85–89% Beschwerden, Schwerpunkt Bewegungsapparat	Querschnittsstudie mittels nicht standardisierter Fragebögen
Roset-Llobet et al.	2000	Berufsmusiker (Spanien)	1639	80% Beschwerden, Schwerpunkt Bewegungsapparat	Querschnittsstudie mittels nicht standardisierter Fragebögen
Spahn et al.	2001b	Berufsmusiker (D)	69	33% Beschwerden, Schwerpunkt obere Extremität, 26% somatoforme Beschwerden	Querschnittsstudie mittels standardisierter Fragebögen
Pak et al.	2001	Tasteninstrumentalisten per Internet (international)	455	50–66% Beschwerden, Schwerpunkt obere Extremität	Querschnittsstudie mittels nicht standardisierter Fragebögen

Die bisher größte Studie von Fishbein und Middlestadt (1988) in den Orchestern der „International Conference of Symphony and Opera Musicians (ICSOM)" ergibt eine Häufigkeit von 82% Beschwerden, die bei der Musikausübung behindern. 76% der Befragten stufen ihre Beschwerden als „ernst" ein. Die Häufigkeitsverteilung der medizinischen Probleme pro Musiker ist in der folgenden Abbildung 1 dargestellt:

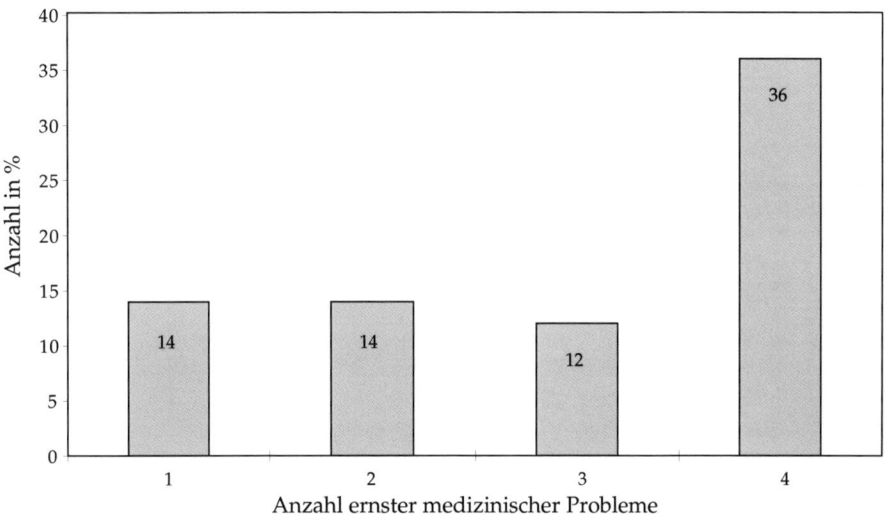

Abbildung 1: Häufigkeit ernster medizinischer Probleme bei betroffenen ICSOM-Orchestermusikern (n=2212, nach Fishbein et al., 1988)

Die Verteilung der häufigsten ernsten Beschwerden im Bereich des Bewegungsapparates gibt Abbildung 2 wieder, wobei im Rahmen der Befragung Mehrfachnennungen möglich waren.

Die Verteilung der häufigsten ernsten Beschwerden außerhalb des Bewegungsapparates stellt Abbildung 3 dar.

Da die für diese Studie verwendeten Fragebögen nicht standardisiert sind, ist eine Einschätzung der medizinischen Probleme, welche die Betroffenen als „ernst" bezeichnen, schwierig. Dies gilt insbesondere im Vergleich zu den Erkrankungszahlen und den Schweregraden von Erkrankungen in der Normalbevölkerung.

In den beiden Studien von Molsberger et al. (1989) und Blum (1995b) bei deutschen Orchestermusikern stehen mit 75% und 85–89% die Beschwerden des Bewegungsapparates im Vordergrund, gefolgt von Augenbeschwerden.

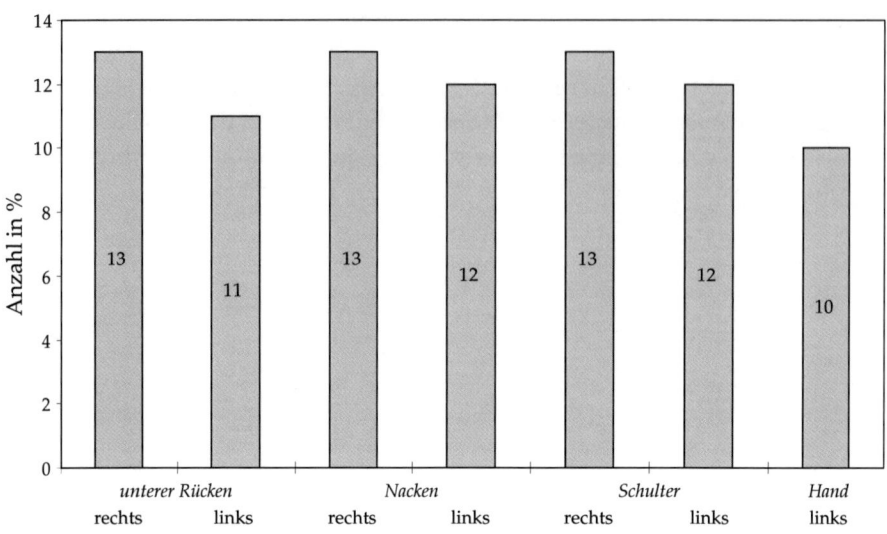

Abbildung 2: Verteilung der häufigsten ernsten Beschwerden im Bereich des Bewegungsapparates bei ICSOM-Orchestermusikern (n=2212, nach Fishbein et al., 1988)

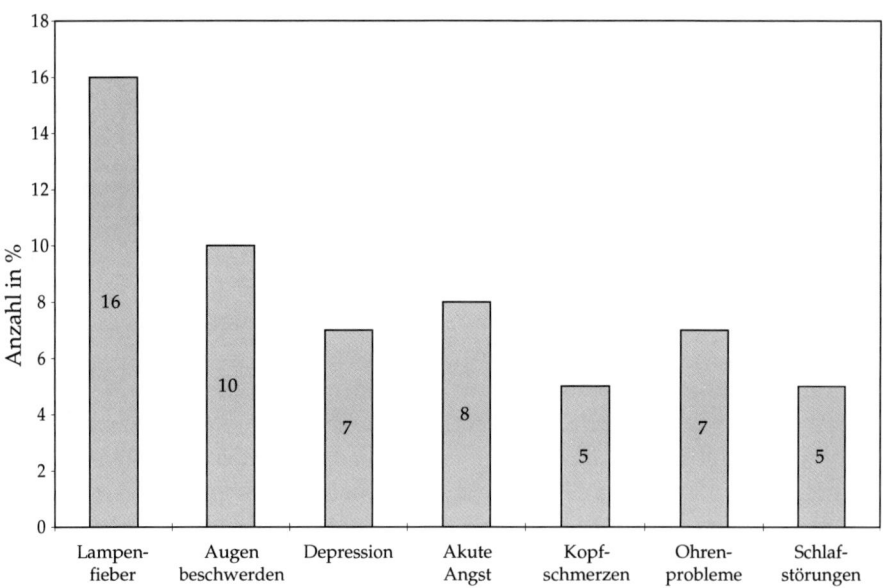

Abbildung 3: Verteilung der häufigsten ernsten Beschwerden außerhalb des Bewegungsapparates bei ICSOM-Orchestermusikern (n=2212, nach Fishbein et al., 1988)

Zu einer etwas anderen Rangfolge der Beschwerden kommen Salmon et al. (1995), die mit einem großen Anteil von Tasteninstrumentalisten keine typischen Orchestermusiker untersucht haben. Hier steht in der Häufigkeit das Lampenfieber an der Spitze, gefolgt von Kopf- und Augenbeschwerden sowie den Beschwerden des Bewegungsapparats. In der folgenden Abbildung 4 sind die Ergebnisse dieser Studie zusammenfassend dargestellt:

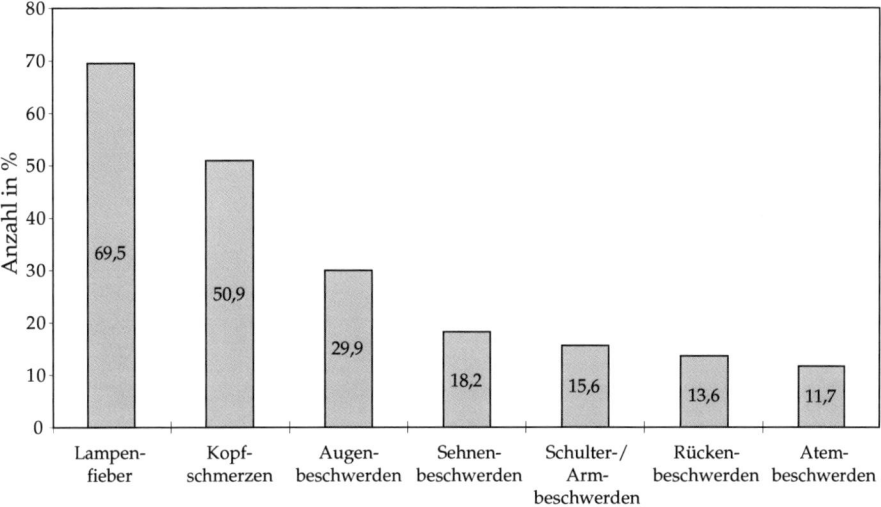

Abbildung 4: Verteilung der häufigsten Beschwerdegebiete bei Musikern (n=145) außerhalb der Berufsorchester (nach Salmon et al., 1995)

Trotz einiger methodischer Probleme z. B. bei der Differenzierung von Beschwerdegebieten (Zaza, 1998) zeigen die Studien insgesamt, dass die Erkrankungen viele verschiedene medizinische Sparten betreffen. Der Schwerpunkt liegt auf orthopädischen und neurologischen Problemen sowie auf psychischen und psychosomatischen Beschwerden. Da nur wenige Studien explizit nach psychischen und psychosomatischen Problemen fragen, ist zu vermuten, dass sich hinter Schmerzsyndromen, welche zunächst in den neurologischen oder orthopädischen Bereich fallen, häufig auch psychosomatische Beschwerdebilder verbergen (Spahn et al., 2001b). Das Lampenfieber, dessen große Bedeutung in einigen der Studien deutlich wird, gehört zu den typischen auch psychischen Stressfaktoren bei Musikern und ist vermutlich ebenfalls für die Entstehung von Verspannungen und Überlastungen des Bewegungsapparates von Bedeutung.

Frauen sind von den Beschwerden häufiger betroffen als Männer (Fishbein et al., 1988; Pak et al., 2001). In denjenigen Studien, die auch die sportlichen Aktivitäten erfragen, zeigt sich, dass diejenigen Musiker, die regelmäßig Sport treiben, seltener von Beschwerden des Bewegungsapparates betroffen sind (Blum, 1995b; Seidel et al., 1999, vgl. Abschnitt 1.2.2.). Von einigen Autoren werden anatomische Varianten (Wagner, 1987; Leijnse, 1995) und Hypermobilitäten des Bewegungsapparates (Brandfonbrener, 2000) als Risikofaktoren angesehen.

1.2.2. Epidemiologische Untersuchungen bei Musikern in der Ausbildung

Auch bei Musikstudenten und Musikschülern wurden Erhebungen zur Epidemiologie von Beschwerden im Zusammenhang mit dem Musizieren durchgeführt. Einen Überblick über die wichtigsten dieser Studien gibt die folgende Tabelle 2:

Tabelle 2: Epidemiologische Studien an Musikausbildungsstätten

Autoren	Jahreszahl	Stichprobenbeschreibung	Fallzahl	Ergebnisse	Studiendesign
Fry	1987	Musikstudenten (Australien)	1248	5–21% Beschwerden, Schwerpunkt Überlastungs-Syndrome	Querschnittsstudie mittels nicht standardisierter Fragebögen
Lockwood	1988	Schüler (USA)	113	49% Beschwerden insgesamt	Querschnittsstudie mittels nicht standardisierter Fragebögen
Zaza	1992	Musikstudenten (Kanada)	300	43% Beschwerden, Schwerpunkt Bewegungsapparat	Querschnittsstudie mittels nicht standardisierter Fragebögen
Larsson et al.	1993	Musikstudenten (USA)	660	50% Beschwerden, Schwerpunkt Bewegungsapparat	Querschnittsstudie mittels nicht standardisierter Fragebögen
Roach et al.	1994	Musikstudenten und Studenten (USA)	249	50% Beschwerden, Schwerpunkt Bewegungsapparat	Querschnittsstudie mittels nicht standardisierter Fragebögen

Janiszewski et al.	1995	Musikschüler (Polen)	180	61% Störungen, Schwerpunkt Bewegungsapparat	Querschnittsstudie mittels objektiver Daten aus dem Bewegungslabor
Silverstope	1995	Musikstudenten (Schweden)	371	30–53% Beschwerden, Schwerpunkt Bewegungsapparat	Querschnittstudie mittels nicht standardisierter Fragebögen
Zetterberg et al.	1998	Musikstudenten (Schweden)	227	89% Beschwerden, Schwerpunkt Bewegungsapparat	Querschnittsstudie mittels standardisierter Fragebögen
Seidel et al.	1999	Musikstudenten / Berufsmusiker (D)	188	85% Ängste und 57% Beschwerden des Bewegungsapparates	Querschnittsstudie mittels standardisierter Fragebögen
Shields et al.	2000	Klavierschüler an Musikschulen (Irland)	182	26% Beschwerden, nur Bewegungsapparat	Querschnittsstudie mittels nicht standardisierter Fragebögen
Spahn et al.	2002a	Musikstudenten (D)	197	68% Beschwerden insgesamt	Querschnittsstudie mittels standardisierter Fragebögen

Die Studie von Spahn et al. (2002a) an der Musikhochschule Freiburg (D), die zu den wenigen Studien mit standardisierten Fragebogeninstrumenten zählt, zeigt bei den Studenten einen Anteil von 68% Beschwerden im Zusammenhang mit dem Musizieren. Diese verteilen sich wie in Abbildung 5 dargestellt.

45% aller Studenten und 66% der von Beschwerden betroffenen Studenten nehmen professionelle Hilfe in Anspruch, wobei der Anteil signifikant geringer ist, wenn seelische Beschwerden im Vordergrund stehen. 34% aller Studenten wenden eine oder mehrere Körperschulungsformen an. Von denjenigen Studenten, die keine Beschwerden angeben, wenden nur 6% eine oder mehrere Körperschulungsformen an. Die Selbstaufmerksamkeit (zur Definition vgl. Abschnitt 4.2.4.) der untersuchten Studenten liegt bezüglich einer studentischen Vergleichsstichprobe im durchschnittlichen Bereich. Diejenigen Studenten, die Beschwerden haben oder eine Körperschulungsform anwenden, zeigen eine signifikant höhere private Selbstaufmerksamkeit. Weibliche Studierende zeigen eine signifikant höhere öffentliche Selbstaufmerksamkeit als männliche Studierende.

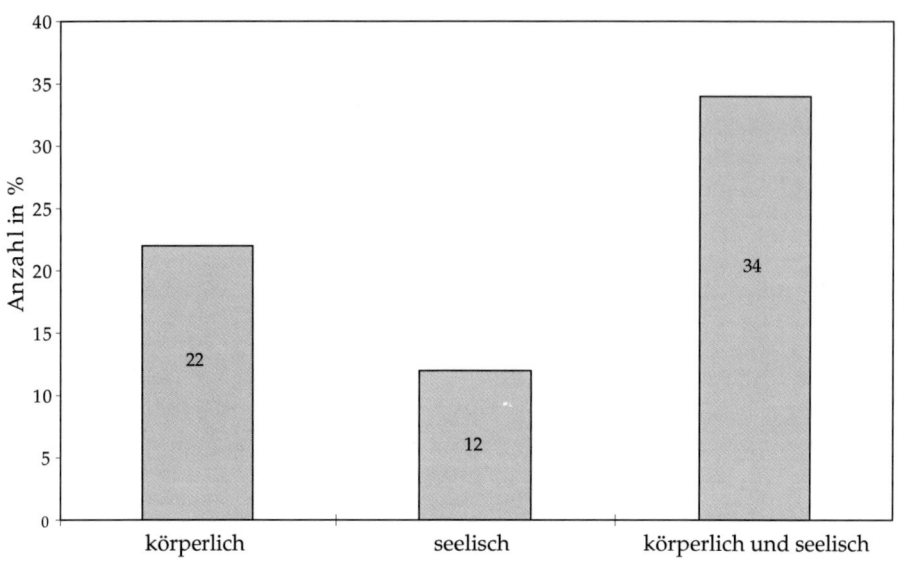

Abbildung 5: Art der Beschwerden bei Musikstudenten (n=197, nach Spahn et al., 2002a)

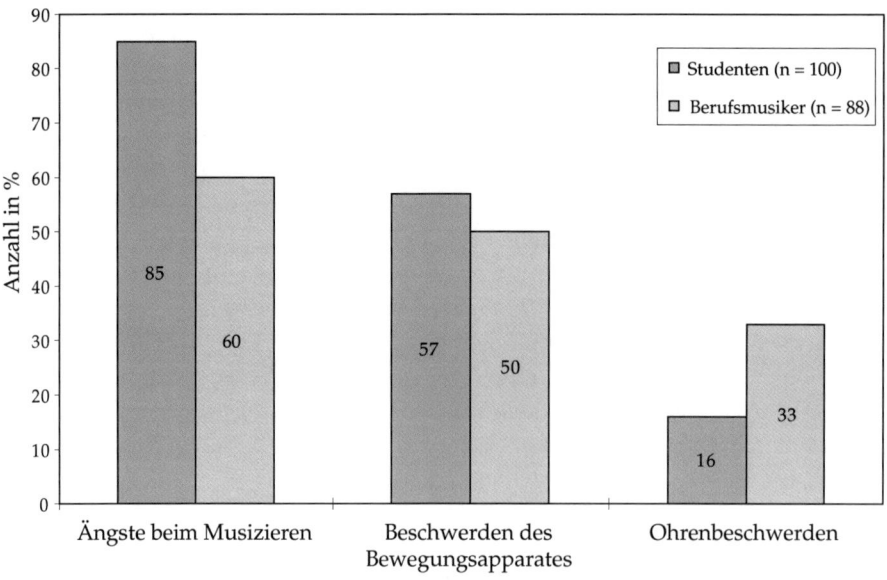

Abbildung 6: Beschwerdehäufigkeit bei Musikstudenten (n=100) und Berufsmusikern (n=88, nach Seidel et al., 1999)

In der Studie von Seidel et al. (1999) werden explizit auch Ängste im Zusammenhang mit dem Musizieren erfragt. Dadurch ergibt sich für die Beschwerdegebiete die in Abbildung 6 dargestellte Rangfolge.

Die Studien zeigen, dass bereits in der Ausbildung von zukünftigen Musikern manifeste Beschwerden bestehen. Ähnlich wie bei den Orchestermusikern liegt das Hauptgewicht auf den Beschwerden des Bewegungsapparates und auf psychosomatischen Beschwerden, gefolgt von Ohrenbeschwerden. Diejenigen Studenten, die regelmäßig Sport treiben, sind deutlich seltener von Beschwerden des Bewegungsapparates betroffen (Larsson et al., 1993; Zaza, 1992; Zetterberg et al., 1998; Seidel et al., 1999). Musikstudenten, die aus Musikerfamilien stammen, sind häufiger von Beschwerden betroffen als der Durchschnitt (Seidel et al., 1999).

Ausgehend von diesen Ergebnissen entsteht somit bereits in der Ausbildung von Musikern die Notwendigkeit sowohl einer therapeutischen Beratung und Versorgung als auch einer früh einsetzenden Prävention mit dem Ziel der Verhinderung oder Milderung von Beschwerden. Angesichts der hohen Erkrankungszahlen wird eine möglichst frühe Prävention von den unter 1.2.1. und 1.2.2. zitierten Autoren gefordert. Die Vorstadien der Erkrankungen insbesondere bei Schülern und Studenten werden als Störungen beschrieben, die einer Behandlung noch gut zugänglich sind (Fry, 1987; Janiszewski et al., 1995; Seidel et al., 1997). Die Frage, wie früh Ursachen im Kindesalter für die späteren Berufskrankheiten zu erkennen und zu beheben sind, bedarf aber noch der systematischen Klärung.

1.2.3. Zu den Ursachenfeldern musikerspezifischer Krankheiten

Die bisherigen Untersuchungen tragen wenig zum Verständnis der Entstehung und der Ursachen musikerspezifischer Beschwerden und Probleme bei. Hierzu fehlen weiterführende empirische Studien. Aus der Praxis und Alltagserfahrung von Musikern und aus der Erfahrung mit der Behandlung musikerspezifischer Probleme lassen sich verschiedene Ursachenfelder bei der Entstehung der Beschwerden beschreiben. Eine Zusammenstellung ohne Anspruch auf Vollständigkeit zeigt die folgende Tabelle 3 (erweitert nach Hildebrandt, 1995):

Tabelle 3: Ursachenfelder von Musikerkrankheiten

Mangelnde *berufsspezifische* Prävention, Unkenntnis geeigneter Trainingsformen
- Fehlendes Aufwärmen, Einspielen und Abkühlen, mangelnde Sensibilität für die Warnzeichen von Überlastung wie z. B. koordinative und muskuläre Ermüdung
- Eingeschränkte Kinästhetik und unklares Körpergefühl
- Inadäquate Stütz- und Zielmotorik
- Mangel an psychischer und physischer Variabilität
- Fehlender Ausgleich zum Beruf und belastende Nebentätigkeiten (zu wenig oder zu viel Sport, einseitige Hobbys, Unfähigkeit zur Entspannung)

Unzureichende künstlerische und instrumental- bzw. gesangstechnische Ausbildung
- Mangel an individuellen Interpretationskonzepten, geeigneten Ausdrucksmitteln und Spiel- bzw. Gesangstechniken
- Unvollständige Ausdrucks-, Klang- und Bewegungsvorstellung, einseitige Übestrategien
- Mangelnde Synchronisation von innerer Vorstellung und Bewegungsabläufen

Lampenfieber, Ausdruckshemmungen und Bühnenangst

Psychosozialer Stress z. B. durch Konkurrenz, Mobbing, autoritäre Orchesterstruktur, nicht erreichtes Karriereziel, finanzielle Unsicherheit

Übertriebene und zu kontinuierliche Tempo- und Lautstärkenanforderungen beim Spielen

Schlafmangel und ungünstige Arbeitszeiteinteilung (Wochen- und Tagesrhythmus, Tournee-, Dienst- und Übepläne)

Ungesunde Ernährungsgewohnheiten, Alkohol-, Medikamenten- und Drogenmissbrauch

Belastende Arbeitsplatzbedingungen (z. B. Schallbelastung, Platz- und Lichtmangel, schlechtes Notenmaterial, Luftbelastung)

Unpassende ergonomische Ausstattung (z. B. Stühle, Schulterstützen, Kinnhalter, Gurte, Daumenstützen, Instrumentengröße und -form, Mundstücke, Saiten)

Anatomische Besonderheiten sowie diverse Prädispositionen und Vorerkrankungen (z. B. Hyper- und Hypomobilitäten, Engpass-Syndrome, Knochen-, Muskel- und Sehnenanomalien, Rheumatische Erkrankungen, Allergien etc.)

Bei der Auflistung der genannten Ursachen wird ein breites Spektrum an Faktoren deutlich, welches sich am besten im Rahmen eines bio-psycho-sozialen Krankheitsmodells konzeptualisieren lässt (Uexküll et al., 1998). So spielen bei der Entstehung von Beschwerden in der Regel Faktoren aus mehreren Bereichen in komplexer Weise zusammen. Bezogen allein auf die Störungen des Bewegungsapparates ist die den meisten Störungen vorausgehende Ermüdung (Flesch, 1928; Stegemann, 1991; Hollmann et al., 2000) selbst schon die Folge unterschiedlichster psychischer, physischer und umweltbedingter Faktoren. Dies gilt ebenso für die Stress- und Lampenfieberbeschwerden, die ihrerseits wiederum im Zusammenhang mit der musikalisch-technischen Leistung zu sehen sind. Für die Entstehung von Verspannungen und Überlastungsbeschwerden sind wiederum Stress und Lampenfieber wichtige Auslöser. Für die Musikermedizin wird im Sinne eines interdisziplinären Verständnisses der Krankheitsentstehung eine Simultandiagnostik gefordert, die den Anforderungen eines bio-psycho-sozialen Verständnisses gerecht wird (Möller, 1997).

1.3. Stand der Prävention von Musikerkrankheiten an Musikausbildungsstätten

1.3.1. Zur Heterogenität des Umfeldes für Prävention

Noch in den 70er und 80er Jahren des 20. Jahrhunderts gibt es weltweit nur vereinzelte Institutionen, die sich mit musikphysiologischen und musikermedizinischen Themen befassen. Da das Gebiet der Musikphysiologie keine klar umrissene medizinische Disziplin darstellt, arbeiten in diesem Bereich Mediziner, Pädagogen, Instrumentalmethodiker und Therapeuten unterschiedlichster Richtungen. Die Musikphysiologie als Fach, welches sich mit den natürlichen Funktionen beim Musizieren beschäftigt, und die Musikermedizin als Spezialdisziplin zur Behandlung erkrankter Musiker bilden zusammen die Grundlagengebiete für die Prävention von Musikerkrankheiten. Musikphysiologie und Musikermedizin sind jedoch keine geschützten Begriffe für klar umrissene Fachgebiete und weisen in der Realität häufig fließende Übergänge auf.

Während der Berufsausbildung der Musiker, d.h. an der Musikhochschule und Musikschule, sind Erkrankungen und Beschwerden noch am ehesten zu verhindern oder positiv zu beeinflussen. Daher sind auch die Chancen zur Prävention von Musikerkrankheiten in diesem Frühstadium besonders groß. Die im jugendlichen Alter der Schüler und Studenten große funktionelle Flexibilität sowie die Kooperationsmöglichkeiten mit den Lehrern können ein frühe Erkennung und Korrektur von Problemen möglich machen (Zaza, 1994; Reinhardt, 1998; Hildebrandt, 2000). Im Folgenden wird der Stand musikphysiologischer und musikermedizinischer Aktivitäten an den Musikausbildungsstätten im Überblick dargestellt, wobei die Heterogenität des Feldes eine klare Trennung von Prävention und Behandlung einerseits sowie Lehre und Forschung andererseits in manchen Fällen schwierig macht. Dabei wird deutlich, dass in einem derart heterogenen Feld die Grenzen zwischen Forschung und Medizin bzw. anderen Therapieformen einerseits und den verschiedensten Ansätzen der Musikpädagogik (Bastian, 1995) andererseits verschwimmen (Wagner et al., 1997). So sind viele der in dem Fachgebiet der Musikermedizin tätigen Ärzte selbst Musiker bzw. Musikpädagogen und viele der involvierten Musikpädagogen haben therapeutische Zusatzausbildungen absolviert. Dies bedeutet, dass es sowohl im außermedizinischen Therapiebereich, in der Medizin und Forschung als auch in der Musikpädagogik und deren Übergangsbereichen Ansätze für eine Prävention von Musikerkrankheiten gibt. Diese existieren aber in der Regel nebeneinander und in unverbundener Form. Eine stärkere Kooperation aller mit Prävention befassten Institutionen und Personen wird auch aktuell immer wieder gefordert (Bastian, 1995; Guptill et al., 2000; Redmond et al., 2001).

1.3.2. Musikphysiologische Grundlagenforschung

Wissenschaftliche Forschung an einer offiziell für dieses Fachgebiet konzipierten Institution beginnt im deutschsprachigen Raum 1974 mit der Gründung der „Abteilung für Musikphysiologie und Musikermedizin" an der Musikhochschule Hannover (Direktor: C. Wagner, Nachfolger: E. Altenmüller). Die genannte Abteilung hält auch eine Musikersprechstunde und musikphysiologische Lehrveranstaltungen an der Musikhochschule Hannover ab.

1978 wird in der ehemaligen DDR das „Betriebsambulatorium der Berliner Bühnen/Arbeitshygienische Beratungsstelle" eröffnet, das neben der Betreuung von Bühnenkünstlern aller Sparten auch Grundlagenforschung und Zusammenarbeit mit Hochschulen, Musik- und Heilpädagogen ermöglicht (Zentek, 1995).

An der Technischen Hochschule Darmstadt bearbeitet ab den 80er Jahren die arbeitsmedizinische Abteilung musikphysiologische Themen und kooperiert mit Musikpädagogen z. B. der Akademie für Tonkunst in Darmstadt (Rohmert, 1993).

Epidemiologische Studien zu Musikerkrankheiten werden in den 90er Jahren von denjenigen Abteilungen an Kliniken (meist Universitätskliniken) durchgeführt, die auch mit Lehrveranstaltungen an den Musikhochschulen begonnen haben (Blum, 1995b; Reinhardt, 1998; Danckwerth, 1999; Seidel et al., 1999; Spahn et al., 2002a).

In den USA, wo die Musikermedizin mit Kongressen, der Gründung einer musikermedizinischen Gesellschaft (PAMA, vgl. Abschnitt 1.1.)

und der Herausgabe einer bis heute führenden Fachzeitschrift („Medical Problems of Performing Artists") schon in den 80er Jahren auf sich aufmerksam machte, findet Forschung in einer entsprechenden Kooperation von Kliniken mit Spezialabteilungen und Musikhochschulen statt (Sataloff et al., 1998). In der Schweiz entwickeln sich im Zuge der Neustrukturierung der Musikhochschulen die Abteilungen für Angewandte Forschung und Entwicklung. Die in diesem Band dargestellten Studien (vgl. Abschnitt 4 und 5) gehören zu den ersten Aktivitäten dieser Abteilungen und zu den ersten wissenschaftlichen Arbeiten zur Musikphysiologie und Musikermedizin in der Schweiz überhaupt.

Insgesamt gesehen ist in den letzten Jahren auch im deutschsprachigen Raum das Angebot an musikermedizinischen Leistungen an Musikhochschulen stark angewachsen. Nur ein kleiner Teil der Musikermediziner ist aber, wie an den Musikhochschulen Berlin (mit der Neugründung eines Forschungsinstituts 2002), Dresden, Frankfurt, Freiburg, Hannover, Mannheim, Münster, Trossingen, Weimar und Winterthur Zürich, auch mit Forschung befasst.

1.3.3. Musikermedizin, angewandte Musikphysiologie und therapeutische Aktivitäten

Mit der Entstehung von Arbeitsgruppen und Abteilungen für Musikermedizin in den USA und Europa entstehen nach 1990 vermehrt auch Anlaufstellen für betroffene Musiker bei Orchestern und an Musikhochschulen. Im deutschsprachigen Raum geschieht dies neben Hannover z. B. in: Berlin, Dresden, Essen, Frankfurt, Freiburg, Hamburg, Leipzig, Mannheim, München, Münster, Rostock, Trossingen, Weimar und Winterthur Zürich. Eine Umfrage aller Musikhochschulen und Konservatorien in Deutschland anfangs der 90er Jahre des letzten Jahrhunderts ergibt allerdings noch, dass 70% dieser Institutionen gar kein Lehrangebot im Fach Musikphysiologie im Lehrplan haben. Nur 30% der deutschen Musikhochschulen bieten gelegentlich Veranstaltungen zur „Musikphysiologie und Musikermedizin" oder zu verschiedenen körperorientierten Methoden an (Blum, 1995a). Die Zahl der Lehrangebote steigt bis heute trotz einer großen Zunahme des allgemeinen Interesses nur langsam. Schulungs- und Therapieverfahren, wie Alexandertechnik (Gelb, 1986; Alexander, 1988; Leibovitz, 1993), Dispokinesis (Klashorst, 1991; Stockmann, 1994; Löscher, 1995; Hildebrandt, 1996), Feldenkrais-Methode (Feldenkrais, 1986/1987; Rywerant, 1985; Steinmüller et al., 2001), werden von betroffenen Studenten in der Regel in Eigeninitiative genutzt. Eine besondere Position als Schulungsform und Bewegungstherapie hatte die erwähnte Dispokinesis von 1969 bis 1974 am Sweelinck-Konservatorium Amsterdam. Hier wurde sie von G.O. van de Klashorst als eigenes Fachgebiet für Musiker noch vor dem Bekanntwerden der Musikphysiologie und Musikermedizin in Europa angeboten. In den USA spielt – von der New York University ausgehend und unabhängig von der Entwicklung der Musikermedizin (Blum et al., 1991) – die auf den Konzepten von M. Todd, L. Sweigard und A. Bernard aufbauende Ideokinese seit vielen Jahren eine wichtige Rolle in der Ausbildung von Schauspielern, Tänzern und Musikern (Sweigard, 1974; Todd, 2001). Seit 1987 existiert an der Musikhochschule Luzern eine physiotherapeutisch fundierte Betreuung für Sänger durch J. Gutzwiller, die mittlerweile auch für Instrumentalisten zugänglich ist (Gutzwiller, 1997). Ebenfalls seit 1987 besteht an der Musikhochschule „Hanns Eisler" Berlin das präventiv ausgerichtete Fach „Physioprophylaxe", welches von dem Sportpädagogen und Yoga-Lehrer H. Puls angeboten wird (Puls, 2000). Der ab 1997 aufgebaute Fachbereich Musikphysiologie und Musikermedizin an der Musikhochschule Winterthur Zürich (vgl. Abschnitt 3) beinhaltet Einzel- und Gruppenbetreuung im Bereich verschiedener Bewegungsschulungsformen, welche z.T. schon seit 1984 angeboten werden. Auch die Musikhochschule Basel ermöglicht ihren Studenten den Zugang zu einigen der im Abschnitt 1.3.5. genannten Schulungsformen. Seit dem Jahre 2000 bietet die Musikhochschule Bern-Biel ihren Studenten eine physiotherapeutische Betreuung durch I. Spirgi-Gantert an (Klein-Vogelbach et al., 2000). Im Jahre 2001 wurde in Deutschland die „Arbeitsgemeinschaft Physiotherapie in der Musikermedizin" gegründet, die auch Kontakt zu den einzelnen Musikhochschulen sucht.

Der aktuelle Stand musikphysiologischer und musikermedizinischer Aktivitäten an deutschsprachigen Musikhochschulen lässt sich über die aktuellen Kongressbände und Fachzeitschriften in Erfahrung bringen, z.B. über die vierteljährlich in Deutschland erscheinende Zeitschrift „Musikphysiologie und Musikermedizin".

An den Jugendmusikschulen, d.h. vor der Berufsausbildung von Musikern, sind offiziell in den Lehrplan integrierte Beratungs- und Präventionsmaßnahmen, wie die vom Autor gegründete Musikphysiologische Beratung Lahr oder eine neuere Beratungsstelle an der Musikschule Düsseldorf, Einzelfälle geblieben (vgl. Hildebrandt, 1999a/2000; Brennscheidt, 2000; Kongressbände der Kongresse für Musikphysiologie und Musikermedizin Frankfurt und Hannover, 1995/1996).

1.3.4. Prävention als Thema von Lehrveranstaltungen

Im Rahmen der neuen musikphysiologischen Lehrangebote im deutschsprachigen Raum wird an den unter Abschnitt 1.3.3. genannten Hochschulen eine spezielle Beratung für erkrankte Studenten meist mit Vorlesungen im Fach „Musikphysiologie und Musikermedizin" kombiniert. Die von einigen Hochschulen ebenfalls angebotenen praktischen Seminare zu verschiedenen Körperschulungsformen und Entspannungsverfahren werden in der Regel nicht von den Dozenten für Musikphysiologie und Musikermedizin, sondern von außermedizinischen Therapeuten und Lehrern durchgeführt. Insofern mischen sich die Aufklärung über musikermedizinische Sachverhalte und daraus abgeleitete Empfehlungen einerseits mit präventiven und therapeutischen Bemühungen andererseits ohne festen Plan oder geschehen in loser Reihenfolge.

Eine weltweite Vorreiterrolle in Sachen systematischer Prävention übernimmt das Konservatorium Trøndelag (Norwegen) mit einem in die Musikausbildung integrierten Präventionsprojekt. Die Initiatorin C. Spaulding berichtet über einen jahrelangen Prozess der Integration dieses Projektes in den musikpädagogischen Lehrplan des Konservatoriums (Spaulding, 1988/1995). Das genannte Pilotprojekt begann 1982 und wurde als Fach nach zehn Jahren schließlich Pflichtteil im Curriculum der Musikausbildung. In ihm enthalten ist neben Seminaren und Supervision vor allem auch die praktische Schulung in Gruppen- und Einzelarbeit. Neben Anatomie und Physiologie werden Lerntechniken, Psychologie, Körperschulung, ergonomische Schulung, Improvisation und Auftrittstrainings für alle Studiengänge angeboten. Das Spektrum reicht von obligatorischen Basisseminaren bis hin zu interdisziplinären Aufbaustudiengängen mit wissenschaftlichen Abschlüssen zum Thema „Performance-Process" oder „Performance-Physiology". Das Präventionsprojekt Trøndelag ist bisher, ebenso wie die oben erwähnten musikphysiologische Angebote an den deutschsprachigen Hochschulen, auf seine Effektivität hin noch nicht wissenschaftlich untersucht worden.

Ein praktikables Präventionsprogramm für Musikhochschulen auf einer wissenschaftlich fundierten und systematischen Grundlage ist angesichts der hohen Erkrankungszahlen bei Musikern eine dringende Notwendigkeit geworden. Eine Problematik spezifischer Präventionsprogramme liegt allerdings in der kaum möglichen Verallgemeinerung der Maßnahmen angesichts der hochspezialisierten Anforderungen der einzelnen Instrumentengruppen. Die unterschiedlichen individuellen Vorraussetzungen bei Musikern verlangen außerdem individuell abgestimmte Präventionsmaßnahmen, so dass am ehesten Basisprogramme oder Auswahlhilfen formulierbar sind (Zaza, 1994).

In den USA und Kanada wurde 1994 ein Präventionsprogramm für Musiker veröffentlicht (Zaza, 1994). Es enthält neben Übungen zum Aufwärmen auch Empfehlungen zur Arbeitszeitgestaltung, zur Abwechslung der Tätigkeiten, zum Mentalen Training und zu Stressbewältigungsstrategien. Außerdem werden Methoden des Körpertrainings und der Körperwahrnehmung im Zusammenhang mit anatomischen Grundkenntnissen vorgestellt.

Über die Schwierigkeiten durch mangelnde Kontinuität und Anwendung durch die Teilnehmer bei der Einführung eines Präventionsprogramms berichten A. Brandfonbrener (1997) für Orchestermusiker und Broaddus-Lawrence et al. (2000) für Gesangsstudenten. Instrumentenspezifische Ansätze haben B. Böttner (1993) und Meister et al. (2001) für Pianisten sowie L. Medoff (1999) für hohe Streicher entwickelt. Sataloff (2000) und Vaughan (2001) veröffentlichten Empfehlungen für den Gesangsbereich. Über die Integration eines Gesundheitsprogramms in den Ausbildungsalltag von Tänzern und Schauspielern berichteten Popalisky et al. (2000).

Seit 2001 existiert ein „Curriculum Musikphysiologie an Musikhochschulen", das von den deutschsprachigen Lehrkräften für Musikphysiologie und Musikermedizin im Rahmen der letzten Kongresse als Empfehlung an die Musikhochschulen erarbeitet wurde (Musikphysiologie und Musikermedizin, 2001).

Eine wissenschaftliche Bewertung der Wirksamkeit der in diesem Abschnitt genannten präventiven Programme und Curricula in der Musikausbildung steht bisher noch aus (vgl. Kongressbände der europäischen Kongresse für Musikphysiologie und Musikermedizin 1993–2000). Eine Ausnahme bildet (außer der im Abschnitt 4 dieses Buches dargestellten Wirksamkeitsstudie) die Evaluation eines Trainingsprogramms bezüglich des Lampenfiebers an der Musikhochschule Leipzig, welche die Wirksamkeit präventiver Schulung bei Lampenfieber belegt (Liebelt et al., 1999; Schröder et al., 1999).

1.3.5. Einflüsse aus anderen Fachgebieten auf die Prävention an Musikausbildungsstätten

In den USA gehören im Rahmen der „Performing Arts Medicine" die Musikermedizin und die Medizin für andere Bühnenkünstler wie Tänzer und Ballettkünstler zusammen (Sataloff et al., 1998). Dabei werden eine Reihe von körperorientierten Ansätzen zur Prävention und Therapie mit einbezogen, die auch auf den europäischen Kongressen für Musikphysiologie und Musikermedizin präsentiert wurden (vgl. Kongressbände der Kongresse für Musikphysiologie und Musikermedizin 1993–2000). In der Physiotherapie sind Übungsprogramme für Musiker entstanden, die neben der Kräftigung auch ein allgemeines Geschicklichkeits- und Koordinationstraining beinhalten (Klein-Vogelbach et al., 2000). Aus der Sportmedizin und Physiotherapie stammen bestimmte Formen des Stretchings, die für Musiker zu Trainingsprogrammen zusammengestellt wurden (Schnack, 1994). Relativ weit verbreitet sind auch verschiedene Formen des Krafttrainings bzw. Muskelaufbaus (Dannemann, 1992; Buchbauer, 2001).

Im Folgenden ist ohne Anspruch auf Vollständigkeit eine Liste von Schulungs- und Therapieformen verschiedenster Art und Herkunft dargestellt (vgl. Seifert, et al., 1993; Schneider-Wohlfahrt et al., 1994;), welche von Musikern in der Regel in Eigeninitiative genutzt bzw. zeitweise in Einführungsseminaren an Musikausbildungsstätten vorgestellt werden:

Mögliche Schulungs- und Therapieverfahren für Musiker
- *Funktionale Ansätze* („westlich") z.B.: Alexander-Technik, Brügger, Bobath-Konzept, Caland, Dispokinesis, Eutonie, Feldenkrais, Funktionelle Bewegungslehre, Ideokinese, Janda, Laab, Laban, Kabat, Lösungstherapie, Maitland, McKenzie, Medau, Mensendiek, Pilates, PNF, Resonanzlehre, Spiraldynamik, Stemmführung, Stimmschulungsmethoden, Stretching, Trager, Zilgrei
- *Funktionale Ansätze* („östlich") z.B.: Tai-Chi, Chi Gong, Yoga, Tibeter, Kum Nuye, Aikido, Do in, Katsugen Undo
- *Atmungsbetonende Ansätze* z.B.: Dore Jacobs, Elsa Gindler, Middendorf, Parow, Pranayama, Schaarsuch, Schlaffhorst-Andersen, Schmitt
- *Mentale Trainings- und Entspannungsformen, Meditation* z.B.: Autogenes Training, div. Imaginationsformen, NLP, Progressive Relaxation, div. Suggestions- und Hypnosetechniken, Mentales Training, Transzendentale Meditation, Yoga, Zen
- *Körperorientierte Psychotherapien* z.B.: Bioenergetische Verfahren, div. Bewegungs- und Leibtherapien, Focusing, Gestalttherapie, Hakomi,

Hypno-Systemische Ansätze, Psychomotorische Therapie, Tanztherapie
- *Manuelle Methoden und Techniken* z. B.: Akupressur/Akupunktur, Chiropraktik, Cranio-Sacral-Balancing, Cyriax, Dorn, div. Manuelle Therapieformen, Ortho-Bionomy, Osteopathie, Polarity, Reiki, Rolfing, Shiatsu, Spiraldrucktherapie, Touch for Health, Tuina
- *Kinesiologie und diverse Balance-Verfahren*

Allen hier genannten Schulungs- und Therapieformen ist gemeinsam, dass für sie, von wenigen Ausnahmen abgesehen (Schnorrenberger, 1984; Kevan et al., 1995), Evaluationsstudien bezüglich der spezifischen Wirksamkeit bei Musikerproblemen noch ausstehen. Dies gilt insbesondere für die Wirksamkeit in der Prävention von Musikerkrankheiten. Trotz einiger Berührungspunkte zwischen den genannten Arbeitsformen gibt es bisher auch kaum theoretische Konzepte und wissenschaftlich klar umrissene Wirkprinzipien, wie sie für eine breitere Anerkennung von Seiten der universitär geprägten Medizin und deren Kostenträgern notwendig wären (Petzold, 2001a).

Es ist bisher bekannt, dass regelmäßige sportliche Aktivität die Beschwerdehäufigkeit des Bewegungsapparates bei Musikern senkt (Blum, 1995b; Seidel et al., 1999). Aus der Sportmedizin liegen einige Erkenntnisse zu sinnvollen Maßnahmen vor und nach Belastungen des Bewegungsapparates vor, die für Musiker von Belang sind (Scheibe, 1988/1994; Weimann, 1989; Stegeman, 1991; Hollmann et al., 2000). Dazu gehören u. a. Bäder- und Wärmeanwendungen sowie gymnastische Übungen zum Ausgleich im Sinne eines „Aufwärmens" und „Abkühlens". Interessant erscheint dabei vor allem die Unterscheidung von Schnelligkeits-, Kraft- und Ausdauerbelastungen (Pieper et al., 1974; Ebert et al., 1986/1991) und die Differenzierung der Ausgleichsmaßnahmen je nach Belastungstyp.

Aus der arbeitsmedizinischen Betreuung von sitzenden Berufsgruppen im Büro und im Orchester stammen im Wesentlichen ergonomische und biomechanische Erkenntnisse. Eine bessere Schulung bezüglich der speziellen Bewegungsabläufe am Arbeitsplatz wird unabhängig vom einzelnen Spezialgebiet von verschiedenen Seiten gefordert (Pascarelli, 1999; Wristen, 2000).

2 Hintergrund eines präventiven Lehrangebotes an der Musikhochschule Winterthur Zürich

[H. Hildebrandt]

In diesem Abschnitt werden einige aus der pädagogischen und therapeutisch-praktischen Arbeit gewonnene Erkenntnisse dargestellt, welche für die präventiven Lehrangebote an der Musikhochschule Winterthur Zürich wesentlich sind. Bei der Darstellung wird eine Verknüpfung sowohl mit pädagogischer als auch mit medizinischer und psychologischer Literatur vorgenommen, ohne jedoch einen Anspruch auf durchgängige wissenschaftliche Absicherung des Gesagten zu erheben.

2.1. Körper und Bewegung als vielschichtige Herausforderungen für die Musikausbildung

Die Anregung und Steuerung sensomotorischer Lern- und Entwicklungsprozesse ist sicherlich ein Schwerpunkt der pädagogisch-künstlerischen und präventiven Arbeit. Es ist dem Autor aber immer bewusst, dass die Sensomotorik (verstanden als Einheit und Gleichzeitigkeit von Gefühl und Bewegung, vgl. v. Weizsäcker, 1973; Golenhofen, 1997) nur ein Aspekt in der komplexen Phänomenologie des Musizierens (Schnorrenberger, 1991/1995) ist. Immerhin sind die Spiel-Bewegungen aber die Mündungsstellen auf dem Weg der Ideen, der Gefühle und der musikalischen Vorstellung zur Klangrealität. Sie sind der entscheidende Übergang von den Aktionen des Spielers bzw. Sängers zum Instrument bzw. zur Stimme: Eine Klangerzeugung ist bei Instrumentalisten und Sängern ohne Bewegung nicht möglich.

Außerdem soll hier wenigstens kurz auf die für Musiker wesentliche Tatsache hingewiesen werden, dass altersunabhängig der Gesamt-Tonus der Muskulatur ständig von unterschiedlichsten, auch unbewussten Bereichen unseres Lebens beeinflusst wird. Dazu gehören u. a. die automatisierten Leistungen wie Reflexe, Bewegungsgedächtnis,

Integrations-, Abstimmungs- und Koordinationsvorgänge. Insgesamt reicht das Spektrum dieser Einflüsse von der psycho-physischen Antriebs- und Motivationssituation bis hin zur gespeicherten Summe aller bisher durchgemachten Bewegungs- und Lernerfahrungen. Bewegung wird als Abhängige des jeweils vorher bestehenden Muskel-Tonus z. B. über die in der folgenden Liste aufgeführten Zusammenhänge charakterisiert (nach Hildebrandt, 2000):

Bewegung als:
- Ausdruck von Lebendig-Sein im Gegensatz zum Tod mit Starre und Atemstillstand
- Non-verbaler Ausdruck von Befindlichkeit und Gefühlen z. B. in der Gestik (Argyle, 1989)
- Unmittelbare, schnelle und instinktiv erfolgende Körperreaktion z. B. als Zusammenzucken
- Schnittstelle zum Unbewussten: Der Hauptanteil der non-verbalen Kommunikation ist unbewusst (Watzlawick et al., 2000)
- Spiegel der Biographie mit dem Muskel-Tonus als Speicher oft lebenslang unverwechselbarer Körperstrukturen (Reich, 1970; Lowen 1990/ 1993; Petzold, 1992)
- Mündungsstelle von kreativ-„ganzheitlichen" Vorgängen, z. B. beim Musizieren: Gefühl/Vorstellung → Bewegung → Klang/Musik (Biesenbender, 1992; Eberhard, 1931; Galamian, 1983; Mertens, 1989; Schnorrenberger, 1991/1995; Altenmüller, 2001/2002)

Allein aus diesen genannten Zusammenhängen lässt sich ableiten, dass in der musikpädagogischen oder musikphysiologisch-präventiven Arbeit der Bezug zum individuellen, emotionalen Ausdrucksbedürfnis der Schüler immer gewahrt bleiben muss. Dies gilt bezüglich des Musikstückes aber auch bezüglich der jeweiligen aktuellen Lebenssituation. Der in sensomotorischen Lernprozessen häufig stattfindende Rückgriff auf tiefverankerte Muster schon Jahre zurückliegender Entwicklungsstufen macht die Lehr- und Beratungstätigkeit zu einer anspruchsvollen aber auch faszinierenden Aufgabe. Von Seiten des Lehrers, Beraters oder Behandelnden bedarf es dazu neben der beruflichen Erfahrung eines besonderen pädagogisch-psychologischen Geschicks und einer entsprechenden Weiterbildung (Haefeli, 1998; Petzold, 2001a/2001b). Es ist hier natürlich nicht möglich, auf die Komplexität der Prozesse in Pädagogik, Entwicklungspsychologie und menschlichem Kommunikationsverhalten einzugehen, zu der in den letzten 20 Jahren in zunehmendem Maße publiziert wurde (Oerter, 1982; Schaller, 1984/1987; Winkel, 1984; Piaget et al. 1986; Gordon, 1987;

Mertens, 1989/1991/2002; Ernst, 1991; Haefeli, 1998; Watzlawick et al., 2000; Vester, 2001; Roth, 1997/2001). Zur Kommunikation lassen sich das Musikmachen und die Musik selbst als „internationale Sprache" bzw. „Klangrede" ebenfalls zählen (Harnoncourt, 1987).
Instrumental- und Gesangslehrer berichten im Rahmen von musikphysiologischen Fortbildungsveranstaltungen über zunehmende Bewegungsschwierigkeiten bei Studenten und Schülern, sogar schon bei Kindern im Vorschulalter und frühen Schulalter. Allgemein werden genannt:

– Bewegungsarmut
– begrenzte Bewegungen
– verlangsamte und gestaute Bewegungen
– steife und starre Bewegungen
– schematische, stereotyp wiederholte Bewegungsmuster
– Haltungsschwierigkeiten und Verspannungen
– Orientierungsschwierigkeiten im Raum

Die erfrischende und unbekümmerte Großräumigkeit der Bewegungen als Grundbedürfnis besonders der Kinder wird als eingeschränkt angegeben (Janiszwski et al., 1995; Mertens, 1989/1991/2002). Der selbstverständliche Zusammenhang zwischen Gefühlsregungen und dem spontanen Ausdruck in Bewegungen scheint oftmals verloren gegangen zu sein. Dabei stockt der freie „Fluss" der Bewegungen als das unbekümmerte Zusammenwirken verschiedener Körperpartien, z. B. von Rumpf, Kopf und Armen. Auf diesen, verschiedenste Bewegungskomponenten verbindenden Fluss und die Fähigkeit, körperlich „durchlässig" für vielfältig abgestimmte, feinste Impulse zu sein, sind wir aber beim Erlernen eines Musikinstrumentes bzw. des Gesangs angewiesen. Der unbehinderte und schnelle Weg von Gefühlen und Gestaltungsimpulsen, die sich als „Bewegungsidee" bzw. Bewegungsprogramm und entsprechender Nervenimpuls vom Zentralnervensystem zum Erfolgsorgan (z. B. Finger) und Instrument (z. B. Geige) hin fortpflanzen, wird allgemein als zentral für eine fruchtbare Entwicklung auf und mit dem Instrument angesehen (Eberhard, 1938; Galamian, 1983; Balser, 1990). In diesem Zusammenhang spielen die vielfältigen Koordinations- und Abstimmungsleistungen zwischen den verschiedenen Körperbewegungen und deren Einzelkomponenten eine bedeutende Rolle. Die Spannung und Entspannung der Muskulatur wird zudem jeweils auf die Gleichgewichtsempfindungen bezüglich der Schwerkraft und der Stellung des Körpers bzw. der Körperteile im Raum abgestimmt (Glaser, 1990; Birbaumer et al., 1999). Interessant erscheint in diesem

Zusammenhang die Tatsache, dass es für die Sinnesempfindungen bezüglich Bewegung keine einheitlichen Begriffe oder Bezeichnungen gibt. So werden nebeneinander und teilweise synonym z. B. die Bezeichnungen Kinästhetischer Sinn, Bewegungssinn, Sechster Sinn, Kraftsinn, Propriozeption und Bewegungsgefühl verwendet. Möglicherweise drückt sich in dieser Vielfalt der Bezeichnungen auch die Tatsache aus, dass der Bereich des „Bewegungsgefühls" bzw. der Sensomotorik als sehr individuell und schwer zu fassen gilt. In der Forschung zu den Bereichen Bewegung und Koordination sind noch viele Fragen offen. Das gilt bezogen auf die beruflichen Belange der Musiker insbesondere für die so genannte „Fokale Dystonie", auch „Berufskrampf" genannt, die gerade bei erfolgreichen Musikern als Krankheitsbild immer mehr ins Blickfeld gerückt ist (Ledermann, 1995; Altenmüller, 1996/2001; Deuschl et al., 1998; Candia et al., 1999; Marquardt et al., 2000; Jabusch et al, 2000; Tubiana, 2001).

Ebenso unübersichtlich wie der Bereich des Bewegungsgefühls ist der Bereich der Körperhaltungen. Im Rahmen von musikphysiologischen Lehrveranstaltungen und Instrumentalmethodik-Kursen wird immer wieder der Wunsch laut, das Wort Haltung weniger oder gar nicht mehr zu verwenden. Als Begründung wird der eher statische Aspekt dieses Wortes genannt und die Tatsache, dass die Körperhaltung ohnehin als Ausdruck einer „inneren Haltung" zu verstehen sei. Diese innere Haltung sei als dynamisches Geschehen ständig in Veränderung und Entwicklung begriffen (Sweigard, 1974; Feldenkrais, 1987; Todd, 2001). Als konsensfähig erweist sich meist die Beschreibung von „Haltung" als angemessenes „Bereitschaftsgefühl" für eine folgende Handlung oder als „Disposition" (vgl. Abschnitt 2.4.2.). Insgesamt gesehen spielt der Themenbereich „Haltung" in den musikphysiologischen Lehrveranstaltungen eine zentrale Rolle. Die Frage der „Handlungsbereitschaft", welche sich in der „Haltung" ausdrückt, prägt insbesondere das alltägliche Üben, die Reproduzierbarkeit von musikalisch-technischen Abläufen und das Sicherheitsgefühls in Bühnensituationen.

2.2. Zur Rolle von Körper und Bewegung im gesellschaftlichen Umfeld von Musikausbildung

2.2.1. Die Bewegungs- und Vitalitätskrise

Die einleitend angestellten Beobachtungen zu Bewegungsschwierigkeiten, die häufig mit einer äußerlich schon tastbaren Verspannung ganzer Muskelpartien, z. B. des Nackens und der Schultern, einhergehen, werfen Fragen nach Ursachen und nach Verbesserungsmöglichkeiten auf. Die Aktualität des Themas schlägt sich in dem derzeit zu beobachtenden Boom von Kursen nieder, die sich auf der Basis von als „ganzheitlich" bezeichneten Wegen den Vitalitätsproblemen in unseren westlich-industrialisierten Staaten widmen (vgl. Abschnitt 1.3.5.). Mehr symptomorientiert, weniger den Zusammenhang zwischen der persönlichen Entwicklung und der körperlichen Gesundheit betonend, ist der allgemeine Zulauf zu Sport- und Fitness-Kursen (Wenzel, 1986).

Zur Vergegenwärtigung der Bewegungskrise sei, ohne auf die durch Umweltzerstörung und Schadstoffemission hervorgerufenen Krankheiten einzugehen, besonders auf die Zunahme der mit dem Bewegungsmangel verknüpften Erkrankungen des Herz-Kreislaufsystems, des Stoffwechsels und des Bewegungsapparates hingewiesen.

2.2.2. Körper und Bewegung als Spiegel der Gesellschaft

> ... ich behaupte, dass der menschliche Körper immer und in jedem Fall als Abbild der Gesellschaft aufgefasst wird, dass es überhaupt keine ‚natürliche', von der Dimension des Sozialen freie Wahrnehmung und Betrachtung des Körpers geben kann ...
> (Douglas, 1998)

Aus der Vielfalt der mit dem Bewegungsthema verbundenen Faktoren sollen hier nur ein paar, auch für die Musikausbildung wichtige, herausgegriffen werden. Das Zitat von M. Douglas soll, auch wegen seiner Bedeutung für Kinder und Jugendliche, weiter erörtert werden.

Die kindliche Entwicklung vollzieht sich über die Interaktion mit der Umwelt und ist als „komplexes Geflecht von Ursache-Wirkungs-Zusammenhängen zu verstehen ..." (Oerter, 1982). Diese Entwicklung ist Sozialisierung und „Soziation" gleichermaßen (Schaller, 1984) und vollzieht sich „… in dem Hineinwachsen des Individuums in die umgebende Kultur. Während dieses Vorgangs werden die von der Gesellschaft gebilligten Verhaltensweisen beibehalten bzw. erworben, die tabuisierten Verhaltensweisen hingegen abgelegt" (Oerter, 1982). Damit ist natürlich auch eine Beschränkung auf bestimmte Bewegungsmuster verbunden. Dieser Prozess, in dem das Kind als ein aktives, neugieriges und unermüdlich forschendes Wesen sein Verhalten strukturieren lernt, ist „… die höchste Form geistiger Anpassung zwischen Subjekt und Umwelt" (Piaget, 1967).

In den zivilisierten, hoch technisierten Gesellschaften haben die Körperbewegungen und deren räumliche „Ausdehnungen" immer mehr abgenommen, obwohl sich die Mobilität der Menschen, z. B. durch moderne Verkehrsmittel, gleichzeitig stark erhöht hat. Auch in der Arbeitswelt zeigt sich diese Tendenz an dem Wandel von körperlicher Arbeit zu immer mehr intellektueller Arbeit, z. B. Steuerungs- und Kontrollarbeit. Meistens bedeutet das für den Bewegungsapparat eine fixierte und statische Arbeit, z. B. in sitzender Position am Computer-Bildschirm. Dadurch werden die Körperhaltungen als ursprünglich „dynamische Gleichgewichtszustände" einseitig beansprucht und die haltungsrelevanten Körperstrukturen überbelastet. Weiterhin kommt es zu einer extremen Beanspruchung und Ermüdung der Augenmuskeln und des Sehsinns, welche über die reflektorische Abstimmung der Körpermuskulatur für die Stellung im Raum eine entscheidende Rolle spielen (Feldenkrais, 1987; Golenhofen, 1997; Schmidt et al., 1997). Sogar schon Musikstudenten müssen viele Jahre des Sitzens in der Schule verarbeiten und sich für die spätere Orchestertätigkeit oder die Arbeit an Tasteninstrumenten ein eigenes, evtl. für das gesamte Berufsleben entscheidendes Konzept möglicher Sitzpositionen aufbauen. Die Unterscheidung von Kraft, Ausdauer, Geschicklichkeit und Geschwindigkeit, (wie sie u. a. in musikphysiologischen Lehrveranstaltungen angestrebt wird) kann bei der individuellen Auswahl in dem kaum überschaubaren Bereich der Sitzergonomie hilfreich sein.

Auch in der Musikbranche müssen heutzutage Erwerbstätige immer mehr intellektuelle Qualifikationen besitzen, um ihrem Arbeitsprofil zu genügen; die kognitiven und psychischen Fähigkeiten des Menschen werden allgemein immer mehr in Anspruch genommen.

> … Das heißt: Die Domestizierung der Psyche musste im Laufe der Zeit weiter fortschreiten, um überhaupt die Qualifikationsprofile zu erzeugen, welche die moderne Industriegesellschaft voraussetzt. Damit wurde aber der Körper in eine immer randständigere Position gedrängt. Seine Relevanz als Träger der menschlichen Existenz wurde auf die Bewältigung des Stoffwechsel-Haushaltes reduziert. Das ‚Schweigen des Körpers' (Ceronetti, 1983) war die Folge, während

gleichzeitig – ‚rein hirnlich' – das Plappern der Münder das Zeitalter der (Tele-) Kommunikation verkündete ...
(Wenzel, 1986)

Wie im Abschnitt 2.1. beschrieben, machen Musikpädagogen immer häufiger die Erfahrung, dass das Bewegungsverhalten der werdenden Musiker einseitiger und problematischer geworden ist. Ohne auf zahlreiche alarmierende Studien zur Wirkung von Medienkonsum und Bewegungsmangel, besonders auf Kinder, einzugehen, lassen sich im Instrumentalunterricht viele Bewegungsmuster bei Schülern und Studenten erkennen, die wie ein erstaunlich verwandter Nachvollzug aktueller und modischer Bewegungsmuster aus dem Alltag der Erwachsenenwelt, z. B. aus dem Film- und Werbematerials des Fernsehens, ins Auge springen. Beispiele sind unter anderem Kopfbewegungen aus dem Werbematerial der Haarpflege oder Verteidigungs- und Angriffsbewegungen aus Kriegs- und Kampffilmen. In diesem Zusammenhang treten charakteristische Verhaltensweisen unserer westlich-industrialisierten Konsumgesellschaft deutlich hervor und setzen den Rahmen für Körper, körperliche Bewegungen, Körpergefühl und Körperbegriff (vgl. Abschnitt 2.3.2.). Die Verherrlichung von Gewalt und das mögliche Abgleiten in roheste körperliche Exzesse bestätigen nur – als Kehrseite und Ausbruchsversuch – die Tatsache, dass es immer mehr Kinder gibt,

... die sich nicht bewegen wollen, wenige bzw. unangemessene Gemütsregungen und Reaktionen zeigen, die kaum Bewegungserfahrungen haben und suchen und die vor allen Dingen nur eine unvollkommene Vorstellung von Ihrem eigenen Körper haben ...
(Mertens, 1989)

Nicht selten werden Kinder in Gymnastik-, Ballett- oder Tanzkurse geschickt, um gesundheitliche Förderung im Zusammenhang mit Musik zu ermöglichen. Je nach Qualifikation der Kursleiter können in diesen Kursen u.U. weitere künstliche Bewegungsmuster und Haltungsstereotypien entstehen, welche die Entwicklung eines individuell angemessenen Bewegungsverhaltens und eine spätere Musikausbildung erschweren. Das Problem von Haltungs- und Bewegungsmustern, welche auf die oben beschriebenen Arten erworben wurden, besteht u. a. darin, dass durch sie eine relative Verhaltenssicherheit vorgetäuscht wird. Es werden Verhaltensschemata angenommen und gewohnheitsmäßig so lange wiederholt, bis sie zu „Ritualen" werden (Wenzel, 1986). Die Reduzierung des Körperausdruckes auf schematische, vor allem der Norm und Mode genügende Bewegungsmuster stellt die äußere Erscheinung des Körpers in den Mittelpunkt nebst Anweisungen, wie diese zu behandeln sei. Diese Tatsache, dass die äußere Erscheinung des Körpers und nicht das individuelle Erleben im Körper und das Gefühl zum Körper wichtig genommen wird, führt zu einem gestörten Verhältnis des Individuums zum Körper und zu einer Entfremdung und Verdinglichung des Körpers.

> ... Nein, auch dort, wo der Mensch seinen Körper, im Sinne eines modischen Trends, aber auch mit Verweis auf das Gesundheitsmotiv, als bloßes Statussymbol benötigt, kann der Bruch sich vollziehen. Der Körper ist nicht mehr Grundlage, sondern nur noch Funktion der menschlichen Existenz, die Balance von Körper-Sein und Körper-Haben ist empfindlich gestört ...
> (Günzel, 1989)

Die in der Öffentlichkeit zunehmend wahrgenommenen Probleme der Unzufriedenheit mit der eigenen Körperlichkeit zeigen sich bei Frauen und Männern in Diätversuchen, sportlichen Exzessen, chirurgischen Interventionen und bis hin zu den Krankheitsbildern der Ess-Störungen. Für letztere spielen intrapsychische, familiäre und gesellschaftliche Konflikte sowie die Frage der eigenen Identität in einer leistungsorientierten Umgebung eine besondere Rolle (vgl. die entsprechenden Abschnitte in Uexküll, 1998). Viele Lehrer im musikalischen Bereich haben über ihre Schüler oder Studenten auf die ein oder andere Weise Kontakt zu diesem Problemkreis bekommen, zumal der Musikbetrieb den Leistungsdruck und die damit verbundenen Konkurrenzgefühle in zunehmendem Maße bedient.

Der Anspruch, den Körper als Objekt und Werkzeug konsumieren und domestizieren zu können, wie er z. B. vom Leistungssport, aber auch von Lehrern im musikalischen Bereich hochgehalten wird, fördert den Glauben, der Körper sei beherrschbar, kontrollierbar und unter rationalen Gesichtspunkten als „Bio-Maschine" kommerziell einsetzbar. Der daraus resultierende Anspruch, der Körper sei im Falle der Krankheit mit kontrollierbaren Mitteln reparabel, führt nicht selten zu langen Krankheitsverläufen. Der eigene, gefühlsmäßige Zugang zu den Körperfunktionen muss dann häufig in kleinen Schritten erst wieder erworben werden. Das weit verbreitete Körper-Ideal des „Muskelstarken, Gesunden und Schönen" wertet in diesem Zusammenhang gefühlsbetonte, sensible, mit einem „Leib-Subjekt" verknüpfte Erlebnissphären ab. Daran hat gesamtgesellschaftlich gesehen auch der Boom von denjenigen Kursen und Therapien bisher nichts grundsätzlich geändert, welche sich als „ganzheitlich" verstehen (vgl. Abschnitt 1.3.5.).

In der Gesellschaft als gefährdet anzusehen ist die Vielfalt von Bewegungsempfindungen und Bewegungserfahrungen. Die Lebendigkeit und Variabilität in diesem Bereich ist eine allgemeine Grundvoraussetzung für Gesundheit und für einen sinnvollen Umgang mit einem Musikinstrument bzw. mit dem Gesang.

> ... Die Bewegungen sind vergleichbar mit Melodien, die wir mit Hilfe des Instruments Körper erzeugen ...
> (Günzel, 1989)

Der Versuch, sich „in der Gewalt zu haben", keine Gefühle zu zeigen und den Körper willkürlich auf isolierte Funktionen zu reduzieren oder sogar auszuschalten, zeigt sich im Musikunterricht als Atmungsbehinderung, fehlendes Bewegungsgefühl, Muskelverspannung und im weitesten Sinne als körperliche Ausdruckshemmung. Gerade im Zusammenhang mit Bühnenängsten ist diese Problematik als wichtiger Faktor auszumachen. Denn von den Betroffenen wird häufig als Ursache für die Bühnenängste die Tatsache angegeben, dass sie sich in einem zunehmend enger werdenden beruflichen Markt gegen eine stark zunehmende Konkurrenz behaupten müssen.

2.2.3. Kommunikation durch Bewegungen und Biographie in Bewegungen

Mit dem Bewegungsthema sind über die psychischen und größtenteils unterbewussten Ebenen des Menschen auch wichtige Grundlagen des menschlichen Kommunikationsverhaltens angesprochen, die zu einem großen Teil „non-verbaler" Natur sind. Die vielfältigen Möglichkeiten non-verbaler Kommunikation hat u. a. M. Argyle in der Zusammenfassung seiner Studie „Körpersprache und Kommunikation" (1989) aufgeführt:

- Gesichtsausdruck
- Blick
- Gesten und Körperbewegungen
- Körperhaltung
- Körperkontakt
- räumliches Verhalten
- Kleidung, Körperbau und andere Aspekte der äußeren Erscheinung
- non-verbale Vokalisierungen

Ein Individuum drückt sich stets, auch bei dem Versuch extremster Beherrschung, non-verbal (z. B. über Körper und Bewegung) aus. Zwei gleichzeitig anwesende Individuen, z. B. Lehrer und Schüler, können *nie* nicht kommunizieren (vgl. Watzlawicks 1. Axiom zur „Permanenz der Kommunikation", Watzlawick et al., 2000). Somit sind auch Instrumental- und Gesangslehrer, ob bewusst oder unbewusst, immer mit den vielfältigen persönlichen Hintergründen der Schüler und ihrer selbst konfrontiert. Gerade bei der Entstehung von Muskelverspannungen durch Unterdrückung von spontanen Bewegungen und Verschüttung bzw. Maskierung natürlicher Reflexe sind anerkanntermaßen viele unbewusste Regungen und deren mögliche Widersprüche im Spiel (Reich, 1970; Feldenkrais, 1987; Lowen, 1990/1993; Petzold, 1992/2001a/2001b). Weil die Bewegungs- und Gefühlsfähigkeit sich schon vor der Geburt und deutlich vor der Seh- und Sprachfähigkeit ausgebildet haben (vgl. Abschnitt 2.3.2) kann eine eingehende Beschäftigung mit dem Bewegungsthema einen Schlüssel zur Entwicklung neuer Fähigkeiten und zu allgemein gesteigertem Wohlbefinden oder sogar zur Heilung darstellen. Wahrscheinlich geht ein Rückgewinn an Vitalität und ein freierer, angstloser Umgang mit sich selbst und dem eigenen Körper immer mit muskulär-motorischen Erlebnis- und Verhaltensänderungen einher. Weiterhin kann eine zeitgemäße Lerntheorie ohne das Verständnis von Lernprozessen als „somatopsychische" Entwicklungsschritte wohl kaum auskommen (Steinmüller et al., 2001). In diesem Sinne wäre eine Bewegungsstörung auch als eine Selbstwahrnehmungs- und Entwicklungsstörung zu sehen. Die Auswahl von Angeboten und Reizen in Unterricht und Therapie, einschließlich der Kenntnis und Verfügbarkeit der Verhaltensweisen auf Seiten der Lehrer und Therapeuten, erhält somit durch einen komplexen Bezugsrahmen eine neue Dimension und Bedeutung. Im Bereich der körperorientierten Psychotherapie und in verschiedensten Schulungs- und Therapieverfahren werden die Bewegungs- und Ausdrucksvorgänge sowie die im Bewegungs- und Atmungsapparat individuell ausgeprägten Körperstrukturen biographisch gedeutet und in die psycho-physischen Entwicklungsprozesse einbezogen (Reich, 1970; Lowen, 1990/1993; Petzold, 1992/2001a/2001b).

2.3. Wichtige Merkmale der Körperbewegungen und ihrer Entwicklung

2.3.1. Komplexität und Bedeutung der Körperbewegungen

Die Komplexität der Zusammenhänge, die mit Bewegung zu tun haben, wird in den Wissenschaften, aber auch im täglichen Leben immer deutlicher erkannt und erlebt (Petzold, 2001a). In der Medizin und Psychologie hat das Wissen um die unzähligen Einflüsse auf das Bewegungsverhalten rapide zugenommen, nicht zuletzt durch die Menge der heute angewandten Medikamente, die Wirkungen oder Nebenwirkungen auf das Zentralnervensystem und die Muskulatur haben, z. B. Parkinsonmittel, Psychopharmaka, Schmerz- und Beruhigungsmittel. Dabei sind die Möglichkeiten des persönlichen Ausdrucks in Bewegungen und der therapeutischen Behandlung durch Bewegungen erkennbarer geworden. Die Wirkung der unbewussten Lebensbereiche auf die Bewegungen wird immer mehr erkannt und akzeptiert und das seelische Erleben und die Bewegungsäußerungen werden allgemein stärker im Zusammenhang gesehen. Sogar im Alltag vieler Menschen ist – z. B. durch den Erlebnisbereich „Stress" (Vester, 1998; Hüther, 2001; Roth, 2001) – ein Gespür für den Zusammenhang von seelischem Erleben und Körperbewegungen entstanden. M. Argyle (1989) hat gezeigt (vgl. Abschnitt 2.2.3.), welche Zahl außersprachlicher, im Wesentlichen mit dem Körper verbundener Äußerungsmöglichkeiten es beim Menschen gibt.

Für die Instrumental- und Gesangspädagogik sowie die Musikphysiologie und Musikermedizin folgt aus den genannten Zusammenhängen die Notwendigkeit, differenziert und einfühlsam mit den individuellen Spiel- und Gesangsbewegungen der Musiker umzugehen und den Aspekt der Kommunikation durch Bewegungen ernst zu nehmen.

2.3.2. Zur Entwicklung im Schwerkraftfeld über verschiedene Komponenten des Körperbewusstseins

Im Folgenden sollen einige wichtige Merkmale der Entwicklung von Körper und Bewegung kurz erläutert werden, um das im Abschnitt 2.3.3. erläuterte so genannte Körperschema der Angst begrifflich besser abgrenzen zu können. Die Terminologie in der Beschreibung der verschiedenen Anteile des Körperbewusstseins lehnt sich an K. Mertens

(1989) an. Die Reihenfolge der zu beschreibenden Komponenten folgt der angenommenen zeitlichen Entwicklungsabfolge, wobei die Phasen sich zeitlich stark überlappen können.

Körperwahrnehmung
Schon im Mutterleib nimmt der Mensch in Ansätzen den eigenen, nicht mehr ganz mit der Umwelt-Flüssigkeit verschmolzenen Körper wahr. Im Vordergrund steht dabei die Wahrnehmung über den Gleichgewichtssinn, den Tastsinn und den Gehörssinn. Geschmacks-, Geruchs-, Temperatur- und Sehsinn treten erst später hinzu. Die Reaktionen auf die Schwerkraft und auf die Stellung des Körpers im Raum gehören zu den frühesten Körpererfahrungen, die schon vorgeburtlich durch Bewegungen, insbesondere Drehbewegungen, des eigenen und des mütterlichen Körpers möglich werden. Sie werden über den Gleichgewichtssinn vermittelt, der seine Sinneszellen nahe dem Innenohr im Felsenbein des Schädels besitzt und seine Impulse über den 8. Hirnnerven ins Gehirn, vor allem ins Kleinhirn, sendet. Dieses Sinnessystem, das so genannte vestibuläre System, steuert die Stellung des Kopfes und der Augen über so genannte Stellreflexe und wirkt auf die (Gleichgewichts-) Einstellung der gesamten Körpermuskulatur im Verhältnis von Spannung und Entspannung ein (Faller, 1999; Golenhofen, 1997; Schmidt et al., 1997). Koordinierte Spannungs- und Entspannungserlebnisse der Muskulatur im Schwerkraftfeld sind also als ein Kernbereich des frühen Körperbewusstseins anzusehen. Die Tiefensensibilität, die so genannte propriozeptive Wahrnehmung, vermittelt durch die Hinterstränge des Rückenmarks Informationen über Spannung und Stellung der Körpermuskulatur im Raum und ergänzt somit die Leistungen des vestibulären Systems (Faller, 1999; Golenhofen, 1997; Schmidt et al., 1997).

Allgemein bekannt ist die große Bedeutung der taktilen Hautreize, z. B. der Berührung der Haut durch die Mutter und der direkten Wahrnehmung der umgebenden Luft oder Flüssigkeit. Weit weniger häufig als frühes Sinnessystem beachtet wird das Gehör, das als eines der ersten Sinnessysteme im Mutterleib ausgebildet wird (Tomatis, 1987; Dornes, 2001). Es sendet, als dem vestibulären System im Felsenbein eng benachbart, aus seinen Sinneszellen in der sogenannten Schnecke (Cochlea) seine Impulse mit dem 8. Hirnnerven zentralwärts (Faller, 1999; Golenhofen, 1997; Schmidt et al., 1997). Dem Gehörssinn wird neben dem Gleichgewichtssinn eine wichtige Rolle bei der Entstehung frühkindlicher Angst zugeschrieben. Zu den frühesten Ängsten lassen sich somit die Angst vor dem plötzlichen Fallen und die Angst vor Geräuschen zählen (Feldenkrais, 1949). Dieser Tatsache wird in den verschiedenen menschlichen Kulturkreisen der Erde das sanfte Wiegen und Schaukeln nebst dem Vorsingen von charakteristischerweise zarten Liedern gerecht, wenn es darum geht, den Kindern Wohlbefinden und Sicherheit für das Einschlafen zu vermitteln.

Körperimago
Als Körperimago wird die Summe der Empfindungen in Bezug auf den Körper bezeichnet. Selbstverständlich ist das Körperimago eng mit den Körperwahrnehmungen verknüpft und bewertet diese überwiegend unbewusst. Die Körperimago differenziert zwischen positiven und negativen Wahrnehmungen und stellt Bedürfnisse und Präferenzen des Körpers heraus. Die emotionalen Erlebnisse bei motorischen und perzeptiven Ereignissen beeinflussen auch die Erinnerungsfähigkeit und wirken dadurch formend auf das Körperbewusstsein. Der Geruchssinn und der Sehsinn bestimmen u. a. bei der Entscheidung mit, welche Bewegungsmuster bevorzugt erinnert werden. Besonders bei der Interaktion mit Kommunikationspartnern spielt die Körperimago eine wichtige Rolle (Mertens, 1989). In diesem Zusammenhang sei auch auf die Bedeutung des so genannten Limbischen Systems für die Wahrnehmung, die emotionale Steuerung und das Lernverhalten im menschlichen Gehirn hingewiesen (Roth, 1997/2001).

Körperschema
Als Körperschema ist eine Art Modell vom eigenen Körper zu verstehen, welches vorwiegend unbewusst einen Bewegungs- und Haltungsstandard bzw. einen körperlichen Orientierungsrahmen herstellt. Dieser Orientierungsrahmen entsteht aus der Summe aller Bewegungs- und Haltungserfahrungen und bringt, über die Bewegungs- und Berührungsempfindungen auch weit auseinanderliegender Körperteile, Struktur in die Masse der das Gehirn erreichenden sensorischen Erfahrungen. Das Körperschema ist durch neue Erfahrungen verwandelbar oder erweiterbar. Jede neue Bewegung wird mit dem bisherigen Schema (Standard) verglichen, bewusst oder unbewusst emotional bewertet und mit der vorherigen Bewegung in Einklang gebracht. Das Körperschema ist als Orientierungsrahmen auch für jede Körperhaltungsänderung und jede koordiniert stattfindende Bewegung notwendig (Mertens, 1989). Es ist die Steuerungsinstanz für viele automatische Anpassungsleistungen der Muskulatur und stellt Beziehungen zwischen dem subjektiven Raumerleben und den Gegebenheiten der Umwelt her.

Eine unermüdlich und freudig von Kindern aufgenomme Aktivität ist das Hüpfen auf den Knien der Eltern und das In-die-Luft-geschleudert-werden in verschiedenen Körperstellungen. Derartige

Körpererfahrungen prägen das Körperschema und werden als sehr bedeutend für die kindliche Entwicklung eingeschätzt (Mertens, 1989). Dem Muster des Schaukelns und Schwingens entlehnte Bewegungen können in Pädagogik und Prävention auch bei Erwachsenen in günstiger Weise eingesetzt werden („Schaukel-Schwung-Prinzip", vgl. Hildebrandt, 2000). Die Entwicklungsfähigkeit und Wandelbarkeit des Körperschemas spielt eine entscheidende Rolle beim Bewegungslernen und bei der Entwicklung einer körperlich verfeinerten Wahrnehmung. Die Verfügbarkeit von nur wenigen stereotypen Schemata oder von sogar nur einem einzigen Schema kann dagegen zu Missbefinden, Erstarrung, Angst und letztlich zu Erkrankungen führen (Feldenkrais, 1987; Lowen, 1990/1993).

Körperbild
Unter Körperbild ist die dreidimensionale Vorstellung vom eigenen Körper zu verstehen, die das Körperäußere, das Körperinnere und die Körpergrenzflächen umfasst. An der Entstehung des Körperbildes wirkt eine Vielzahl von Erfahrungen in Bezug auf den Körper mit. Dazu gehören die unmittelbaren Körpererfahrungen, die entsprechenden Gefühle zu diesen Erfahrungen aber auch schon das Darüber-nachdenkenkönnen und bewusste Beteiligtsein. Das Körperbild ist eine schöpferische Konstruktion, die ständig erneuert und umgebildet werden kann. Die Wirkung der Umwelt und die eigene Wirkung auf die Umwelt gehen in diese Veränderungen des Körperbildes mit ein.

Körperbegriff
Zuletzt strukturiert sich, meist mit dem Schulreifealter, der Körperbegriff, der noch stärker als das Körperbild an die kognitiven und intellektuellen Fähigkeiten des Individuums gebunden ist. Im Körperbegriff ist die Fähigkeit enthalten, die Teile des eigenen Körpers zu identifizieren, sie zweckhaft und zielgerichtet einzusetzen und an Modellen oder anderen Menschen entsprechend zu bezeichnen. Die Fähigkeit, zu lokalisieren, ermöglicht es auch, den Körper in den Raumesrichtungen gezielt zu bewegen und sich an den eigenen Proportionen zu orientieren (Mertens, 1989). Besonders Körperbild und Körperbegriff sind Anteile des Körperbewusstseins, die an die speziellen Fähigkeiten des menschlichen Großhirns geknüpft sind. Die gegenüber Tieren differenziertere Funktionalität des Großhirns beim Menschen ermöglicht die Leistungen des abstrakten Denkens, des Bewusstseins und der Sprache im Zusammenhang mit der aufrechten Haltung und der Feinmotorik der Hände (Wilson, 1995/2000; Weber et al., 1999; Altenmüller, 2001). Mit diesen Fähigkeiten ist aber auch verbunden, dass der Mensch

verglichen mit den Säugetieren eine extrem lange Lern- und Entwicklungszeit für seinen Organismus benötigt. Diese hält trotz der bekannten Alterungsprozesse bis zum Lebensende an und betrifft auch das Neulernen und Umlernen von Bewegungen. Vorraussetzung für ein lebenslang gelingendes Bewegungslernen ist allerdings, dass wichtige Elemente des Körperbegriffs und psychophysische Steuerungsvorgänge in geeigneter Form angesprochen werden (Hildebrandt, 1999a; Steinmüller et al., 2001).

2.3.3. Das Körperschema der Angst, Gefahr schematischer Armut

Als „Körperschema der Angst" (Feldenkrais, 1987) sollen einige wichtige Bewegungsreaktionen zusammengefasst werden, die zumindest andeutungsweise auch im Instrumental- und Gesangsunterricht vorkommen. Auf die vielfältigen Ursachen von Angst und deren Therapiemöglichkeiten (Richter, 2000; Hüther, 2001; Kast, 2001; Riemann, 2002) sowie die mögliche Unterscheidung von Angst und Furcht soll hier nicht weiter eingegangen werden. Angst hat angeborene und erworbene bzw. erlernte Anteile (Roth, 2001) und kann – zumindest bezogen auf einen konkreten äußeren Auslöser – auch beim Menschen als eng mit dem Furchtinstinkt verbunden angesehen werden. Als Instinkt bezeichnet man eine Handlungsweise oder eine Reaktion auf Reize, die aus einem oder mehreren angeborenen und unbedingten Reflexen resultiert. Neben der Furcht vor extremen visuellen Reizen (schnelle Helligkeitsveränderungen, sich schnell nähernde Objekte) wird die Furcht vor dem Fallen und die Furcht vor lauten Geräuschen als besonders prägend – weil schon vorgeburtlich wirksam – aufgefasst (vgl. Abschnitt 2.3.2.). Besonders das neugeborene Kind reagiert in charakteristischer Weise auf z. B. abruptes Absenken des Körpers und starke Geräusche (Sitzmann, 1995; Masuhr et al. 1996; Hopf et al., 1999).

Als typische Merkmale bei einer Furchtreaktion treten altersunabhängig zunächst auf (nach Feldenkrais, 1987; Hüther, 2001; Roth, 2001):

– Blitzschnelle, heftige Kontraktion der Muskulatur, bevorzugt der Beugemuskulatur
– Atem-anhalten, dann flache und schnelle Atmung
– „Black-out", Einengung des Denkens, stereotype und „blinde" Reaktionsweisen
– Vegetative Reaktionen wie: Beschleunigung des Herzschlages, Schwitzen, Zittern, Harn- und Stuhldrang, Kältegefühl in der

Körperperipherie, Verspannungen und Abnahme der Beweglichkeit, trockener Mund, Kloßgefühl im Hals

Es findet also anfangs eine Art Innehalten und Starrwerden statt, bevor dann eine Überaktivierung erfolgt, die zu einer Flucht- oder Abwehrreaktion, aber auch zu einem Angriffsverhalten führen kann. Meist werden im ersten Moment die Streckmuskeln des Rumpfes und der Beine, als diejenigen Muskeln, die der Schwerkraft entgegen wirken und eine normale aufrechte Körperposition ermöglichen, in ihrem Tonus herabgesetzt oder gleichzeitig mit der Anspannung der Beugemuskeln gehemmt. Diese erste Angstreaktion des Körpers ist bei der Beobachtung von Affen darauf zurückgeführt worden, dass sie die einzige Körperstellung hervorruft, die beim Sturz z. B. von einem Baum Überlebenschancen birgt. Die Wirbelsäule wird nämlich in der Angststellung durch die Beugemuskeln in eine runde, ringartige Form gebracht, die ein Abrollen und Abfedern statt eines Bruchs oder einer Stauchung ermöglicht. Außerdem ist in dieser Stellung der Schutz der Eingeweide, des Halses und des Kopfes verbessert. Die beschriebene Bewegungsreaktion ist, da sie zu einer „vorgeburtlich" anmutenden Körperposition führt, auch mit dem Wunsch nach Geborgenheit im Mutterleib in Zusammenhang gebracht worden.

Bei den Reaktionen im Sinne des Angstschemas bzw. unter extremem Stress ist es für den Menschen bedeutsam, dass „bewusste", aber „abwägend-analytische" und deshalb langsamer arbeitende Komponenten des Großhirns in der Kontrolle über den Körper hinter „unbewusste", „emotionale", aber schnell und automatisiert arbeitende Gehirnteile zurücktreten. Im Vordergrund stehen dann das Stammhirn sowie die mit dem Limbischen System gekoppelten Substrukturen, insbesondere die als „Mandelkern" oder „amygdala" bezeichnete Substruktur (Corpus amygdaloideum, vgl. Roth, 1997/2001; Hüther, 2001). Von dort gehen viele furchtbezogene Reaktionen aus, die neben dem Körperschema auch der Körperimago zugeordnet werden können.

Der Angst- oder Furchtinstinkt wirkt zunächst hemmend, sogar bis hin zur Erstarrung (Feldenkrais, 1987; Roth, 2001). Im Volksmund findet sich u. a. die Formulierung „Vor Angst starr werden". Als bedeutsam muss in diesem Zusammenhang die Tatsache angesehen werden, dass die angstrelevanten Substrukturen des Mandelkerns einer bewussten Beeinflussung kaum zugänglich sind und langsamer „vergessen" als die verstandesgeleiteten Subsysteme des Gehirns (Hüther 2001; Roth, 2001). Beständig und veränderungsresistent wird ein mögliches Angstschema auch durch den häufig anzutreffenden „Teufelskreis" aus:

- Verstärkung der Angst durch das Wirken des eigenen Körperschemas und Fixierung des Körperschemas durch die Wahrnehmung der Angst

Für die Therapeuten, Instrumental- und Gesangslehrer sind diese Zusammenhänge sehr bedeutsam, da sie sich häufig mit einem „Zu einseitig", „Zu wenig", „Zu gehemmt" oder „Zu starr" in den Bewegungen ihrer Schüler auseinander setzen müssen. Zu berücksichtigen sind im Unterrichtsalltag immer wieder die Reaktionsweisen bezüglich des so genannten „Lampenfiebers" bzw. der Bühnenängste (Salmon, 1990; Tarr-Krüger, 1993; Brodsky, 1996/1999; Liebelt et al., 1999; Möller, 1999; Plaut, 1999; Schröder et al., 1999).

> … Wenn uns keine Wahl als die einer einzigen Bewegungs- oder Handlungsweise bleibt, kann Angst so groß werden, dass wir nicht einmal diese eine mögliche Bewegung ausführen können. Legen Sie ein fünfundzwanzig Zentimeter breites Brett auf den Boden und gehen Sie darauf von einem Ende zum anderen, gehen Sie tatsächlich oder stellen (Sie) [es] sich visuell oder kinästhetisch nur vor, dass und wie Sie es tun. Heben Sie nun das gleiche Brett auf eine Höhe von drei Metern, stützen Sie es an den Enden und in der Mitte, damit es ebenso stabil, ebenso starr ist wie der Boden selbst, stellen Sie sich auf das Brett und versuchen Sie wie vorhin, von einem Ende zum anderen zu gehen (,) tatsächlich (,) oder stellen (Sie) sich – wie vorhin angedeutet – vor, dass Sie es tun. Merken, spüren, sehen Sie, wie Sie das Verhaltensschema der Angst erzeugen? Hat es etwas mit dem Schema der Angst vor dem Fallen zu tun? Und doch gibt es Menschen, die gelernt haben, einen Abgrund auf einem Baumstamm oder einem Balken zu überqueren. Wie würden Sie sich anstellen, (um) das zu tun? …
> (Feldenkrais, 1987)

Eine Körperhaltung, in der die für die Aufrichtung auf zwei Beine wesentlichen Streckmuskeln einen verminderten Tonus aufweisen, wird auch mit der Tendenz zur „Introvertiertheit" in Zusammenhang gebracht. Es ist charakteristisch, dass diese Haltung auch schon in schwacher Ausprägung dazu führt, dass die Drehbewegungen und die runden und fließenden Bewegungen des Körpers gestört werden, umständlich geschehen, oder sogar ganz verschwinden (vgl. Abschnitt 2.4.1.). Der Bewegungsfluss und die Variabilität von Bewegungen wiederum sind für das Musikmachen von wesentlicher Bedeutung. Die Möglichkeit, sich von Körperschemata zu lösen, bzw. aus mehreren Schemata auswählen zu können, fördert neben der Flexibilität auch das Selbstbewusstsein in Bühnensituationen bzw. die Stressresistenz (Spittler et al., 1995).

Das Wissen darum, dass ein Körperschema vorwiegend durch unbewusste Funktionsweisen entsteht, lässt auch die unwillkürliche Beeinflussung zwischen Menschen, z. B. zwischen Eltern und Kindern oder zwischen Lehrern und Schülern, über Körperschemata und deren Nachvollzug vorstellbar werden (vgl. Abschnitt 2.2.3. und Dornes, 2001). In diesem Zusammenhang wird die Prävention von Spiel- und Gesundheitsproblemen bei Musiklehrern wesentlich, welche – als häufig von Beschwerden Betroffene (Brandfonbrener, 1989; Fjellman-Wiklund et al., 1998) – bewusst und unbewusst ein Vorbild für ihre Schüler sind (Hildebrandt, 2000; Fjellman-Wiklund et al., 2002).

Eine weitere Einbeziehung bewegungsorientierter Ansätze in die Musikausbildung, aber auch in die medizinischen und psychologischen Therapieformen, erscheint viel versprechend und das vor allem durch die Aufwertung der mit dem Bewegungsthema verbundenen Selbstregulations- und Selbstorganisationsphänomene (Antonowsky, 1979/1987; Hildebrandt, 1977/1998/1999; Petzold, 2001b). Diese wiederum lassen sich als wesentliche Basis der Prävention von Spiel- und Gesundheitsproblemen ansehen. Neben einem musikalischen Repertoire sollte angesichts hoher Beschwerderaten bei Studenten in der Musikausbildung – und nach einhelliger Meinung der Musikphysiologen verschiedenster Länder möglichst obligatorisch – ein Repertoire von Selbsthilfemöglichkeiten im senso- und psychomotorischen Bereich aufgebaut werden. Die Ergebnisse der im Abschnitt 4 dargestellten Studie zur Wirksamkeit einer präventiven Lehrveranstaltung können in diesem Sinne als ermutigender Ausgangspunkt aufgefasst werden.

2.4. Ausgewählte Aspekte von Haltung und Bewegung bei Musikern

2.4.1. Stabilität und Beweglichkeit bei Musikern

Die Differenzierung von Stabilität und Beweglichkeit gehört bei Musikern zu den Vorraussetzungen für die ausdauernden Leistungen im Berufsleben. Sie klärt die Frage: Wo können Muskeln als Vorraussetzung für Sitz- und Stehfähigkeit einerseits für Ruhe und Stabilität sorgen? Und wo können Muskeln andererseits wirklich bewegen?

Damit ist das wichtige Thema der richtig dosierten Ausgangsaktivität, Disposition oder Haltung angesprochen. In einer für eine Spielaktion angemessenen Bereitschaftsspannung (Gamma-Tonus, vgl. Basmaijan, 1962; Glaser, 1981/1990; Schmidt et al., 1997; Alexander, 1999; Janda, 2000; Todd, 2001) sind die Muskeln z. B. von Füssen, Beinen und

Rumpf miteinander so koordiniert und vorbereitet (Birbaumer et al., 1999), dass in ihnen bei einer schnellen Bewegung, z. B. der Arme, keine „Schreckreaktionen" auftreten. Zur Gleichgewichtssicherung finden diese Reaktionen in unvorbereiteten Muskeln automatisch und überschiessend statt, wenn das Gewicht der Arme durch eine Bewegung schnell verlagert wird. Sie werden als Mitinnervationen bezeichnet und können die Beweglichkeit der Arme empfindlich stören. Es kommt dabei zu einer Mitbewegung des nicht vorstabilisierten Rumpfes und zu einer kompensatorisch auftretenden Nacken- und Schulterverspannung. Sowohl Entspannungstechniken als auch Krafttraining können in diesem Fall für die Ausgangsaktivität irrelevant sein, weil die spezifische und aufgabenbezogene Dosierungsfähigkeit für die gewünschte musikalische Aktion fehlt. Der in einer vorstabilisierten Ausgangshaltung benötigte Mehraufwand wird dadurch belohnt, dass die kompensatorisch auftretende Spannung nach einiger Zeit des Spielens „eingespart" werden kann, was wiederum den Bewegungsfluss und die damit verbundene Ausdrucksfähigkeit verbessert. Auch im Sport geht es häufig um günstige Bereitschaftsspannungen durch gute Beinarbeit und die rechtzeitige Positionierung von Körperteilen. So wird z. B. beim Tennis die Laufvorbereitung und Einstellung des Schlagarms zum Ball konsequent trainiert. Einerseits wird dadurch eine optimale Stabilität des Rumpfes durch die Stützmotorik und andererseits eine größtmögliche Anpassungsfähigkeit für die Zielmotorik der oberen Extremität bezüglich der geplanten Aktion hergestellt (Eberspächer, 1993; Pöhlmann, 1994). Wesentlich ist dabei das Zusammenspiel von bestimmten Haltungsmuskeln der Füße, des Beckenbodens und des Unterbauches (Lewit, 1980/1999; Silverstope, 1989; Klashorst, 1991/1994; Wohlfahrt et al., 1993; Dürckheim, 1996; Hodges et al., 1996). Das Zusammenwirken dieser Körperteile gewährleistet u. a. eine zielgerichtete „Haltung" auf der Bühne und am Instrument und sorgt für die Unterdrückung der oben genannten Mitinnervationen in Oberkörper, Hals und Armen auf reflektorischer Ebene. Gleichzeitig haben die genannten Muskelgruppen als Atemhilfsmuskeln entscheidenden Einfluss auf die Atmung.

Vor diesem Hintergrund sollte es beim Musizieren nicht um die einzige „gute Haltung", sondern um im Voraus an das jeweilige Handlungsziel gefühlsmäßig angepasste Bereitschaftszustände in Nervensystem und Bewegungsapparat gehen. Stabilität und Haltungskompetenz kommen dabei in der Hierarchie noch vor der eigentlichen Bewegungsfähigkeit und stehen in ständiger Wechselwirkung mit der Atmung (Klein-Vogelbach, 1995; Rüdiger, 1995). Anstelle von pauschaler Lockerheit ist die dosierte Spannung am richtigen Ort erstrebenswert (Glaser, 1981;

Balser, 1990; Klashorst, 1991/1994/2002; Dürckheim, 1996; Alexander, 1999). Häufig jedoch bezeichnen Musiker die angemessene Aktivität im Spielgefühl als „locker" oder „entspannt", um das traditionell negativ besetzte Wort „Spannung" zu vermeiden.

2.4.2. Dispokinesis, senso- und psychomotorische Schulung und Therapie für Musiker

Da die Dispokinesis neben anderen Schulungs- und Therapieformen im Fachbereich Musikphysiologie und Musikermedizin an der Musikhochschule Winterthur Zürich eine wichtige Rolle spielt, aber besonders in der Schweiz noch wenig bekannt ist, wird hier ein kurzer Überblick über sie gegeben.

Entstehung und Grundlagen der Dispokinesis
Die Dispokinesis entstand vor mehr als 40 Jahren im Umfeld des Sweelinck-Konservatoriums Amsterdam. Der Begründer Gerrit Onne van de Klashorst (Niederlande) war selbst Pianist und Physiotherapeut und entwickelte die Dispokinesis in Zusammenarbeit mit Musikpädagogen und der neurophysiologischen Abteilung der Universität Amsterdam als eigenständige Arbeitsform (Klashorst, 1991/1994/2002). Der Begriff Disposition, aus dem die Bezeichnung Dispokinesis u. a. hervorging, wurde von dem Pädagogen und Musikwissenschafter S. Eberhard (1931/1938) mitgeprägt. Weitere Einflüsse stammen aus der Systematik der Haltung und Bewegung von Buytendijk (1956) sowie aus der reflexorientierten Arbeit in der Physiotherapie nach Bobath (1986; Goyke, 1989).

Die Dispokinesis oder Dispokinese (Wortschöpfung aus: „disponere" = lat. „verfügen können über" und „kinesis" = griech. „Bewegung") ist eine zunächst für Musiker entwickelte Schulungs- und Therapieform. Sie umfasst die Haltungs- und Spielpraxis sowie das Denken und Wissen hinsichtlich der Spielfähigkeit des professionellen Musikers. Disposition wird als Freiheit zum musikalischen Ausdruck im körperlichen, seelischen und geistigen Sinne, insbesondere unter Auftrittsbedingungen, verstanden. Die Dispokinesis basiert auf der funktionellen Anatomie, der Neurophysiologie und den Erkenntnissen zu den senso- und psychomotorischen Lern- und Reifungsprozessen. Hinzu kommen die Kenntnisse bezüglich der Haltung, Spielhaltung, Atem- und Instrumentaltechnik aller Instrumente und des Gesangs sowie der unterschiedlichen ergonomischen Lösungsmöglichkeiten. Durch die Vermittlung ihrer Kenntnisse und Übungen möchte die Dispokinesis vorbeugend wirken (Hildebrandt, 2000) und den Musikern und Musikpädagogen ein Repertoire von Selbsthilfemöglichkeiten weitergeben. Bei schon bestehenden Beschwerden kann sie durch ihre selbständig durchführbaren Übungen die Unabhängigkeit der Musiker von Therapeuten und Ärzten vergrößern.

Die Dispokinesis bietet mehrere Ansatzmöglichkeiten:

1) Die so genannten Urgestalten von Haltung, Atmung und Bewegung zur Re-Edukation und Nachreifung der Senso- und Psychomotorik (Aufrichtungsreflexe, Haltungs-, Atmungs- und Bewegungsgefühle). Die Urgestalten zeichnen in ca. 35 Basis-Übungen die natürlichen, menschlichen Entwicklungsschritte vom Liegen über das Krabbeln bis hin zum Stehen nach – unter Berücksichtigung des jeweils individuellen Ausdrucksgehaltes. Diese Übungen können sowohl therapeutisch als auch pädagogisch eingesetzt werden. Ihr „roter Faden" ist die Abstimmung von Stabilisierungsfunktionen und differenzierten Bewegungs- und Atmungsformen.
2) Spezielle Übungen zu Spieltechnik, Spielgefühl und Atmung, d.h. zur Funktionalität an allen verschiedenen Instrumenten inkl. des Gesangs mit dem Ziel der Ökonomie, Variabilität und Bühnenreife.
3) Anpassung von speziellen ergonomischen Hilfsmitteln, z.B. von Sitzhilfen für Orchester- und Tasteninstrumente, Kinnhaltern und Schulterstützen für hohe Streichinstrumente oder von Gurten, Daumen- und Kniestützen für Blas- und Zupfinstrumente.

Ziel und Vorgehensweise der Dispokinesis
Ziel der Dispokinesis ist es, anhand der Diagnose von Spiel-Indispositionen bzw. Haltungs-, Atmungs- und Bewegungsstörungen, mit und ohne Instrument eine individuell abgestimmte Strategie zu deren Überwindung zu entwickeln. Diese Strategie unterscheidet sich grundlegend von reinen Kräftigungs- oder Gymnastikübungen. Die individuelle sensomotorische Einheit von Gefühl und Bewegung wird nie zerlegt oder durch neue Muster von außen künstlich überlagert. Vielmehr soll die Arbeit an den schon früh geprägten Reflexketten und Körpererfahrungen anhand der o.g. Urgestalten zu einem (Wieder-)Gewinnen der ursprünglichen Disposition des Individuums führen. Eine Fixierung auf die rein körperliche Ebene wird bewusst vermieden, um die in der Bühnensituation nötige Freiheit für musikalische Inspiration und Konzentration zu ermöglichen. Die Reflexe und Körpergefühle werden als komplexes Funktionsganzes zwar gezielt aktiviert, dies aber immer in Richtung auf ein sinnvolles musikalisches

Ausdrucksziel hin. Aus dem großen Gebiet der Reflexe nehmen die so genannten posturalen Reflexe (Haltungsreflexe, vgl. Bobath, 1986; Vojta, 1988) in der Arbeit der Dispokinesis einen zentralen Platz ein (Stockmann, 1994; Löscher, 1995). Die Haltungsreflexe spielen z. B. für die Vermeidung von störenden Mitinnervationen eine Rolle (vgl. Abschnitt 2.4.1.). Damit sind sie eine Voraussetzung für den Bewegungsfluss der Zielmotorik. Außerdem gewährleisten sie die Körperaufrichtung als senso- und psychomotorisch wesentliches Geschehen. Kompetenz und Sicherheit der aufrechten Haltung wiederum sind für die Bühnensituation entscheidende Faktoren im Hinblick auf eine fehlerfreie Reproduktion des musikalisch-technischen Repertoires.

In ihrem Bestreben, speziell auch die musikalisch-künstlerische und instrumentale Kompetenz und Ausdrucksfähigkeit zu optimieren, bietet die Dispokinesis auch Vorstellungs- und Lernhilfen an (Müller, 1994; Goldstein, 1997; Schmalbrock, 1997). Damit geht sie über Bewegungstherapie, Körperselbsterfahrung und Entspannung hinaus und stellt das Musizieren bzw. Darstellen auf der Bühne ins Zentrum. Es kann aber im Rahmen der Dispokinesis zunächst eine Zeit der grundsätzlichen Arbeit ohne Instrument oder parallel zum Instrumentalunterricht notwendig sein, um neue senso- und psychomotorische Qualitäten leichter integrieren zu können.

Die Dispokinesis versteht sich nicht als psychologische Arbeitsform, berührt aber durch die grundlegende sensomotorische Ausrichtung häufig indirekt das psychische Erleben. In ihrem gesamthaften Verständnis des Menschen geht die Dispokinesis von einem auch aus der Psychologie (vgl. z. B. Rogers, 1979) bekannten so genannten positiven Selbstkonzept des Individuums aus. Unter der Voraussetzung des entsprechenden Raumes und der fachkundigen Betreuung findet demnach ein spontaner, eigendynamischer Entwicklungsprozess des Menschen hin zur eigenen Souveränität, Gefühls- und Ausdrucksfähigkeit statt. Die Dispokinesis stellt das Schließen von Entwicklungslücken noch vor die Behandlung von Krankheitssymptomen. Auf diesem Weg spielt die Kunst der „entlockenden", non-direktiven Vermittlung eine große Rolle, bei der die „motorische Ladung" von Worten für die Qualität und Präzision z. B. von Ausdrucks- und Spielbewegungen oder Haltungen verantwortlich ist. So suggeriert z. B. das in der Musikpädagogik oft gebrauchte Wort „Griff" einen Aktivitätszustand von Hand und Arm, der mit dem Packen eines Gegenstands assoziiert wird. Genau dieser Aktivitätszustand des Packens zählt aber zu den häufigsten Ursachen von Verspannungen und Beschwerden bei Musikern. In diesem Falle würde die Dispokinesis von einer ungünstigen „motorischen

Ladung" sprechen und das Wort „Griff" ersetzen. Alternativ könnten Worte wie „Fingerposition", „Anfassen", „Beherbergen" oder „Berühren" eine günstigere Aktivität von Hand und Arm „entlocken", wenn sie mit den spezifischen instrumentalen und individuellen Erfordernissen in geeigneter Weise verknüpft werden.

Das im Dispokinesis-Unterricht bzw. in der Dispokinesis-Therapie Erfahrene formt das eigene Üben des Musikers als „Selbstunterricht" und in der Folge dann die Art und Weise, in der die eigenen Schüler angeleitet werden. Die Arbeit an den oft tief verankerten Spielvorstellungen und den oben erwähnten, größtenteils unbewusst gewordenen Körpergefühlen und Reflexsystemen ermöglicht auch die konstruktive Veränderung von ungünstigen Stereotypen und Automatismen. Diese gehören nach neueren Studien auch zu den Ursachen der so genannten fokalen Dystonien („Berufskrämpfen") bei Musikern.

Ausbildung in Dispokinesis
Die weltweit ca. 170 diplomierten Dispokinesis-Lehrer bzw. -Therapeuten haben obligatorisch ein vollständiges Musikstudium, ein zur Ausbildung gehörendes vorbereitendes Eigenerfahrungsjahr und das zweijährige, berufsbegleitende Aufbaustudium Dispokinesis absolviert. Dispokinesis-Therapeuten haben zusätzlich ein medizinisches oder psychologisches Studium oder eine physiotherapeutische Ausbildung absolviert.

Ausbildungsmöglichkeiten bestehen zurzeit im Raum Düsseldorf (D) unter dem organisatorischen Dach der Europäischen Gesellschaft für Dispokinesis. Die meisten diplomierten Dispokinesis-Lehrer sind hauptberuflich Musiklehrer an Musikschulen und Musikhochschulen oder Orchestermusiker. Physiotherapeuten, Ärzte und Psychologen, welche die Dispokinesis in ihre Arbeit miteinbeziehen, sind noch die Ausnahme.

2.4.3. Zum Anleitungsstil in der Musikausbildung*

2.4.3.1. Reflexion von Anleitungserfahrungen

In Musikausbildungsstätten werden Lehr- und Lernstile geprägt. Die Lebensläufe und Erfolge der zukünftigen Musiker und Lehrer werden entscheidend durch das Gelingen oder Misslingen von Anleitung beeinflusst. Die Anleitung, die der Schüler seitens des Lehrers bekommt, ist das Modell für seine Selbstanleitung beim eigenen Üben und für das, was er später als Lehrender seinen eigenen Schülern vermittelt. Auf diesem Wege werden sowohl Lerntheorien als auch Wertvorstellungen über Generationen hinweg weitergegeben. Das Arbeiten anhand eigener Lösungsansätze und Ideen scheint zumindest in der Musikausbildung – auch bezüglich der individuellen Beschäftigung mit den Grundlagen unserer Musik- und Ausdruckskultur (vgl. Harnoncourt, 1987) – noch die Ausnahme zu sein. Aus diesem Grunde nimmt das Erarbeiten von günstigen Anleitungsformen einen wichtigen Platz in den musikphysiologischen Lehrveranstaltungen ein, die der Autor an der Musikhochschule Winterthur Zürich eingeführt hat. Angesichts des zunehmenden Zeitdrucks in der Musikausbildung z. B. durch ein weltweit sinkendes Absolventenalter stellen diese Veranstaltungen einen wichtigen Raum für die Bearbeitung derartig grundlegender Themen dar.

Für die Prävention und Therapie von Spiel- und Gesundheitsproblemen spielt die Anleitungsthematik ebenfalls eine wesentliche Rolle, denken wir z. B. an die Physiotherapie oder die Schulung in der Rehabilitation (Hildebrandt, 2000). Praktisch alle gesundheitsgefährdeten oder erkrankten Musiker, die der Autor behandelt oder unterrichtet hat, waren mit der Suche nach günstigeren Selbstanweisungen bzw. mit der Verarbeitung und Korrektur erhaltener Anweisungen beschäftigt. In diesem Zusammenhang wurde meistens auch der Wunsch geäußert, die individuelle musikalische Ausdrucksfähigkeit zu vergrößern. Als besonders prägend erwiesen sich die Anweisungen aus der Frühzeit der Ausbildung. So erfuhr eine Beispielsgruppe von Streichern mit Beschwerden in verschiedensten Regionen der rechten Hand und des rechten Unterarms in den ersten Stunden der Ausbildung, dass am Bogen der Daumen „rund" zu halten sei. Diese Regel galt ohne Differenzierung nach Daumenlänge und Bogenstelle (der Daumen reagiert

---

* Dieser Abschnitt basiert auf einem Vortrag, welchen der Autor 1998 beim 6. Europäischen Kongress für Musikphysiologie und Musikermedizin in Berlin gehalten hat (Hildebrandt, 1999a)

ja an Frosch und Spitze unterschiedlich). Auch fand durch viele Ausbildungs- und Berufsjahre hindurch keine grundsätzliche Infragestellung der genannten Anweisung statt. In einer anderen Beispielsgruppe erhielten Bläser und Sänger die Anweisung, am Ende der Einatmung das Brustbein aktiv zu heben und die Rippen zu öffnen. Die dadurch missverständlich meist stattfindende Überstreckung der Brustwirbelsäule führte zu Überlastungsbeschwerden im gesamten Rücken und zum Zurückziehen der Schultern, nicht aber zum erwünschten Effekt der vertieften Atmung. In beiden Beispielsgruppen war der Abschied von der genannten Anweisung jeweils ein entscheidender Schritt in der Therapie und führte zu einer Verbesserung des Körpergefühls. Das genaue Erfragen von Anleitungserfahrungen ist häufig ein richtungsweisender Teil der Musikeranamnese sowohl im Unterricht als auch in der Therapie. Zum klareren Verständnis der Auswirkungen von Anleitungserfahrungen sollte zwischen den Anleitungserfahrungen zur Spielhaltung und Spieltechnik und den Anleitungserfahrungen zur allgemeinen Haltung bzw. dem sozial erwünschten Körperausdruck im Alltag (vgl. Abschnitt 2.2.2.) unterschieden werden. Eine „Anleitungsanamnese" sollte als gleichberechtigter Teil einer umfassenden Anamnese aufgefasst werden.

Es gehört zu den wichtigen Aufgaben der Methodik- bzw. Fachdidaktikausbildung an Musikhochschulen, die jeweiligen Handlungsanweisungen zeitlich zu begrenzen, damit von Seiten der Schüler nicht automatisch eine „lebenslange" Gültigkeit angenommen wird.

2.4.3.2. Ausgewählte Qualitätsmerkmale von Spielanweisungen

In diesem Abschnitt möchte ich auf die Rolle der Spielanweisungen gesondert eingehen und weitere Aspekte von Anleitung nur erwähnen, z. B. die non-verbale Kommunikation über Körpersprache, Körperkontakt und Augen sowie über den Klang des Instrumentes oder der Gesangsstimme (vgl. Argyle, 1989; Watzlawick et al., 2000).

Die dargestellten Erfahrungswerte mit Spielanweisungen, die ich als Qualitätsmerkmale bezeichnen möchte, sind nicht als wissenschaftlich fundierte Regeln sondern als aus der Unterrichtspraxis und Bewegungstherapie gewonnene Hilfestellungen zu verstehen. Sie bedürfen noch der wissenschaftlich-experimentellen Absicherung und werden ohne Anspruch auf Vollständigkeit dargestellt. Die Kluft zwischen schon lange Zeit in Bühnensituationen bewährten, ausdrucksbezogenen Spiel- und Handlungsanweisungen und psycho-physiologischer Grundlagenforschung ist auch heute noch sehr unvollständig überbrückbar.

Die folgenden Beispiele können jeweils eine neu zu lernende oder zu korrigierende Spielaktion zum Thema haben. Insofern sind sie sowohl für die Prävention und Therapie als auch für die Pädagogik im Sinne der Leistungssteigerung bzw. Leistungsentwicklung von Interesse. Da beim Musikmachen der Klang überwiegend über Körper und Bewegung erzeugt wird, kann aus den Beispielen heraus die Verbindung von der instrumentalspezifischen zur allgemeinen bewegungstherapeutischen Arbeit leicht hergestellt werden (vgl. Abschnitt 2.4.1.) Unter Berücksichtigung eines „bio-psycho-sozialen" Modells (vgl. Abschnitt 1.2.3. und Uexküll et al., 1998) könnte man bezüglich der (Selbst-) Anleitung von Musikern von einem „audiomotorisch-kommunikativen" Funktionskreis sprechen, in den auch das Musikstück und das Publikum einbezogen sind.

a) Eine sinnvolle Dosierung rational-analytischer Elemente
Die Gestaltungs- und Bewegungsabläufe beim Musizieren lassen sich bestenfalls in sehr langsamem Tempo noch gedanklich begleiten oder beeinflussen. Spätestens bei flüssigen und komplexen Aktionen wie Läufen, Vibrato und Trillern sind Gedanken zu langsam und können sogar empfindlich stören. Typischerweise versuchen Studenten am Studienbeginn oder Musiker nach Erkrankungen, den eingetretenen „Ernstfall" (wieder) professioneller Musikausübung durch rational-analytisches Zerlegen ihrer Spielaktionen zu kontrollieren. Das führt häufig zum Verlust des Spielgefühls oder sogar zur Überlastung des dann in Einzelteilen unökonomisch angewiesenen Spielapparates. Dosierung rationaler Elemente heißt dann z. B., dass wieder größere Einheiten („Superzeichen", vgl. Klöppel, 1993; Birkenbihl, 2000) von Klängen und Bewegungskomponenten gebildet werden. Beispielsweise können Läufe dabei als Tongruppen bewusst initiiert, aber dann in ihrem Ablauf dem schnell reagierenden und automatisierbaren Spielgefühl überlassen werden. Dadurch wird das Grundvertrauen in die Präzision und Verlässlichkeit des Spielgefühls gefördert. Der Wechsel der Gruppierungsgröße je nach Tempo ist wesentliche Aufgabe der Anweisung und führt zu Änderungen im Gesamtspielgefühl. Diese wie „Quantensprünge" des Könnens erscheinenden Änderungen stellen die Vorstellung von Lernen als einem berechenbaren und in der Summierung von Teilfähigkeiten bestehenden linearen Prozess in Frage. Die Zerstörung von sprunghaft erworbenen Fähigkeiten durch ungläubiges Weiterüben im Sinne von „nur das, was hart erarbeitet und häufig wiederholt wurde, ist verlässlich" kennen die meisten Musiker aus eigener Erfahrung. Eine kurze Analyse der Ursachen des plötzlichen Gelingens zu Beginn kann für das Sicherheitsgefühl von großem Wert sein.

Andererseits ist zunächst die Analyse von ungünstigen Aktionsmustern bis in die physiologisch-anatomischen Zusammenhänge hinein sehr nützlich. Allerdings sollte die daraufhin gefundene Spielanweisung diesen analytischen „fehlerorientierten" Teil nicht mehr beinhalten, damit das Reaktionstempo und die emotionale „innere Bindung" der Bewegungen (Eberhard, 1938) nicht zerstört werden. Vielmehr sollte die Spielanweisung in konstruktiver Weise die individuellen „Ressourcen" des Individuums betonen und nicht den Blick auf die emotional meist belastende Idee der „Fehlervermeidung" lenken (vgl. Absatz h).

b) Eine Information bezüglich Tempo, Größe und Richtung einer Bewegung
Das Raumgefühl ist für die Bewegungsqualität und die Sicherheit des Bühnenausdrucks von zentraler Bedeutung. Psychische und physische Engegefühle sind häufig auf eine Unklarheit in der raumbezogenen (Selbst-) Anweisung zurückzuführen. Auf die Verwandtschaft der Worte „Angst" und „Enge" kann angesichts des im CD-Zeitalter überall präsenten Lampenfieberthemas nicht oft genug hingewiesen werden. Die Regieanweisungen bezüglich der Bühnenbeleuchtung, der Spielposition und des Auftrittsvorganges selbst betreffen im hohen Masse das Raumgefühl.

Es ist aber auch nach Erreichen des Podiumsplatzes von unschätzbarem Wert für das Gelingen, die scheinbar selbstverständlichen Parameter Tempo, Größe und Richtung bzw. vorgestelltes Ziel (Buytendijk, 1956) einer Bewegung oder Geste klar angeben zu können. Das gilt sowohl für die Bewegungen des ganzen Körpers und einzelner Körperteile als auch für die Ziele oder „Adressaten" eines zu erzeugenden Klanges. Dabei können die Ziele einer Bewegung oder eines Klanges auch als „über sich selbst hinausweisend" und hinter der letzten Zuhörerreihe oder Raumbegrenzung liegend vorgestellt werden. Beispiele dazu wären leise, hohe Einsätze bei Bläsern oder Sängern, kurze zarte Notenwerte bei Schlagzeugern oder Pianisten und Bogenbewegungen bei Streichern.

c) Eine klare Angabe des Initiativpunktes einer kinetischen Kette
Für die Klarheit und Präzision einer Bewegung ist es entscheidend, den Initiativpunkt einer kinetischen Kette angeben zu können. Mit kinetischer Kette ist das Zusammenspiel verschiedener Muskelgruppen, z.B. in Fingern, Hand, Arm und Schulter, gemeint. Durch einen Initiativpunkt wird in der Bewegungsvorstellung und dann auch äußerlich sichtbar zwischen führenden und folgenden Teilen der kinetischen Kette unterschieden. Für die Ökonomie bei einem großen Tonsprung am Tasteninstrument oder beim Lagenwechsel auf dem Streichinstrument ist

erfahrungsgemäss der Finger als Endpunkt und „empfindsamster und änderungsfähigster" Ort der kinetischen Kette ein günstiger Initiativpunkt. Mehrere Initiativpunkte an verschiedenen Orten der Kette oder in der Grobmotorik finden sich meist bei funktioneller Überlastung, Bewegungsstörungen und strukturellen Schäden an Bewegungsorganen. Blockierte Folgebewegungen der Arme werden leider oft mittels zusätzlich angewiesener Initiativpunkte zu befreien versucht und dann als „Konfliktmuster" einer „zerbrochenen" kinetischen Kette eingeübt. Die Kette hat dann z.B. mit Finger und Ellenbogen mehrere u.U. widerstrebende Initiativpunkte. Weiterhin werden dominant wahrgenommene Tast- und Bewegungsempfindungen gerne mit motorischen Initiativpunkten verwechselt. Beispielsweise kann ein Streicher ein dominantes Tastgefühl in den Fingern der Bogenhand haben, aber seinen Bogenwechsel dadurch zerstören, dass er die Finger auch motorisch-räumlich statt des Mittelhand-Handgelenksbereiches voran zu schicken versucht. Oder es können Muskelansätze am Rücken bei einer Armbewegung deutlich wahrgenommen werden ohne dass in ihnen ein Initiativpunkt für die Bewegung liegen muss. Nicht selten ruft die Anweisung, Bewegungen aus der Körpermitte heraus zu führen, missverständlich grobmotorische Initiativen hervor. Das auf die (Körper-) Mitte bezogene Bereitschaftsgefühl (vgl. Abschnitt 2.4.1.; Klashorst, 1994; Dürckheim, 1996) ist zwar ein wertvolles Element von Haltungs- und Bühnenkompetenz, ersetzt aber nicht die notwendigen Initiativpunkte einer feinmotorischen Spielbewegung selbst. Der emotionale Ausdruck (abgeleitet von „emovere" lat.=herausbewegen) einer expressiven Spielgeste kann präzise z.B. von den Fingern geführt und doch gleichzeitig auf die Körpermitte und die unteren Extremitäten als Fundament bezogen sein.

d) Eine Entscheidungshilfe für ein reproduzierbares Aktionsmuster
In der Musikeranamnese können zwei Fragen die Reproduzierbarkeit der Gefühls- und Aktionsmuster zum Thema machen, ohne die eine Verlässlichkeit in der Bühnensituation undenkbar ist.

1) Wie effektiv klappt das Üben als Erlernen reproduzierbarer Muster?
2) Gibt es bei vermehrtem Üben vor Auftritten einen Niveauverlust, der das Üben als sinnlos oder sogar schädlich erscheinen lässt?

Sowohl immer schwankende Ausgangsaktivitäten bzw. Bereitschaftsgefühle (vgl. Abschnitt 2.4.1.) als auch ständig wechselnde oder neue Spielanweisungen können eine Verwirrung und Verstrickung in widersprüchliche und immer neue Versionen einer Spielaktion verursachen. Je mehr geübt wird, desto mehr Versionen werden gespeichert und desto unwahrscheinlicher wird das Abrufen einer günstigen und klaren Version unter Auftrittsbedingungen. Der Versuch, die Unsicherheit durch vermehrtes Üben zu kompensieren, schließt den „Teufelskreis" und führt zudem zu Ermüdung und Überlastung. Scheinbare Wundertaten von Lehrern oder Therapeuten innerhalb nur einer Stunde sind nicht selten auf die ordnende Herausarbeitung einer unverwechselbaren und klaren Version zurückzuführen. Diese „Meisterkurseffekte" verblassen häufig nach der Unterrichtsphase, wenn keine Änderung des Selbst-Anleitungsstils stattfindet.

Entscheidungshilfen für reproduzierbare Muster können z. B. sein:

– Die Einsatzbewegungen und Wiederansetzbewegungen metrisch zu gestalten und in Bezug auf Ein- und Ausatmung zu klären
– Dynamik, Klangfarben und Phrasierung als bewusste Gestaltungselemente auch beim Üben konkret umzusetzen
– Überblasvorgänge, Sprünge und Lagenwechsel in klaren Temporelationen zu gestalten
– Finger innerhalb von Passagen rhythmisch in vorbereitende Ausgangspositionen zu bringen

Die Entscheidung für eine verlässliche Version schließt natürlich nicht aus, dass später zur Verdeutlichung und Verfeinerung in Phrasierungs-, Dynamik-, Tempo- und Stilvarianten geübt wird (Pleeth, 1985). Diese oft als Ablenkung von Problemen missverstandene Arbeitsweise braucht aber die Basis einer klaren Version um nicht kontraproduktiv zu wirken. Das gilt auch für die mentalen Trainingsformen. Musikalisch-interpretatorische und instrumentalmethodisch-„handwerkliche" Entscheidungen sind durch die zahlreichen auf dem Markt befindlichen Schulungs- und Therapieformen (vgl. Abschnitt 1.3.5.) nicht zu ersetzen. Anweisungen, die in diesen meist auf die Allgemeinheit zugeschnittenen Methoden und Arbeitsformen als hilfreich empfunden werden, führen nicht selten auf der Bühne und am Instrument selbst zu Misserfolgen. Für die Instrumental- und Bühnenpraxis geeignete präventive und therapeutische Arbeitsweisen bedürfen an Musikausbildungsstätten nach wie vor der besonderen Förderung.

e) Eine Berücksichtigung vorrübergehender Versionen
Bei Musikern mit Spiel- und Gesundheitsproblemen findet sich häufig ein Musizierstil, bei dem Abstufungen und Gestaltungsabläufe im Sinne von Atmung sowie musikalisch motivierter Anspannung und Entspannung fehlen. Hier lässt sich eine wesentliche Verbindung zwischen therapeutischer und musikalisch-interpretatorischer Arbeit herstellen.

Nicht selten schrecken gerade die genannten Musiker auf dem Weg zu einer konzertreifen Version davor zurück, vorrübergehende, übertriebene Verdeutlichungen und Gestaltungsmerkmale im Lernprozess zuzulassen. Dabei ist z. B. die Hervorhebung koordinierender Töne oder Tongruppen durch Dynamik, Länge, Akzente und Klangfarben ein oft Zeit sparender und ordnender Faktor, der nur vorrübergehend hörbar zu sein braucht. Die parallele Arbeit an kurzfristigen und langfristigen Lernzielen ist sowohl für den pädagogischen als auch für den therapeutischen Anleitungsstil wesentlich.

f) Ein Anreiz für die eigene, innere Bewegungsempfindung anstelle von visuell-äußerlicher Nachahmung
Oft werden die Augen in den Dienst des detaillierten Kontrollierens der eigenen Spielabläufe (z. B. vor dem Spiegel) gestellt. Bei mehr als einem orientierenden, „streichelnden" Blick und besonders bei fließenden, komplexen Bewegungsabläufen ist das Sehen aber zu langsam (Freund, 1989; Altenmüller, 2002) und kann zum Verlust des Bewegungsgefühls führen. Die visuelle Erinnerung an das bewegte (Lehrer-)Vorbild kann dann nicht mehr in die individuelle Ausdruckswelt übertragen werden und wird als vorwiegend äußerlicher Aspekt zu kopieren versucht. Beim Schließen der Augen findet zunächst meist ein Erschrecken über den Klang und das unsichere Spielgefühl statt, das aber schon nach kürzester Zeit in einen schnellen Niveau-Anstieg durch ein direkteres Zusammenwirken von Gehör und Bewegung mündet (Bach, 1753/1994). Besonders wichtig ist in diesem Zusammenhang das wiedergewonnene Vertrauen in den eigenen Körper und dessen Ausdrucksfähigkeit – auch unter Auftrittsbedingungen. Deutliche und differenzierte Wahrnehmungen von tastendem Kontakt, Temperatur, Resonanz und Vibration sowie Gestik und musikalisch-klanglichen Aspekten treten als emotional bedeutsame Lernkanäle (Vester, 2001) in konstruktiver Weise wieder auf, wenn die Anweisung ihnen entsprechenden Raum gewährt.

g) Eine Bewegungsvorstellung, die sich von der anatomisch-physikalischen Realität zugunsten des Bewegungsgefühls und des musikalischen Ausdrucksgehaltes lösen kann
Spiel- und Gesundheitsprobleme können bei Musikern entstehen, wenn die Spielanweisung versucht, die anatomisch-physikalische Realität des Spielvorganges „nach Lehrbuch" direkt zu erfassen und zu steuern (vgl. Absatz a). Bezüglich z. B. des Ansatzes und der Zungenkoordination bei Bläsern kann der Versuch einer derartigen Beeinflussung zum Versagen führen, wenn nicht die Klangvorstellung die Oberhand behält. Wer seinen Ansatz äußerlich real zu denken und kontrollieren

versucht, geht meist ein hohes Risiko ein. Dass die Anweisungsebene und die reale Aktionsebene bei Musikern ganz unterschiedlich sein können und müssen, zeigen folgende Beispiele:

– Für Sänger und Bläser ist es selbstverständlich, in einer langen Phrase mit mehreren notwendigen Atemzeichen dennoch „irreal" in einem großen Atem zu fühlen.
– Streicher stellen sich den Bogenwechsel „irreal" als endlose Bewegung vor, weil mit physikalisch real angewiesenen Strichrichtungsänderungen keine melodischen Phrasen und Klangverbindungen möglich sind.
– Tasteninstrumentalisten machen real einen Grossteil ihrer Fingerbewegungen aus dem Grundgelenk, verkrampfen aber leicht, wenn sie die Bewegungen dort (oder sogar in der bewegenden Muskulatur) und nicht „irreal" in den Fingerkuppen anweisen.
– Vibrato wird in Legato-Passagen bei Streichern erfolgreich als „durchgehend" angewiesen, auch wenn real ein für die Intonation wichtiger, zeitlich extrem kurzer Vibratostopp am Tonbeginn nachgewiesen wurde.

h) Ein bildlich vergleichendes Element, das den Bezug zur individuellen Lebenserfahrung und bereits vorhandenen Bewegungsmodellen herstellt
Erfahrene Musiker und Lehrer sind in besonderem Masse auch unter Stress in der Lage, konstruktive (Selbst-)Anweisungen zu geben. Ein wesentlicher Aspekt der Konstruktivität ist das zusammenfassende Gefühl für die Gleichzeitigkeit der verschiedenen Parameter und Einzelkomponenten des Spielvorganges. Die Worte der Anweisungen „entlocken" mit ihrer „motorischen Ladung" im günstigen Fall das individuell angemessene Aktions- und Ausdrucksmuster (Klashorst, 1991/1994). Bewährt hat sich u. a. der bildliche Vergleich der Spielaktion mit einer bekannten und schon gemeisterten Aktionsform, die auch dem Alltag oder der kindlichen Erfahrung entstammen kann (Buytendijk, 1956; Blischke, 1986; Schäffer, 1990; Mantel, 1998). Dazu einige Beispiele:

– Stricharten können mit Pinselbewegungen oder Pendelbewegungen in verschiedensten Zusammenhängen verglichen werden.
– Das Wegpusten einer Feder auf glattem Grund oder das Anblasen einer Kerzenflamme kann Modell für die Atemführung sein.
– Perkussive Bewegungen können mit der elastischen Springbewegung eines Gummiballs oder dem Klopfen an eine Tür verglichen werden.

Der Vorteil dieser vergleichenden Anweisungsart ist das resultierende einheitliche Erleben der Aktion. Dabei stellen sich jeweils mehrere Qualitätsmerkmale von selbst und aufeinander abgestimmt ein. Tempo, Richtung, Ziel, Größe, Initiativpunkt und Reihenfolge bzw. Gleichzeitigkeit der Bewegungskomponenten verstehen sich von selbst, wenn mit bekannten und selbstverständlichen Gesten oder Handlungen verglichen wird. In diesem Zusammenhang wird auch von der Souveränität einer instrumentalen Ausdrucksgeste als „zweiter Natürlichkeit" gesprochen, die mit wenigen Kontrollmechanismen auskommt. Die o.g. Beispiele sind im Einzelfall ohne individuelle und detaillierte Ausschmückung natürlich nicht sinnvoll einsetzbar. Erfahrene Lehrer und Therapeuten finden geeignete Vergleiche, die für physiologisch angemessene und präzise reproduzierbare Aktionsformen geeignet sind, oft im Moment und nur für den jeweiligen Schüler bzw. Patienten passend. Die Grenze zu fragwürdiger und chaotischer Anweisungssprache definiert sich durch das Resultat von selbst. Allerdings können zunächst abwegig anmutende Vergleiche im Einzelfall sehr erfolgreiche Anweisungen sein, wenn z. B. Cellisten das Spiel auf der C-Saite als „Schieben eines Schrankes" auffassen oder Bläser ihr Staccato als „Spucken eines Kirschkernes". Für die Studenten einer Hochschulklasse kann es zunächst verwirrend sein, dass derselbe Bildvergleich dem einen nützt, dem anderen aber schadet und dass der Lehrer gerade durch individuell verschiedene Anweisungen zum selben Thema Erfolg hat.

Ein Vorteil der skizzierten Anweisungsform ist, dass keine einschränkenden und hemmenden Bedingungen gestellt werden, wie z. B.: „... da nicht anspannen und bewegen oder Ellenbogen gleichzeitig dort hin bringen ...". Das Versagen oder die Fehlervermeidung wird nicht Inhalt der vergleichenden Anweisung und das Problem kann über die Kompetenz in der analogen Aktionsform konstruktiv („ressourcenorientiert") behoben werden (vgl. Absatz a). Es könnte in diesem Zusammenhang auch von einem „Lernen von sich selbst" gesprochen werden, welches für das Selbstbewusstsein als förderlich anzusehen ist. Wie in den o.g. Beispielen nachvollziehbar ist, erschließt sich mit dem „Gefühl drumherum" auch der Kontext der Handlung mit seinen Assoziationen im Sinne von Lernkanälen. Besonders interessant sind dabei das Vorausgefühl und die Voraktivierung für die Aktion, denen als „Prämotorik" hinsichtlich der Erforschung und Therapie der Koordinationsstörungen bei Musikern (z. B. der so genannten Fokalen Dystonie) eine bedeutende Rolle zukommt. Dieser Zeitraum des Bewegungsentwurfs bzw. der sensomotorischen Programmierung (Schäffer, 1990; Altenmüller, 2001) stellt wieder die Verbindung zu dem in Abschnitt 2.4.1. genannten Thema her. Die dort als Bereitschaftsspannung, Ausgangsaktivität,

(Ausdrucks-)Haltung oder Disposition bezeichnete Phase entscheidet über die Umsetzungsfähigkeit für musikalisch-interpretatorische Impulse und ist ein Zeitpunkt, zu dem Anweisungen noch wirken können. Die Qualität der Anweisung und das angemessene Bereitschaftsgefühl zusammen erst ermöglichen es, dass das Erwünschte auf dem Instrument und auf der Bühne umgesetzt werden kann. Wer sich musikalisch-gestisch bzw. klanglich-instrumental frei ausdrücken kann, hat wiederum beste Vorraussetzungen dafür, mit Freude und erfolgreich Musik zu machen, gesund zu bleiben oder wieder gesund zu werden.

3 Aufbau eines präventiven Lehrangebotes an der Musikhochschule Winterthur Zürich

[H. Hildebrandt]

3.1. Aufbau des Fachbereichs Musikphysiologie und Musikermedizin an der Musikhochschule Winterthur Zürich

3.1.1. Allgemeines

Der Fachbereich Musikphysiologie und Musikermedizin an der Musikhochschule Winterthur Zürich umfasst die folgenden Lehr- und Beratungsangebote: Die Lehrveranstaltung „Vorbeugung von Spiel- und Gesundheitsproblemen", das „Psycho-physiologische Vorspiel- und Vorsingtraining", die „Musikphysiologische Beratung" für Methodik- bzw. Fachdidaktikgruppen und Einzelpersonen sowie das schon länger existierende Fach „Musik und Bewegung". Im Rahmen des neustrukturierten musikpädagogischen Schwerpunktes und für Diplomarbeiten können Studierende ein musikphysiologisches Thema wählen und werden dabei von den zuständigen Dozenten betreut.

Der Fachbereich Musikphysiologie und Musikermedizin an der Musikhochschule Winterthur Zürich entstand ab 1997 mit Einführung der Lehrveranstaltung „Vorbeugung von Spiel- und Gesundheitsproblemen", welche Gegenstand der im Abschnitt 4 dargestellten Wirksamkeitsstudie ist. Der Autor entwickelte in Abstimmung mit dem schon bestehenden Fach „Musik und Bewegung" von Marina Sommacal ein Curriculum, das unabhängig von der Semesterzahl als Wahlfach belegt werden kann. Ein reger Austausch zwischen beiden Lehrveranstaltungen wurde durch die Tatsache erleichtert, dass beide Kursleiter auch ausgebildete Dispokinesis-Therapeuten (vgl. Abschnitt 2.4.2.) sind und bei Bedarf ausgewählte Themen und Erfahrungen aus diesem Fachgebiet in ihre ansonsten bewusst allgemein gehaltenen Lehrveranstaltungen an der Musikhochschule einbringen können.

3.1.2. Vorbeugung von Spiel- und Gesundheitsproblemen

An der 2 Wochenstunden umfassenden Lehrveranstaltung „Vorbeugung von Spiel- und Gesundheitsproblemen" des Autors nehmen Studenten und Lehrer verschiedenster Alters- und Leistungsstufen teil – mit dem Ziel der Vorbeugung oder auch mit konkreten Problemen und Fragestellungen. Der Aufbau dieses musikphysiologischen Grundkurses entstand aus den Erfahrungen jahrelanger Beratungs- und Behandlungstätigkeit an Musik(hoch)schulen und bei Berufsorchestern. Dort zeigte sich, dass eine Kombination von je einer Theorieeinheit Anatomie, Physiologie, Ergonomie und Lerntheorie mit unmittelbar darauf bezogenen praktischen Übungen am effektivsten ist. Diese Übungen stammen aus verschiedenen Schulungs- und Therapieformen (vgl. Abschnitt 3.2./3.3.). Die grundlegend physiologische Ausrichtung des Kurses sorgt dafür, dass keine bestimmte Richtung in dem großen Spektrum gesundheitsrelevanter Angebote bevorzugt empfohlen wird. Vielmehr soll der einzelne Teilnehmer durch den Kurs eine Hilfestellung bei der Auswahl einer für ihn passenden Richtung oder Methode bekommen. Richtschnur für die Auswahl der im Rahmen des Kurses verwendeten Übungen ist, dass sie beim Konzertieren nicht stören und entwicklungsneurologisch und psychomotorisch fundiert sind. Im Abschnitt 3.3. wird das Curriculum ausführlicher beschrieben.

3.1.3. Musik und Bewegung

Dieses Fach besteht schon seit 1984 und wird von der Pianistin und Tänzerin Marina Sommacal unterrichtet. Es ist im 1. Studienjahr mit einer Wochenstunde obligatorisch und findet in Kleingruppen statt. Der inhaltliche Schwerpunkt liegt auf der Schulung der Körperwahrnehmung im Zusammenhang mit dem Musikerleben. Neben der rhythmisch-körperlichen Ebene wird auch der individuelle emotionale Kontext von Körper und Bewegung beim Spielen und Hören von Musik berücksichtigt. Nach Ende des ersten Studienjahres wird ein schriftlicher Bericht zur individuellen Entwicklung der Kursteilnehmer erstellt. Das Fach Musik und Bewegung bietet oftmals die erste Gelegenheit, mögliche Beschwerden zu thematisieren und zu einer individuellen Beratung oder Therapie motiviert zu werden.

Als weitere Angebote existieren an der Musikhochschule Winterthur Zürich ein Kurs zur Körperwahrnehmung, Entspannung und Bewegungsschulung von Regula Kym und zeitweise Angebote in einzelnen Schulungsformen wie Eutonie, Alexander-Technik und Feldenkrais-Methode.

3.1.4. Musikphysiologische Einzelberatung („Musikermedizin")

Im Umfeld der Lehrveranstaltung „Vorbeugung von Spiel- und Gesundheitsproblemen" entstand ab 1997 die Einzelsprechstunde des Autors für Studenten und Lehrer, die als „Musikphysiologische Beratung" mittlerweile fester Bestandteil des Lehrplans ist. Obwohl an der Musikhochschule Winterthur Zürich seit Einführung der musikphysiologischen Lehrangebote die Zahl langfristig ignorierter gesundheitlicher Probleme abzunehmen scheint, bleiben immer wieder Fragen offen, die einer individuellen Beratung oder Therapie bedürfen. Die Musikhochschule übernimmt für alle Studenten die Kosten zunächst einer Beratungsstunde. Über die Beratung kann auch eine Vermittlung zu weiteren medizinischen oder psychologischen Fachleuten erfolgen. Glücklicherweise wurde bisher meistens erreicht, dass Studenten mit bestehenden Problemen nach einer Umstellungsphase wieder turnusgemäß weiterarbeiten konnten. Einige Studenten konnten sogar bereits anberaumte Operationstermine nach Erlernen eines eigenen Übungsprogramms wieder absagen.

3.1.5. Musikphysiologische Beratung für Methodik- bzw. Fachdidaktikgruppen

In der Musikphysiologischen Einzelberatung zeigt sich immer wieder, wie wesentlich der über Jahre genossene Instrumental- bzw. Gesangsunterricht für die Prägung gesundheitlich relevanter Verhaltensweisen der Studenten ist. Die Studenten der Methodik- bzw. Fachdidaktikgruppen wiederum haben als zukünftige Lehrer eine Multiplikationsfunktion für die erarbeiteten Unterrichtsinhalte.

Im Rahmen der Musikphysiologischen Beratung des Autors für Methodik- bzw. Fachdidaktikgruppen können unter physiologischen Aspekten die Inhalte dieser fachspezifischen pädagogischen Ausbildung beleuchtet und ergänzt werden. Weiterhin können in diesem Rahmen die Grundlagen für eine umfassende Spielanalyse und evtl. notwendige Korrekturen geschaffen werden. Als am effektivsten hat sich die gemeinsame Arbeit mit den Methodiklehrern und ihren Ausbildungsgruppen erwiesen.

Die am häufigsten gewünschten und grundsätzlichen Themen wie Haltung, Atmung, Bewegung Koordination, Lehr- und Lernstrategien bleiben trotz der Zunahme an Unterrichtsliteratur eine große Herausforderung für die Fachdidaktik aller Disziplinen.

3.1.6. Psycho-physiologisches Vorspiel- und Vorsing- Training

Diese Lehrveranstaltung des Autors besuchen wöchentlich Studenten aller Leistungsstufen mit dem Ziel, das Auftreten zu erlernen bzw. mehr Vorspielroutine und konstruktives Feedback zu erhalten. Die Erfolge der Teilnehmer bei Wettbewerben, Probespielen und Prüfungen der letzten Jahre bestätigen die Grundidee, dass Vorspielfähigkeit und Selbstregie lernbar sind, wenn ein geeigneter konstruktiver Rahmen zur Verfügung steht. Innerhalb des Kurses wird pro Auftritt ein Teil der Zeit für das Erlernen physiologisch sinnvoller Selbsthilfemöglichkeiten direkt vor Zuhörern verwendet. Zur Erfolgskontrolle wird auf freiwilliger Basis eine moderne Video-Anlage eingesetzt.

Der Begriff psycho-physiologisch soll deutlich machen, dass Körper, Seele und Geist beim Musizieren als Einheit aufgefasst werden und ein nur psychologisches, nur mentales oder nur körpertechnisches Vorgehen der Bühnensituation von Musikern nicht gerecht wird. Die gebräuchlichen Techniken vor Auftritten wie Entspannung, Imagination und Mentales Training erhalten durch diesen Kurs eine konkrete physiologische und musikalisch-instrumentale Grundlage, damit sie überhaupt sinnvoll einsetzbar werden. Im Vorspielen und Vorsingen noch ungeübte Musiker imaginieren ohne eine solche physiologische Grundlage unter Umständen auch ihre Unsicherheiten und trainieren somit ungünstige Verhaltensmuster.

3.1.7. Musikphysiologische Forschungsprojekte

Die Lehrveranstaltung zur Vorbeugung von Spiel- und Gesundheitsproblemen wurde 1999 wissenschaftlich auf ihre Wirksamkeit hin untersucht (vgl. Abschnitt 4). Als Anschlussprojekt läuft zurzeit eine Studie zur Evaluation physiologisch fundierter Anleitungstechniken bei Lehrern im Unterrichtsalltag.

Eine Studie zu den Belastungsfaktoren und eigenen präventiven Aktivitäten bei Studenten im 1. Studienjahr wird im Abschnitt 5 dargestellt.

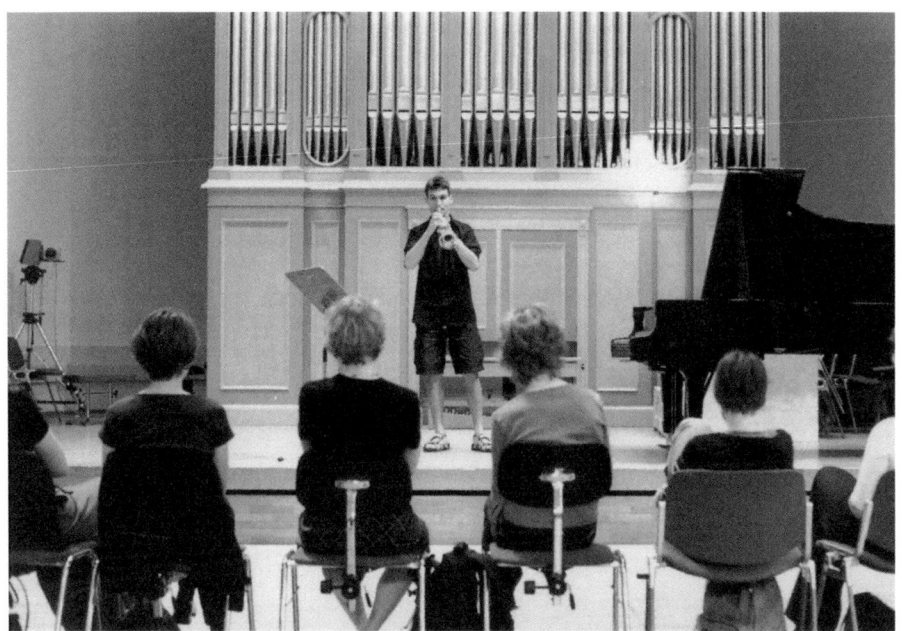

Bild 1: Das Psycho-physiologische Vorspieltraining

Ab Herbst 2001 startete in Zusammenarbeit mit den Musikhochschulen Luzern und Basel eine größer angelegte Untersuchung zum Arbeitsstil und zu gesundheitlichen Belastungen bei Studienanfängern, die zum Verständnis der Entstehung und zur gezielteren Vorbeugung von Spiel- und Gesundheitsproblemen beitragen soll.

3.2. Ziel und Konzept der Lehrveranstaltung „Vorbeugung von Spiel- und Gesundheitsproblemen"

Mit dem Ziel der Prävention von Spiel- und Gesundheitsproblemen wird durch die Lehrveranstaltung ein Kompetenzzuwachs in Fragen der Spielphysiologie und des Selbstmanagements im Berufsalltag angestrebt. Dazu dient einerseits die Wissensvermittlung und Erarbeitung von Lehr- und Lerntechniken. Andererseits werden konkrete Körpererfahrungen und sensomotorische Übungen vermittelt. Die Gesundheitsprobleme bei Musikern manifestieren sich, wie in Abschnitt 1 erläutert, größtenteils im Bereich des Bewegungsapparates und im psychosomatischen Bereich. Das untersuchte Lehrangebot ist inhaltlich auf diese Thematik hin ausgerichtet. Der rote Faden sowohl der Vorlesung als auch des zugehörigen praktischen Übungsteils ist das Thema Sensomotorik mit Schwerpunkt auf der Koordination von Haltung, Atmung, Bewegung und Ausdrucksfähigkeit. Die sensomotorische Arbeit – verstanden als Arbeit an der Einheit und Gleichzeitigkeit von Gefühl und Bewegung – erreicht auch das psychische Erleben. Aus diesem Grund werden neben Veränderungen im motorischen Bereich, im Körperkonzept und beim Zurechtkommen im Beruf auch psychometrisch erfassbare Wirkungen des Lehrangebotes angenommen (vgl. Abschnitt 4.1.). Von einem bio-psycho-sozialen Verständnis ausgehend soll die Lehrveranstaltung über möglichst viele Sinneskanäle auf die verschiedenen Lebensbereiche der Teilnehmer wirken. Der angestrebte Kompetenzzuwachs durch die Lehrveranstaltung soll Körper, Seele und Geist als Ganzes erreichen, in der Annahme, dass dieses Ganze einen befriedigenden musikalischen Ausdrucksprozess bei professionellen Musikern möglich macht. Ein befriedigender musikalischer Ausdrucksprozess wiederum wird als Basis einer gesundheitsbewussten und auf Prävention hin ausgerichteten Arbeitsweise bei Berufsmusikern angesehen. Bezüglich des Umgangs mit evtl. schon bestehenden Beschwerden wird eine Mobilisierung von Selbstheilungskräften und Selbstorganisationsprozessen bei den Kursteilnehmern angestrebt, welche sich am ehesten mit den Konzepten der „Hygiogenese" (Hildebrandt, 1977/1998/1999) oder „Salutogenese" (Antonowsky, 1979/1987) begrifflich fassen lassen. Durch die Lehrveranstaltung angeregt soll das eigene Handeln – wo immer möglich – den Vorrang vor dem „Behandeltwerden" erhalten.

Ein wichtiges Anliegen der Lehrveranstaltung besteht u. a. darin, die angeborenen Reflexsysteme und unwillkürlichen Steuerungsmechanismen des Menschen in einer für das Konzertieren günstigen Weise auszuwählen und zu trainieren. Dieser reflexorientierte Zugang, bei dem ausdruckshemmende und verschließende Schutz- und Abwehrautomatismen durch günstigere psycho-physische Arbeitsteilungen ersetzt werden, erlaubt es, die Aufmerksamkeit auf musikalisch-künstlerische Inhalte zu lenken. Die dabei erreichbare „Instrumental- und Bühnendisposition" steht in engem Zusammenhang mit dem als „Flow" (Eberspächer, 1990; Csikszentmihalyi, 2001) bezeichneten und erforschten Zustand maximaler Lern- und Leistungsbereitschaft, der u. a. im Leistungssport und bei Zen-Lehrern (Herriegel, 1998) beschrieben wurde.

Im ersten Teil des Semesterprogramms werden einige berufsrelevante Grundlagen der funktionellen Anatomie und Physiologie vermittelt (Bernstein, 1988; Rohen, 1994/2001; Golenhofen, 1997; Roth, 1997;

Schmidt et al., 1997; Tittel, 2000; Hüther, 2002). Weiterhin werden wichtige Informationen zur Leistungsphysiologie und zu verschiedenen Trainingsstrategien geboten (Stegeman, 1991; Pöhlman, 1994; Scheibe, 1994; Hollman et al., 2000; Weineck, 2001). Weiterhin werden präventive Prinzipien dargestellt und auf den Musikerberuf hin abgestimmt (Bastian, 1995; Gutzwiler, 1997; Klotter, 1997; Hildebrandt, 2000)

Vorwiegend im zweiten Teil des Semesterprogramms wird die Anwendung am Instrument und die Bedeutung der Lernstrategien (Leimer et al., 1959; Eberspächer, 1990; Gellrich, 1992; Schneider, 1992; Vree, 1993; Klöppel, 1996; Langeheine, 1996; Orloff-Tschekorsky, 1996; Hallam, 1997; Gruhn, 1998; Birkenbihl, 2000; Vester, 2001) und der pädagogischen Instruktionsstile (Rogers, 1974; Schaller, 1984/1987; Winkel, 1984; Pleeth, 1985; Blischke, 1986; Gordon, 1987; Schäffer, 1990; Ernst, 1991; Biesenbender, 1992; Haefeli, 1998; Mantel, 1998/2001; Hildebrandt, 1999a/2000) bearbeitet. Das Ende des Kurses bildet die Zusammenfassung der bisherigen Themen im Hinblick auf die Bühnensituation. Bezüglich des so genannten Lampenfiebers und der Aufführungsangst (Salmon, 1990; Tarr-Krüger, 1993; Brodsky, 1996/1999; Liebelt et al., 1999; Möller, 1999; Plaut, 1999; Schröder et al., 1999; Krawehl et al., 2000) wird auf die Bedeutung der Selbstinstruktionen (vgl. Abschnitt 2.4.3.) und der sensomotorischen Fragen besonders eingegangen.

Die genannten Themen werden einerseits in der Vorlesung theoretisch dargestellt und andererseits in einem praktischen Teil anhand von Übungen nachvollzogen. Die theoretischen Teile und Übungen werden durch ergonomische Themen, Lern- und Trainingsstrategien sowie Hilfestellungen für den Bühnenauftritt ergänzt. Die praktischen Übungen stammen u. a. aus folgenden Schulungs- und Therapieformen: Bioenergetik (Lowen, 1993), Dispokinesis (vgl. Abschnitt 2.4.2.), Eutonie (Alexander, 1999), Feldenkrais-Methode (Feldenkrais, 1986/1987), Funktionelle Bewegungslehre (Klein-Vogelbach et al., 2000), Ortho-Bionomy (Buchmann et al., 1994) und Shiatsu (Masunaga et al., 1989). Bei der Durchführung der Übungen wird ein enger Bezug zur Musizierpraxis hergestellt bzw. eine Abwandlung der Übungen in eine berufsrelevante Form vorgenommen. Die Funktionalität am Instrument und auf der Bühne wird möglichst immer so aufgefasst und behandelt, dass sie in die Gesamtheit des menschlichen Ausdrucksverhalten eingebettet ist. Im folgenden Abschnitt 3.3. werden jeweils einige wenige Übungen exemplarisch beschrieben. Für ausführlichere Instruktionen sei aber auf die entsprechende Literatur und auf die im deutschsprachigen Raum zahlreichen Fortbildungsangebote verwiesen.

3.3. Durchführung und Inhalt der Lehrveranstaltung „Vorbeugung von Spiel- und Gesundheitsproblemen"

Die Lehrveranstaltung umfasst 17 Unterrichtseinheiten mit je einer Doppelstunde pro Semesterwoche. Diese Doppelstunde ist jeweils in einen theoretischen Teil (a) und einen praktischen Teil (b) aufgeteilt. Folgender Übersichtsplan stellt die Themenüberschriften der einzelnen Semesterwochen dar, die zugleich als die Lernziele der jeweiligen Doppelstunde gelten können. In einem kurzen Absatz wird jeweils anschließend eine kurze Erläuterung des Inhaltes gegeben:

Lehrveranstaltung: „Vorbeugung von Spiel- und Gesundheitsproblemen"

1. Woche

a) *Einführung; Ursachen von Verspannungen und wie wir uns helfen können*
b) *Schnellentspannungsübungen; Einfluss nehmen auf die Haltung als Ganzes*

Die vielfältigen Ursachen der Musikerkrankheiten werden erläutert. Es wird ein Überblick über die häufigsten Beschwerden und Erkrankungen gegeben. Auf eine Übersicht über Selbsthilfe- und Therapiemethoden folgen praktische Übungen z. B. zur schnellen Entspannung der Muskulatur von Lendenwirbelsäule und Schultern. Die Berücksichtigung der Lage im Raum und die Koordination der gegensinnig arbeitenden Haltungsmuskeln spielen dabei eine wichtige Rolle.

Übungsbeispiel:
In Rückenlage werden die Füße hüftgelenksbreit in einem Abstand vom Gesäß aufgestellt, der die Knie im rechten Winkel gebeugt sein lässt. Unter Beibehaltung eines möglichst geringen Bauchmuskel-Tonus wird von den Füssen aus aktiv der untere Rumpf flach zum Boden gebracht und wieder bogenförmig entfernt („Hohlkreuz"). Diese Bewegung wird anfangs sehr langsam und leicht, dann rhythmisch und immer schneller (aber dennoch leicht und schwingend) ausgeführt. Die leichte, einer

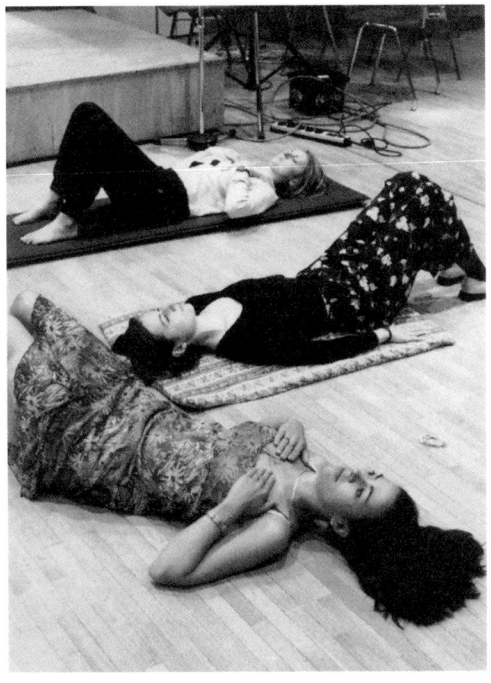

Bild 2: Der Boden als Massagefläche

Selbstmassage gleichkommende Bewegung des ganzen Körpers über den Boden reicht bis zum Hinterkopf und erzeugt Reibungswärme, die den meist schnell einsetzenden Entspannungsprozess in der Rückenmuskulatur unterstützt. Die als passiv wahrzunehmende Schulterpartie erlebt mit der Bewegung jeweils eine Stellungsänderung gegenüber dem Rumpf.

2. Woche

a) Sensomotorik 1; Von Ideen und Gefühlen über Nervensysteme zu Muskeln
b) Bereitschaftsübungen für freie Bewegung und Spannungsregulation

Die Verbindung der verschiedenen Hirnregionen über die Nervenstrukturen zur Muskulatur wird beschrieben und ein Einblick in die vielfältigen Verschaltungen von Ausdrucksbewegungen gegeben. Die Vielfalt des menschlichen Bewegungsgeschehens wird als Herausforderung für die Therapie- und Schulungsformen dargestellt.

„Innere und äußere" Bereitschaft ist das Thema des praktischen Teils mit Übungen zum Aufwärmen, vorsichtigen Dehnen und Tonisieren wichtiger Muskelgruppen.

Übungsbeispiel:
Nach einer mehrere Minuten dauernden Sequenz rhythmischen, elastischen Springens wird in Rückenlage auf dem Boden eine wurm- bzw. schlangenartige Fortbewegungsart ohne Zuhilfenahme von Armen und Beinen erarbeitet.

3. Woche

a) *Sensomotorik 2; Einflussnahme auf die Bewegungssteuerung*
b) *Stütz- und Haltungsübungen; Reflexe als Lerngrundlage wiederentdecken*

Obwohl der größte Teil der Bewegungssteuerung unbewusst geschieht, kann diese Steuerung durch die Regulation der Muskelausgangsspannung, über posturale Reflexketten („posture", engl.=Haltung) und über die Bewegungsvorstellung beeinflusst werden. Bewegungsimpulse treffen dann auf sinnvoll voraktivierte Muskelgruppen und ermöglichen Impulskontrolle, Leichtigkeit und Bewegungsfluss.

Im praktischen Teil lernen die Teilnehmer eine mögliche posturale Reflexkette kennen und üben die für eine ökonomische Bewegungsform günstigen Haltungen. Dabei wird auch der jeweils entsprechende Körperausdruck berücksichtigt.

Übungsbeispiel:
In Rückenlage werden die Füße hüftgelenksbreit in einem Abstand vom Gesäß aufgestellt, der die Knie im rechten Winkel gebeugt sein lässt (vgl. 1. Woche). Bei möglichst sattem Bodenkontakt des unteren Rumpfes (der aber nicht mit Muskelkraft hergestellt werden soll) wird den Fußballen zwei Drittel der Energie des Bodenkontaktes gegeben, ohne jedoch die Zehen anzuspannen oder die Fersen abzuheben. Unter Wahrnehmung der Reaktionen im übrigen Körper auf diese Aktivität (z. B. im Bein-, Becken- und Schulterbereich) wird nun mit den Fingern einer Hand in der Körpermittellinie 4–5 cm unterhalb des Bauchnabels der Bauchmuskel-Tonus ertastet. Durch einen spitzen, kurzen Pfiff wird eine Aktivitätsänderung im Unterbauch erreicht und auch nach Ende des Pfiffes dosiert beibehalten, so dass die Bauchatmung nicht behindert wird. Die meist gleichzeitige und unwillkürliche Reaktion des Beckenbodens wird als dritte Komponente dieser basalen Stützfunktionseinheit wahrgenommen. Geübte können allein durch die Regulation des Bodenkontaktes der Füße diese Funktionseinheit aktivieren und in verschiedene Körperpositionen übertragen, mit Gewinn z. B. für die Spielhaltung und Leichtigkeit der Hände, Arme, Schultern und Atemführung.

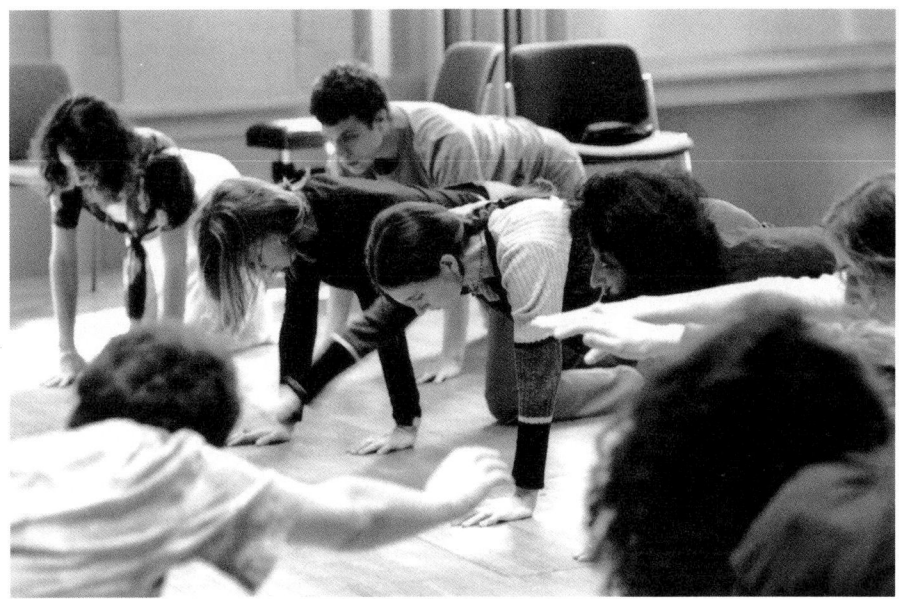

Bild 3: Eine wichtige Entwicklungsphase

4. Woche

a) *Füße/Beine; wie sie Spielbewegungen und Atmung beeinflussen*
b) *Fuß- und Beinmuskulatur für das Stehen und Sitzen schulen*

Es wird eine Einführung in Bau und Funktion der unteren Extremität gegeben. Für den Beruf entscheidende Belange wie die Beinachsen, Beinlängen und der Einfluss der Beinmuskelaktivität auf die oberhalb gelegenen Muskelsysteme werden hervorgehoben.

Die praktischen Übungen betreffen den schwerpunktbezogenen Bodenkontakt, die Gelenkbeweglichkeit und die Spannungsdosierung der Beine in Wechselwirkung mit Rumpf, Atmung und Armbeweglichkeit. Eine Unterscheidung zwischen Schuhwerk zum Laufen und Schuhwerk zum Üben und Konzertieren bildet den Einstieg in das Thema „Dynamische Stabilisation auf zwei Beinen".

Übungsbeispiel:
Im Sitzen auf einem Stuhl werden bei 90° im Kniegelenk die außenrotierenden kleinen Hüftmuskeln trainiert. Dazu wird bei knapp über dem Boden schwebendem Fuß der Unterschenkel wie ein Zeiger in Richtung des anderen Unterschenkels bewegt und dann gegen Widerstand gehalten. Im Stehen wird der Einfluss der Oberschenkeldrehung auf Knie

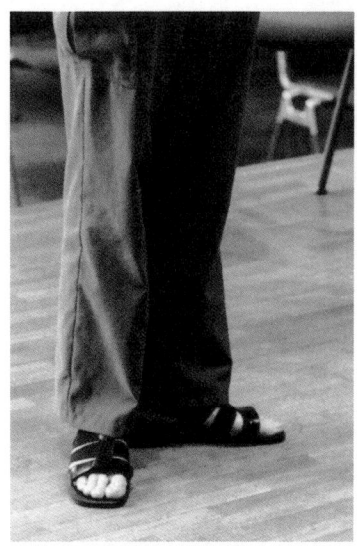 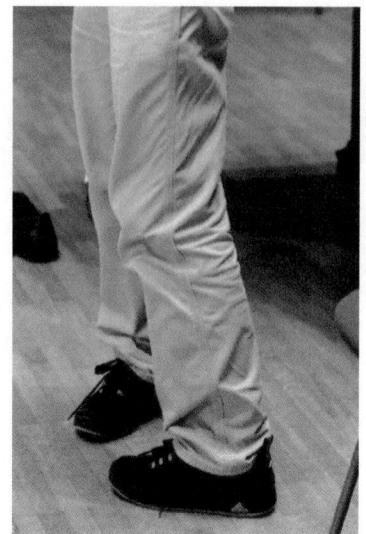

Bilder 4a und 4b: Zwei ungünstige Extreme

und Fußgewölbe sowie Beckenbodenspannung und Atmung erläutert. Die zwei Hauptkomponenten des Fußgewölbes werden anschließend durch Kräftigungsübungen angesprochen.

5. Woche

a) *Becken/untere Wirbelsäule; wichtige Verbindung zwischen Haltung und Atmung*
b) *Übungen für Beckenstellung sowie untere Rücken- und Bauchmuskulatur*

Ein kurzer Überblick über Bau und Funktion von Becken und unterer Wirbelsäule soll diesen recht kompliziert gebauten Körperabschnitt leichter vorstellbar machen. Die hier ansetzenden Muskeln stellen sowohl zu den Beinen als auch zu Wirbelsäule und Brustkorb Verbindungen her. In diese Verbindungen ist die Atmung eingebettet und daher in ihrer Qualität genau wie die Haltung von einer guten Spannungsregulation im Beckenbereich abhängig.

In den praktischen Übungen werden die Steuerung der Beckenbodenspannung, die Bauchmuskelkoordination und Trainingsformen für eine dynamische Rumpfstabilisation erarbeitet. Außerdem werden Hilfsmittel und Übungen für das Sitzen auf der Bühne vorgestellt. Die Einstellung der Stühle nach Höhe und Sitzflächenneigung ist dabei ein zentrales Thema.

Übungsbeispiel:
Der Beckenbereich wird im Liegen und Sitzen in den 3 Raumdimensionen gegenüber der Umgebung mobilisiert und rhythmisch bewegt. In Bauchlage wird zu zweit durch passives Anheben eines gestreckten Beines der Einfluss der Hüft-Lendenmuskulatur auf die Lendenwirbelsäule erfahrbar gemacht und für das Auffinden einer Entlastungs- bzw. Korrekturposition genutzt.

6. Woche

a) *Obere Wirbelsäule/Kopf; Bedeutung für Atmung, Resonanzräume und Raumgefühl*
b) *Übungen für Stehen, Sitzen und Atmen ohne Fehlspannung*

Durch Einblicke in Bau und Funktion lässt sich die obere Wirbelsäule als Basis und Halt für den Brustkorb, die Schultern und den Kopf verstehen. Jede Destabilisation hat gravierende Folgen für die Atembewegungen der Rippengelenke, die Kehlkopffunktion und die Kopfposition als Ganzes. Stimmresonanz, Raumgefühl und Armbeweglichkeit sind ebenfalls von der Haltungskompetenz in diesem Körperabschnitt abhängig.

Im praktischen Teil geht es darum, die Oberkörper- und Kopfhaltung günstig auszurichten und evtl. Verspannungen aufzulösen. Mittels vorsichtiger Selbstmassage und Justierung lassen sich auch feinere Modulationen im Bereich des Kehlkopfes und der oberen Halswirbelsäule erreichen.

Übungsbeispiel:
Der Brustwirbelsäulenbereich wird im Liegen und Sitzen in den 3 Raumdimensionen gegenüber der Umgebung mobilisiert und rhythmisch bewegt. Dabei wird im Sitzen und Stehen eine Unabhängigkeit von gewohnten Atemmustern und kulturell bedingten Haltungsnormen des Rumpfes angestrebt. Der Nacken wird in Rückenlage von einem Übungspartner entlang der Hauptmeridiane massiert und die verbindende Muskulatur zwischen Schultern und Nacken durch vom Übungspartner gehaltenen Stellungen entlastet.

7. Woche

a) Augen, Ohren, Zunge, Kiefer, Zähne; Sinnesfunktionen und deren Schutz
b) Übungen zur Koordination und Entspannung von Augen-, Zungen- und Kaumuskulatur

Im Berufsalltag nicht nur der Orchestermusiker spielt der Schutz und die Regeneration der Sinnesorgane sowie des Kau- und Sprechapparates eine zunehmende Rolle. Augenmuskelverspannungen, Fehlsichtigkeit und Sehhilfen werden in berufsrelevanter Form erörtert. Die Störungen des Gehörs (Chasin, 1996; Hohmann, 2000) und die häufig multifaktoriell bedingten Ohrgeräusche bzw. Tinnitus werden erläutert und Selbsthilfemöglichkeiten für Betroffene aufgezeigt. Das komplexe Gebiet der Funktionen und Fehlfunktionen der Kau- und Sprechorgane wird überblicksartig angesprochen und in Bezug zu den Themenbereichen des Gesangs und der Blasinstrumente gesetzt (vgl. 13. Woche). Dabei wird der Umgang mit dem Erlebnisbereich „Stress" zu einem wichtigen Aspekt. Je nach Bedarf werden Kontaktmöglichkeiten zu Spezialisten der erwähnten Themenbereiche aufgezeigt.

Im praktischen Teil werden Übungen zur Koordination von Kiefer-, Zungen- und Nackenbewegungen sowie zur Koordination der Augenmuskeln erarbeitet.

Übungsbeispiel:
Mit den eigenen Fingern werden die verschiedenen Kaumuskeln vom Innenraum des Mundes her massiert und ansatznah gelöst. Mittels sanfter Drehbewegungen des Kopfes gegen einen konstant bleibenden Unterkiefer wird die Korrespondenz zwischen Augenbewegungen, Kaumuskel-Tonus und Nackenmuskel-Tonus erfahrbar gemacht.

8. Woche

a) Schultern/Hände; Grob- und Feinmotorik als kinetische Ketten verstehen
b) Gezielte Bewegungsübungen in eine gute Ganzkörperkoordination einbetten

Die obere Extremität ist der Übergangsbereich von der Grobmotorik zur Feinmotorik. Ihre Funktionen werden als abhängig von der inneren Bewegungsvorstellung einerseits und der Ganzkörperkoordination andererseits dargestellt. Dabei spielt der jeweilige emotionale Ausdruck eine wichtige Rolle, der sich in der Gestik und in den Spielbewegungen am Instrument äußert. Als zweibeiniges Wesen kann der Mensch die oberen Extremitäten anstatt zum Stützen und Laufen für den kreativkünstlerischen Ausdruck verwenden. Die Links- oder Rechtshändigkeit und die Feinmotorik spielen bei Musikern in diesem Zusammenhang eine wichtige Rolle.

In verschiedenen Körperpositionen wird im praktischen Teil die Parallelität von geordneter Grobmotorik und zielgerichteter, gefühlvoller Feinmotorik am Beispiel der Schulter- und Handmuskelkoordination vermittelt.

Übungsbeispiel:
Die Kleinhandmuskulatur wird durch spreizende Feinbewegungen der Mittelhand aktiviert und der Daumen in seinen öffnenden Bewegungskomponenten gekräftigt. Bei gleichzeitiger Aktivität der Haltungsmuskulatur in Rückenlage (vgl. 3. Woche) werden die möglichen Handgelenksstellungen und die verschiedenen Bewegungssteuerungen der kinetischen Kette Finger-Arm-Schulter erarbeitet (vgl. Abschnitt 2.4.3.).

9. Woche

a) Bewährte Ansätze bei der Prävention in Musik- und Instrumentalpädagogik
b) Anwendungsbeispiele am Instrument und beim Gesang

Es werden Ansätze vorgestellt, die sich im Rahmen des Pilotprojekts „Musikphysiologische Beratung" an der Musikschule Lahr (D) und in der Beratung bzw. Behandlung von Berufsmusikern bewährt haben. Sie fassen Elemente unterschiedlicher instrumentalmethodischer und bewegungstherapeutischer Schulen zusammen (Hildebrandt, 2000). Stichworte dazu sind: Parallele Anregung langfristiger und kurzfristiger Lernprozesse; Aufbau von Spielbereitschaft in Vorstellung und Motorik; Gewährleistung des rhythmischen Bezugs von Bewegungen; Bevorzugung selbstregulierter Lernprozesse; Förderung des Erlaubnischarakters und der Bedürfnisorientierung von Lernen.

Übungsbeispiel:
Anhand verschiedener Anfänge von Musikstücken wird die Bedeutung des Bezuges der Spielbewegungen und der Atmung zum Metrum einerseits und zu den detaillierten Rhythmen andererseits aufgezeigt. Im Sinne der Reproduzierbarkeit klarer Versionen wird weiterhin der sinnvolle Gebrauch des Metronoms in verschiedenen metrischen Kategorien ausprobiert.

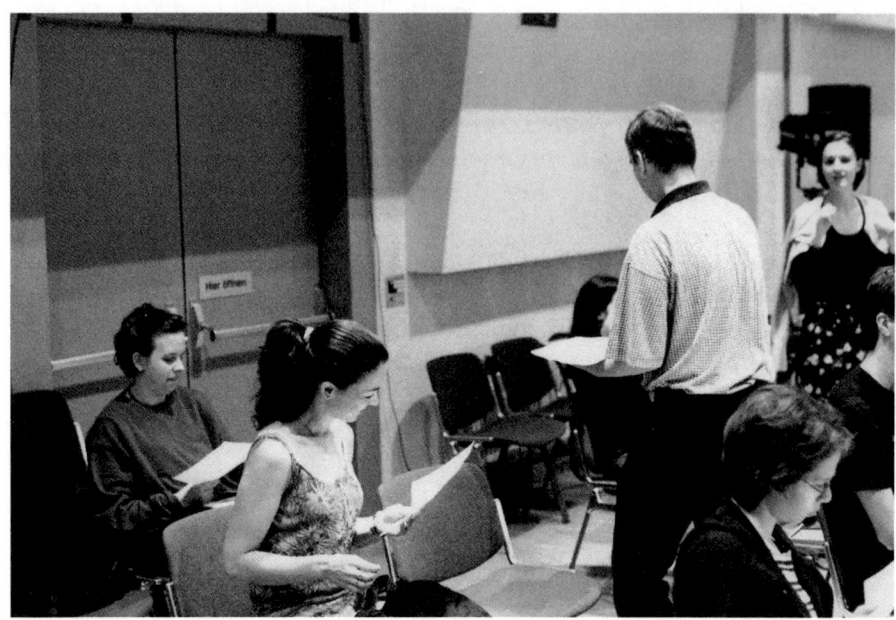

Bild 5: *Das Metrum entschlüsseln*

10. Woche

a) *(Selbst-)Anleitungsstile; Qualitätsmerkmale von Spielanweisungen*
b) *Anwendungsbeispiele am Instrument und beim Gesang*

Die Qualität der Anleitung im Instrumental- und Gesangsunterricht ist das Hauptthema dieser Woche. Die Kenntnis non-verbaler und verbaler Kommunikationsmechanismen ist für den Lehrer von großem Wert (vgl. Abschnitt 2.2.3.). In sensomotorischen Lernprozessen wird u. a. der motorischen und unbewussten „Ladung" von Worten und Begriffen große Bedeutung beigemessen (vgl. Abschnitt 2.4.2.). Anhand von Beispielen soll gezeigt werden, wie die fachliche Kompetenz den Schüler z. B. über geeignete Bilder und Begriffe erreichen kann. Der Zusammenhang der pädagogischen Arbeit mit dem eigenen Üben als „Selbstunterricht" wird deutlich gemacht. Dabei lassen sich Qualitätsmerkmale im Anleitungsstil beschreiben und für die eigene pädagogische Arbeit nutzbar machen (vgl. Abschnitt 2.4.3.).

Übungsbeispiel:
Anhand von Spielbewegungen der Finger und Arme wird die Wirkung von imaginierten Initiativpunkten einer kinetischen Kette erfahrbar gemacht, die durch eine typische Spielanweisung bewusst

oder unbewusst angesprochen werden. Weiterhin wird gezeigt, wie eine einfache Zielbewegung am Instrument erfolgreich angeleitet oder aber durch zusätzlich gestellte Bedingungen negativ beeinflusst werden kann.

11. Woche

a) Streich- und Zupfinstrumente; Ergonomie und Bewegungsabstimmung
b) Unterrichtsbeispiele, Spielanalyse und gemeinsame Übungen

Da Streich- und Zupfinstrumente für die Schulung der Beobachtung viele allgemein wichtige Aspekte zu bieten haben, wird ihnen im Plenum des Kurses eine eigene Woche gewidmet. Das umfangreiche Thema Ergonomie (Auswahl und Anpassung von Stacheln, Kinnhaltern, Schulter- und Kniestützen) wird als Checkliste für den Selbstgebrauch kurz vorgestellt und bei Bedarf am Semesterende in Einzel- oder Gruppensitzungen vertieft. Themen wie der Triller oder die Links-Rechts-Koordination werden so vorgestellt, dass auch Nicht-Streicher davon profitieren.

Im praktischen Teil wird eine Spiel- und Haltungsanalyse gemeinsam durchgeführt und dann durch Übungen für alle ergänzt.

Übungsbeispiel:
Bei einfachen Streichbewegungen lernen auch Nicht-Streicher die Mischung der Bewegungskomponenten Finger, Mittelhand, Unterarm, Oberarm und Schulter zu beeinflussen und erleben die Wirkung von Supination und Pronation des Unterarms auf alle genannten Komponenten. Weiterhin wird am Beispiel der hohen Streichinstrumente die Ausbalancierung des Kopfgewichtes ohne Anstrengung der Halsmuskulatur geübt.

12. Woche

a) Tasteninstrumente; Spezielle Anforderungen mit Aussage für jeden Musiker
b) Unterrichtsbeispiele, Spielanalyse und gemeinsame Übungen

Im Rahmen des Pflichtfaches Klavier können auch Nebenfach-Pianisten Einblicke in ihre Sitz- und Handhaltungsgewohnheiten gewinnen. Es wird darüber aufgeklärt, dass Überlastungssyndrome auch an Nebeninstrumenten entstehen und erst am Hauptinstrument manifest werden können. In diesem Zusammenhang werden neben typisch pianistischen

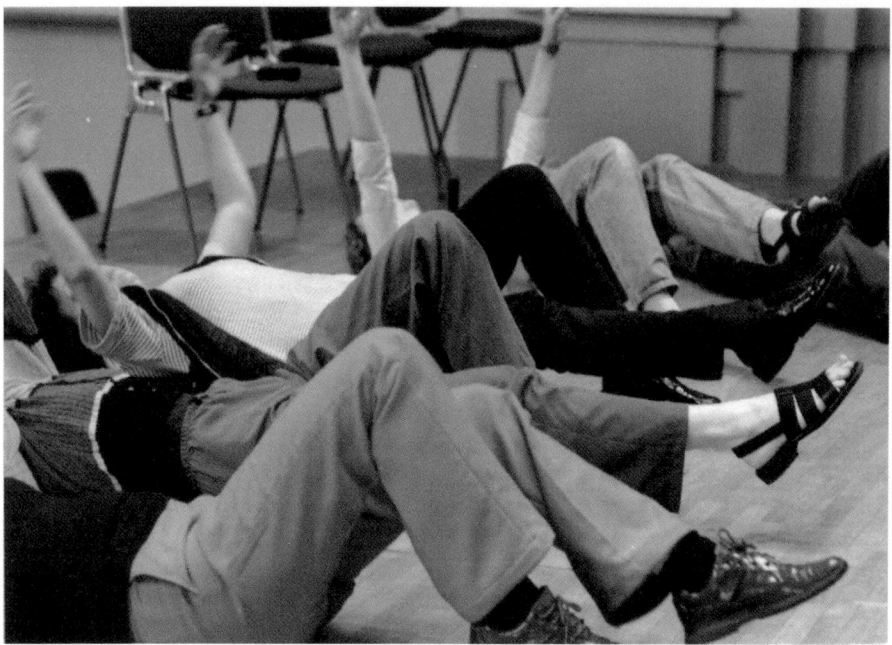

Bild 6: Vorübung für Tasteninstrumentalisten

Problemen auch historische Spieltechniken an Tasteninstrumenten von dem Gastreferenten B. Billeter dargestellt (Billeter, 1995). Insbesondere die Gewichtsbalance des Armes in historischen Anschlagsarten, z. B. bei den verschiedenen Formen des Non-Legatos sind für die Vorbeugung und Rehabilitation bei Pianisten von Bedeutung.

Im praktischen Teil können sich einzelne Teilnehmer als Versuchs-Kandidaten am Klavier zur Verfügung stellen. Haltungsübungen und gemeinsame „Trockenübungen" bilden den Schluss dieser Wochenstunde.

Übungsbeispiel:
Zur Verbesserung der Geschicklichkeit bei der Arm-Balance wird am Clavichord ein intonationsgenauer (d.h. nicht „nachgedrückter") Akkordklang geübt. Beim Anspielen weiterer historischer Tasteninstrumente werden auch verschiedene Stuhlhöhen und Sitzflächenwinkel getestet. An Instrumenten mit Pedal wird ein Gebrauch der Becken- und Rumpfmuskulatur geübt, der eine ungestörte Aktivität des Rumpfes beim Pedalgebrauch erlaubt.

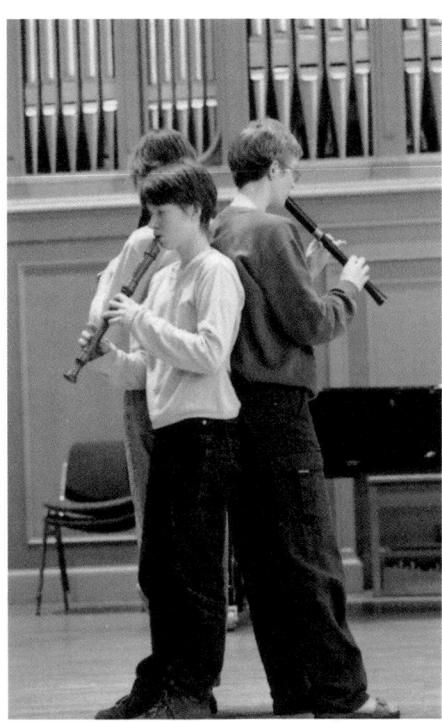

Bild 7: Ungewohntes Zusammenspiel

13. Woche

a) Bläser/Gesang; Haltung, Ansatz, Stütz- und Atemtechnik
b) Unterrichtsbeispiele, Spielanalyse und gemeinsame Übungen

Eine richtige Stütz- und Atemtechnik ist nicht nur für Bläser und Sänger berufsentscheidend. Die Orientierung am (inneren) Gesang ist für jeden Musiker wesentlich. Gesangliche und spieltechnische Übungen, aber auch allgemeine Bewegungsübungen machen nur bei guter Haltung und richtig koordinierter bzw. dosierter „Atemstütze" Sinn. Eine Differenzierung zwischen verschiedenen Regionen und Muskelanteilen des Bauches und des Beckenbodens hilft beim Erlernen einer gezielten und dosierten Aktivität der Atemhilfsmuskulatur.

Die praktischen Übungen betreffen das Ansetzen des Instruments in unterschiedlichen Atmungsphasen, das Atmungsverhalten in Gruppen und mit Dirigenten sowie die Bearbeitung von Bewegungs- und Atmungsproblemen in musikalischen Phrasen am Instrument selbst. Außerdem werden Übungen zur Spannungsregulation der Atemhilfsmuskulatur sowie der Kehlkopf-, Schlund- und Lippenmuskulatur erarbeitet.

Übungsbeispiel:
Mit den eigenen Fingern werden die äußeren Muskeln des Kehlkopfes und des Mundbodens massiert und gelöst. Im Liegen, Knien, Krabbeln, Sitzen und Stehen wird eine in sich geordnete Atemführung erarbeitet und beim Singen bzw. Spielen anhand des Feedbacks der Zuhörer überprüft.

14./15. Woche

a) Übe- und Lernstrategien, motorisches Lernen und Mentales Training
b) Anwendungsbeispiele und weitere Schulungsverfahren

Bezüglich des menschlichen Lernverhaltens werden einige, für die Musikpädagogik wichtige Aspekte vorgestellt. Dazu gehört das Wissen um den Umgang mit so genannten Lernfenstern in der menschlichen Entwicklung oder mit den verschiedenen Lernkanälen sowie deren Gewichtung und Koordination. Die Bedeutung des Limbischen Systems für Motivations- und Lernprozesse wird anhand aktueller Erkenntnisse dargestellt. Techniken der Gedächtnisschulung sowie das ursprünglich aus dem Sport stammende Mentale Training werden erläutert und selbst ausprobiert. Neben der Tatsache, dass das Mentale Training zur Prävention von Überlastungsschäden geeignet ist, wird auch auf den sensomotorischen

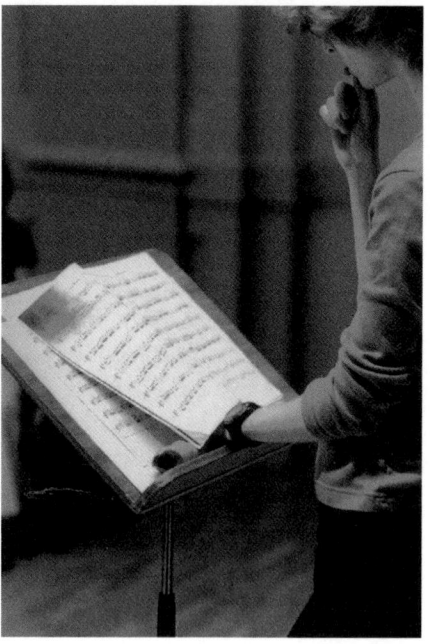

Bild 8: Auswahl der Lernstrategie

Aspekt von „mentalen" Lernprozessen besonders Wert gelegt. Eine wichtige Rolle spielen Abruftechniken, die z. B. das Auswendigspielen vor Publikum erleichtern. Die Bildung so genannter „Superzeichen" (vgl. Abschnitt 2.4.3.2.) als strukturierende Elemente beim Abrufen von geübten Passagen wird besonders hervorgehoben, weil durch sie ein Bindeglied zur musikalischen Phrasenbildung entsteht.

Übungsbeispiel:
Ein Ensemblestück wird mental erarbeitet und gemeinsam deklamiert bzw. gespielt. Der Einsatz verschiedener Sinneskanäle wird bei der Bearbeitung eines Notentextes mittels symbolartiger, grafischer und farblicher Elemente erprobt.

16./17. Woche

a) *Lampenfieber, musikalischer Bezug, senso- und psychomotorische Reife*
b) *Übungen für die Bühne; Fragen und Abschlussdiskussion*

Beim Bühnenauftritt wird das Zusammenspiel geistiger, seelischer und körperlicher Prozesse noch einmal besonders deutlich erlebbar. Daraus ergibt sich die Notwendigkeit entsprechender Schulungsarten für den konstruktiven und kreativen Umgang mit dem so genannten

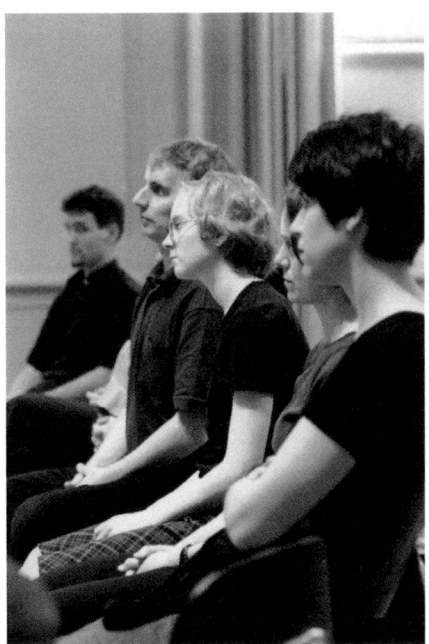

Bild 9: Zuhören lernen

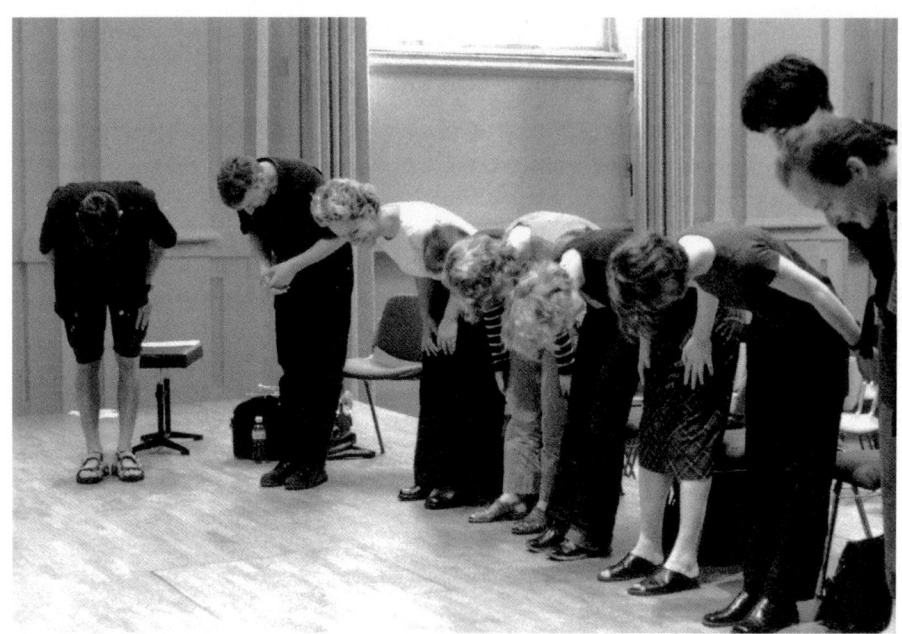

Bild 10: Gemeinsames Üben

Lampenfieber. Eine Schlüsselrolle besitzt der Aufbau einer geeigneten Bühnendisposition am Instrument bzw. im Umgang mit der Stimme. Einige Grundübungen sollen die Wirkung einer solchen Bühnendisposition durch die Unabhängigkeit von musikalisch und motorisch hemmenden Fluchtreflexen vermitteln. Einige Informationen über verbreitete oder missbräuchlich verwendete Medikamente werden dieser Erfahrung gegenübergestellt. Ein Übungsauftritt vor den anderen Teilnehmern schlägt den Bogen zur Frage der Selbst-Instruktion unter extremen Bedingungen. Eine jeweils geeignete Kombination von physiologisch und musikalisch sinnvollen Anleitungselementen wird erarbeitet und nach einem weiteren Probeauftritt erörtert. Als besonders wichtig wird das Auftreten in einem großen Raum erprobt. Die dabei notwendigerweise deutlichere Ausdrucksweise des Auftretenden wird anhand des Feedbacks der Zuschauer überprüft.

Übungsbeispiel:
Jeder Kursteilnehmer verbeugt sich anhand verschiedener Instruktionen vor der applaudierenden Gruppe und beschreibt die verschiedenen Wahrnehmungen und Steuerungsmöglichkeiten während des Auftrittes. Bei einem Auftritt mit musikalischer oder rhetorischer Darbietung wird die Bedeutung des Inhaltes und der bewussten Führung durch den Inhalt im Sinne von „Selbstregie" bearbeitet.

4 Wirksamkeit der Lehrveranstaltung „Vorbeugung von Spiel- und Gesundheitsproblemen"

[H. Hildebrandt, C. Spahn, K. Seidenglanz]

Ziel der im Folgenden dargestellten Untersuchung ist, die Wirksamkeit einer präventiven Lehrveranstaltung für Musiker zu untersuchen. Dazu werden vom Autor zwei voneinander unabhängige Teilstudien durchgeführt. Diese unterscheiden sich bezüglich Studiendesign, Ablauf und Umfang der Lehrveranstaltung sowie Art und Umfang der Stichprobe. Zum einen wird in einem kontrollierten Studiendesign die Wirkung einer präventiven Lehrveranstaltung (vgl. Abschnitt 3.3.) im Sommersemester 1999 an der Musikhochschule Zürich bei Musikstudenten untersucht. Zum anderen wird die Wirkung einer präventiven Lehrveranstaltung in Blockform untersucht. Die Teilnehmer dieser Veranstaltung bei den „Fortbildungstagen für Angewandte Musikphysiologie" Lahr 1999 (D) waren sowohl Berufsmusiker und Studenten als auch Schüler.

In der folgenden Darstellung soll aufgrund der höheren Datenqualität und der institutionell größeren Relevanz die an der Musikhochschule Zürich durchgeführte Studie im Vordergrund stehen. Die Vorgehensweise und die wichtigsten Ergebnisse der Lahrer Studie werden im Abschnitt 4.3.6. zusammengefasst.

4.1. Fragestellung

Es wird untersucht, wie sich die Lehrveranstaltung „Vorbeugung von Spiel- und Gesundheitsproblemen" bei den Teilnehmern an der Musikhochschule Zürich im Sommersemester 1999 auswirkt. Hierzu werden folgende Hypothesen aufgestellt:

1. Durch die Lehrveranstaltung wird erreicht, dass sich die Studenten insgesamt besser fühlen sowie psychisch und körperlich gesünder sind.

2. Durch die Lehrveranstaltung wird erreicht, dass die Studenten mit ihrer Arbeit als Musiker im Studium besser zurechtkommen.
3. Die Lehrveranstaltung verändert die Selbstaufmerksamkeit der Studenten, wobei die private Selbstaufmerksamkeit steigt und die öffentliche Selbstaufmerksamkeit abnimmt. (Zur Definition des Begriffes Selbstaufmerksamkeit vgl. 4.2.4.)

Weiterhin wird erfasst, wie die Teilnehmergruppe die Inhalte der untersuchten Lehrveranstaltung annimmt. Die Studenten werden außerdem danach befragt, wie sie die Wichtigkeit des Fachgebietes der Musikphysiologie und Musikermedizin insgesamt an der Musikhochschule einschätzen.

4.2. Methodik der Untersuchung

4.2.1. Studiendesign

Die Studie wird als Interventionsstudie mit Kontrollgruppendesign durchgeführt. In der Prä-Post-Vergleichsmessung von einer Interventionsgruppe und einer Kontrollgruppe (Wartegruppe) sind die Messzeitpunkte innerhalb von maximal zehn Tagen parallelisiert. Das Studiendesign der Lahrer Teilstudie ist im Abschnitt 4.3.6. dargestellt.

4.2.2. Rekrutierung der Stichprobe

An der Studie in Zürich nehmen im Sommersemester 1999 insgesamt 46 Studenten teil. Davon bilden 23 Studenten die Interventionsgruppe, welche die Lehrveranstaltung besucht. Weitere 23 Studenten bilden die Kontrollgruppe (Wartegruppe), welche nicht an der Lehrveranstaltung teilnimmt. Die Lehrveranstaltung ist als Wahlfach-Veranstaltung für alle Studenten der Musikhochschule zugänglich. Die Kontrollgruppe wird nach Alter, Geschlecht, Studiengang, Semesterzahl und Instrument passend ausgewählt. Dabei wird jedem Teilnehmer eine möglichst vergleichbare Kontrollperson zugeordnet. Dem Kursleiter sind die Zuordnung der Codenummern und die Kontrollpersonen unbekannt. Die Teilnehmer organisieren die Übergabe und Rückgabe der als Pärchen codierten Fragebögen in verschlossenen Umschlägen ohne Absenderangabe.

4.2.3. Messzeitpunkte

Die Messzeitpunkte für Interventionsgruppe und Kontrollgruppe Zürich sind folgendermaßen angeordnet: Die erste Messung mittels Fragebögen wird zu Beginn der Lehrveranstaltung, d.h. in der ersten Semesterwoche (Zeitpunkt t_1), die zweite Messung am Ende der Lehrveranstaltung, d.h. in der letzten Semesterwoche (Zeitpunkt t_3) durchgeführt. Aus Gründen der Vergleichbarkeit mit der Lahrer Studie (vgl. Abschnitt 4.3.6.), die 3 Messzeitpunkte aufweist, wird in Zürich der 2. Messzeitpunkt als t_3 bezeichnet.

4.2.4. Verwendete Fragebogeninstrumente

Die Studienteilnehmer erhalten zu Beginn und am Ende der Lehrveranstaltung jeweils ein Fragebogenpaket. Eine Zusammenstellung der verwendeten Fragebögen findet sich im Abschnitt 6. Es werden sowohl standardisierte als auch selbst entwickelte Fragebögen eingesetzt, die im Folgenden getrennt aufgelistet sind. Die Formulierung „Itemanzahl" wird hier synonym für „Fragenanzahl" gebraucht.

Tabelle 4: Standardisierte Fragebogeninstrumente

Instrument	Zielkriterien	Itemanzahl	Messzeitpunkt
Kieler Änderungssensitive Symptomliste (KASSL)	Psychisches Befinden	50	t_1, t_3
Frankfurter Körperkonzeptskalen (FKKS)	Körperkonzept und Körpererleben	40	t_1, t_3
HADS-Fragebogen	Angst und Depression	14	t_1, t_3
STAI-Fragebogen	Zustandsangst	20	t_1, t_3
SAM-Fragebogen	Selbstaufmerksamkeit	27	t_1, t_3

Da es bisher keine standardisierten Fragebogeninstrumente gibt, die auf die speziellen Belange der Musiker und Musikstudenten zugeschnitten sind, werden für die vorliegende Studie auch speziell für Musiker konzipierte, selbst entwickelte Fragebögen eingesetzt. Die folgende Tabelle 5 gibt einen Überblick:

Tabelle 5: Selbst entwickelte Fragebogeninstrumente

Instrument	Zielkriterien	Itemanzahl	Messzeitpunkt
Epidemiologischer Fragebogen für Musiker	Soziodemographische Basisvariablen und Belastungsfaktoren	14	t_1
HIL-Skala	Zurechtkommen mit der Arbeit als Musiker	7	t_1, t_3
Musikerspezifischer Zusatzfragebogen (ZUS)	Üben und Körperbefinden	5	t_1, t_3
Evaluationsfragebogen	Zufriedenheit mit dem Lehrangebot	29	t_3

Es folgt eine Beschreibung der einzelnen verwendeten Fragebögen:

Standardisierte Fragebogeninstrumente

Kieler Änderungssensitive Symptomliste (KASSL, Zielke, 1979)
Die 50 Items der Kieler Änderungssensitiven Symptomliste (KASSL) bestehen aus Einzelaussagen zu Problemen und Beschwerden, die – falls zutreffend – einzeln angekreuzt werden können. Neben dem Summenscore aus allen 50 Items als Wert für die allgemeine Symptombelastung können folgende Sub-Skalen einzeln ausgewertet werden:

- (bezüglich Gesprächspsychotherapie) sensitive Skala (16 Items)
- (bezüglich Gesprächspsychotherapie) insensitive Skala (20 Items)
- Skala Berufsschwierigkeiten (12 Items)
- Skala Konzentrations- und Leistungsstörungen (8 Items)
- Skala Verstimmungsstörungen (17 Items)
- Skala soziale Kontaktstörungen (13 Items)

Der KASSL-Fragebogen wurde als veränderungssensitives Instrument zur Abbildung von Psychotherapieeffekten, insbesondere in der Gesprächspsychotherapie, entwickelt. Der Fragebogen wurde in Klinik und Forschung über viele Jahre erprobt und an einer Stichprobe von 299 Psychotherapiepatienten geeicht.

Frankfurter Körperkonzeptskalen (FKKS, Deusinger, 1998)
Die Frankfurter Körperkonzeptskalen (FKKS) bestehen aus neun Subskalen, die unabhängig oder als Gesamtscore ausgewertet werden können. Für die vorliegende Untersuchung wurden folgende fünf Subskalen ausgewählt:

– Skala Gesundheit und körperliches Befinden (SGKB, 6 Items)
– Skala Körperliche Beweglichkeit und Stärke (Körperliche Effizienz, SKEF, 10 Items)
– Skala Selbstakzeptanz des Körpers (SSAK, 6 Items)
– Skala Körperliche Erscheinung (SASE, 14 Items)
– Skala Aussehen und Wirkung (Akzeptanz des Körpers durch andere, SAKA, 4 Items)

Die Aussagen werden jeweils auf einer sechsstufigen Skala erfasst. Dabei bedeutet 1 = trifft sehr zu, 2 = trifft zu, 3 = trifft etwas zu, 4 = trifft eher nicht zu, 5 = trifft nicht zu und 6 = trifft gar nicht zu. Bei der Auswertung entsprechen hohe Werte jeweils Positivaussagen. Der Summenscore und die Sub-Skalen können mit Normbereichen der Kategorien „Negativ", „Neutral" und „Positiv" bezüglich des Körperkonzepts verglichen werden. Die Frankfurter Körperkonzeptskalen sind standardisiert und an einer Stichprobe von 492 gesunden Studenten und 1116 gesunden Erwachsenen geeicht. In Klinik und Forschung sind sie seit vielen Jahren im Einsatz.

Hospital Anxiety and Depression Scale (HADS, Snaith et al., 1994; deutsche Fassung von Herrmann et al., 1995)
Die Hospital Anxiety and Depression Scale (HADS) erfasst auf zwei Subskalen die Selbstbeurteilung bezüglich Angst (7 Items) und Depressivität (7 Items) innerhalb der letzten Woche vor dem Ausfüllen. Im Summenscore bedeuten hohe Werte eine hohe Angst bzw. Depressivität. Der Fragebogen ist als Screening-Instrument verwendbar, wobei die Summenwerte jeder Skala mit Normbereichen für „Unauffällig" (Summenscore < 7), „Grenzwertig" (Summenscore 8–10) und „Auffällig" (Summenscore > 11) verglichen werden können. Der Fragebogen ist seit vielen Jahren in Klinik und Forschung erprobt und wurde u. a. an einer Stichprobe von 136 gesunden Medizinstudenten geeicht.

State-Trait-Angstinventar (STAI, Spielberger et al., 1970; deutsche Adaptation von Laux et al., 1981)
Die STATE-Angst-Skala (STAI-X1) des State-Trait-Angstinventars erfasst mit 20 Items die so genannte Zustandsangst beim Ausfüllen des Fragebogens. Zustandsangst definiert Spielberger als emotionalen Zustand, der gekennzeichnet ist durch Anspannung, Nervosität, innere Unruhe und Furcht vor zukünftigen Ereignissen sowie durch erhöhte Aktivität des autonomen Nervensystems. Zehn Feststellungen sind in Richtung Angst, weitere zehn in Richtung Angstfreiheit formuliert und werden auf einer vierstufigen Skala erfasst. Dabei bedeutet 1 = überhaupt nicht,

2 = ein wenig, 3 = ziemlich und 4 = sehr. Aus der Addition der 20 Itemwerte ergibt sich ein Gesamtscore, bei dem hohe Werte ein hohes Angstniveau anzeigen (unter Umpolung der Fragen zur Angstfreiheit). Der Fragebogen ist standardisiert und in Klinik und Forschung erprobt. Geeicht wurde er u. a. an einer Stichprobe von 393 gesunden Studenten verschiedener Fachrichtungen.

Fragebogen zur dispositionalen Selbstaufmerksamkeit
(SAM, Filipp et al., 1989)
Der SAM-Fragebogen zur dispositionalen Selbstaufmerksamkeit besteht aus 27 Items mit Feststellungen zur eigenen Person. Er ist unterteilbar in 13 Items für die private und 14 Items für die öffentliche Selbstaufmerksamkeit. Es wird differenziert, ob eher private (z. B. affektive) oder eher öffentlich zugängliche Aspekte (z. B. äußere Erscheinung) im Zentrum der selbstbezogenen Aufmerksamkeit stehen (vgl. Fenigstein, 1975/1987). Der Fragebogen wird in den Bereichen Gesundheitsverhalten, Krankheitsanpassung, soziale Interaktion und Validität von Selbstauskünften eingesetzt. Die Angaben werden auf einer fünfstufigen Likert-Skala erfasst. Dabei bedeutet 1=sehr selten, 2=selten, 3=ab und zu, 4=oft und 5=sehr oft. Es lassen sich Summenwerte für beide Skalen bilden, wobei hohe Werte eine hohe Selbstaufmerksamkeit anzeigen. Der SAM-Fragebogen wurde an einer Normstichprobe von 405 Studenten sowie an verschiedenen Gruppen der Normalbevölkerung geeicht. Es lassen sich Normbereiche für „überdurchschnittliche", „durchschnittliche" und „unterdurchschnittliche" Selbstaufmerksamkeit angeben.

Selbst entwickelte Fragebogeninstrumente

Epidemiologischer Fragebogen für Musiker (Spahn, 1998)
Mit 14 Items erfasst der Epidemiologische Fragebogen für Musiker neben den soziodemographischen Basisvariablen Alter, Geschlecht und Familienstand auch Angaben zu Studium und Beruf wie Instrument, Semesterzahl und Studiengang. Außerdem werden die Beschwerden beim Musizieren nach Art, Dauer und Einschränkungen beim Spielen sowie der Medikamentengebrauch und die durchgeführten aktiven, präventiven Maßnahmen erfragt. Bei einer epidemiologischen Querschnittsstudie an der Musikhochschule Freiburg 1998 (Spahn et al., 2002a) und bei einer Studie an Studienanfängern 2001 wurde er bei knapp 200 bzw. 85 Musikstudenten bereits eingesetzt.

Fragebogen zum Zurechtkommen mit der Arbeit als Musiker
(HIL-Skala, Hildebrandt, 1999b)
Die HIL-Skala erfasst das Zurechtkommen mit der Arbeit als Musiker durch sieben Items zu den Themen:

- Zufriedenheit mit dem Gelingen der Arbeit
- Sicherheit in Bühnensituationen
- Atmung beim Musizieren
- Haltungsgefühl beim Musizieren
- Bewegungsgefühl beim Musizieren
- Eventuellen Beschwerden im Zusammenhang mit dem Musizieren
- Sich-Gewachsenfühlen hinsichtlich des Studiums bzw. Berufes.

Die Angaben werden auf einer sechsstufigen Skala erfasst. Dabei bedeutet 1 = trifft sehr zu, 2 = trifft zu, 3 = trifft etwas zu, 4 = trifft eher nicht zu, 5 = trifft nicht zu und 6 = trifft gar nicht zu. Nach Umpolung der Werte (außer Item 6 zu den Beschwerden) bedeuten hohe Werte im Summenscore ein gutes Zurechtkommen. Die HIL-Skala wurde an einer Stichprobe von 68 Musikern erprobt sowie bei 38 Studienanfängern und 29 Musiklehrern bereits eingesetzt. Die Cronbach's Alpha lagen bei 0,84, 0,73 und 0,78 und zeigten somit eine zufrieden stellende Reliabilität.

Musikerspezifischer Zusatzfragebogen (ZUS, Hildebrandt, 1999b)
Der musikerspezifische Zusatzfragebogen zum Üben und Körperbefinden besteht aus 5 Items. Zwei Items werden frei beantwortet und erheben die tägliche Übezeit mit und ohne Instrument. Die übrigen drei Items erfragen die Bereiche Lockerheit sowie die Einschätzung des Körperbefindens in Bezug auf die beruflichen Zukunftschancen und den Zusammenhang von Körperhaltung und seelischem Befinden. Die Antworten werden auf einer sechsstufigen Skala erfasst. Dabei bedeutet 1 = trifft sehr zu, 2 = trifft zu, 3 = trifft etwas zu, 4 = trifft eher nicht zu, 5 = trifft nicht zu und 6 = trifft gar nicht zu. Die Fragen wurden als Ergänzung zu den eingesetzten standardisierten Fragebögen für die spezifische Situation von Musikern formuliert und werden in der vorliegenden Untersuchung erstmals eingesetzt.

Evaluationsfragebogen (Hildebrandt, 1999b)
Der Evaluationsfragebogen mit 29 Items dient vornehmlich als Rückmeldung an den Kursleiter bezüglich Einschätzung und Verwertung der Kursinhalte durch die Teilnehmer. Außerdem enthält er 4 Items zur Akzeptanz des Faches Musikphysiologie und Musikermedizin an der Musikhochschule, die auch von der Kontrollgruppe ausgefüllt werden.

Die Angaben erfolgen auf einer sechsstufigen Skala von 1 = trifft sehr zu bis 6 = trifft gar nicht zu. Es werden die Auswirkungen des Lehrangebotes auf verschiedene für das Musizieren relevante Bereiche wie Haltung, Bewegung und Atmung abgefragt. Die Fragen nach den nützlichsten Übungen und Informationen können frei beantwortet werden. Weiterhin werden die Häufigkeit der häuslichen Weiterarbeit an den erlernten Übungen und die Motivation zur Mitarbeit an der Fragebogenaktion erfasst. Der Fragebogen wird bei der vorliegenden Untersuchung erstmals eingesetzt.

4.2.5. Statistische Auswertung

Die Auswertung der Daten erfolgt mit dem Statistikprogramm SPSS 6 für Windows. Für die Gruppenvergleiche auf Intervallskalenniveau wird der t-Test für unabhängige Stichproben verwendet. Für Ordinaldaten wird der Pearson'sche Korrelationskoeffizient und für Intervalldaten der Spearman-Koeffizient eingesetzt. Zur Berechnung von Unterschieden auf Nominalniveau wird der Chi-Quadrat-Test angewendet. Es werden weiterhin Varianzanalysen mit Messwiederholung (Manova-Tests) durchgeführt. Das Signifikanzniveau wird bei 0,05 festgelegt. Dabei bedeutet „signifikant": $p<0{,}05^*$, „sehr signifikant": $p<0{,}01^{**}$, „hoch signifikant": $p<0{,}001^{***}$.

4.3. Ergebnisse

In diesem Kapitel werden die Ergebnisse der Interventionsgruppe und Kontrollgruppe Zürich dargestellt. Unter Abschnitt 4.3.6. sind die Ergebnisse der Interventionsgruppe Lahr (Teilnehmergruppe des Blockkurses) zusammenfassend angefügt.

4.3.1. Stichprobenbeschreibung (t_1)

a) Stichprobengröße und Fragebogenrücklauf
Bei der Prä-Messung (Beginn der Lehrveranstaltung, t_1) werden 46 Teilnehmer erfasst. Die Interventionsgruppe (Teilnehmer der Lehrveranstaltung) und die Kontrollgruppe (keine Teilnehmer der Lehrveranstaltung) bestehen aus je 23 Teilnehmern. Eine Teilnehmerin besuchte zu wenige

Kurstage, so dass bei der Post-Messung (Ende der Lehrveranstaltung, t_3) 22 Personen der Interventionsgruppe erreicht werden können. Für die Prä-Post-Vergleiche werden daher nur die Daten der vollständig paarweise erfassten 44 Studienteilnehmer verwendet. Insgesamt zeigt sich somit eine hohe Gruppenkonstanz der Seminarteilnehmer mit einem nahezu vollständigen Rücklauf der Fragebögen.

b) Soziodemographische Basisvariablen
Die soziodemographischen Basisvariablen für beide Gruppen sind in der folgenden Tabelle 6 unter dem Gesichtspunkt der Vergleichbarkeit von Interventions- und Kontrollgruppe getrennt dargestellt:

Tabelle 6: Soziodemographische Basisvariablen

	Interventionsgruppe (I)	Kontrollgruppe (K)
Teilnehmerzahl n	n=23	n=23
Geschlecht	69,6% w (n=16)/30,4% m (n=7)	69,6% w (n=16)/30,4% m (n=7)
Durchschnittsalter	24,57 min=19, max=35	23,70 min=19, max=29
Familienstand	30,4% (n=7) verheiratet oder in fester Partnerschaft lebend/ 69,6% (n=16) ohne feste Partnerschaft/allein lebend	8,7% (n=2) verheiratet oder in fester Partnerschaft lebend/ 91,3% (n=21) ohne feste Partnerschaft/allein lebend
Durchschnittliche Semesterzahl	6,09 min=1, max=12	6,64 min=2, max=15
Studiengang	91,3% (n=21) Grundstudium 8,7% (n=2) Aufbaustudium	82,6% (n=19) Grundstudium 8,7% (n=2) Aufbaustudium 8,7% (n=2) Kombinierte Studiengänge

Hinsichtlich der Geschlechtsverteilung stimmen Interventions- und Kontrollgruppe überein, wobei ca. zwei Drittel der Teilnehmer jeder Gruppe weiblichen Geschlechts sind. Bezüglich Alter und Semesterzahl unterscheiden sich beide Gruppen nur geringfügig. In der Kontrollgruppe befinden sich mehr ungebunden lebende Studenten und ein etwas geringerer Anteil an Studenten im Grundstudium als in der Interventionsgruppe.

Die Verteilung auf die verschiedenen Instrumentengruppen zeigt mehrheitlich eine Übereinstimmung zwischen Interventions- und Kontrollgruppe. Bei Sängern, Streichern und Holzbläsern finden sich zahlenmäßige Unterschiede, die übrigen Instrumentengruppen sind in ihrer Anzahl identisch (Abbildung 7):

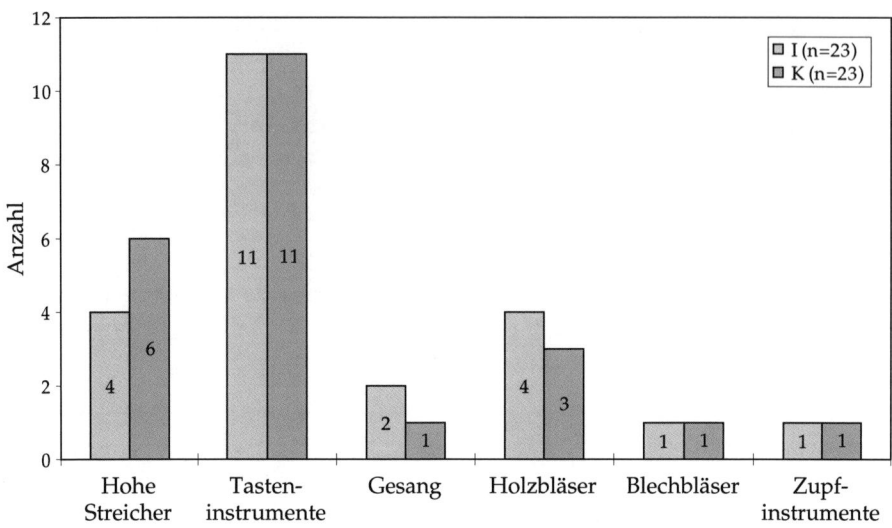

Abbildung 7: Verteilung der Hauptinstrumente bei Interventions (I)- und Kontrollgruppe (K) Zürich (n ges.=46)

4.3.2. Ergebnisse der standardisierten Fragebogeninstrumente vor Intervention (t_1) und Einordnung gegenüber den Vergleichsstichproben

In diesem Abschnitt werden Interventions- und Kontrollgruppe Zürich für die jeweiligen standardisierten Skalen den entsprechenden Vergleichsstichproben gegenübergestellt.

Gesamte Symptombelastung (KASSL-Fragebogen)
In Abbildung 8 sind die Mittelwerte der Interventions- und Kontrollgruppe für die Gesamtsymptombelastung den Werten einer Vergleichsstichprobe von 299 Psychotherapiepatienten gegenübergestellt.
Für die Sub-Skalen des KASSL-Fragebogens ergibt sich das in Abbildung 9 dargestellte Bild.

Es zeigt sich, dass Interventions- und Kontrollgruppe im KASSL-Fragebogen meist unter den Werten für Psychotherapiepatienten bleiben. Nur auf den Subskalen „Berufsschwierigkeiten" und „Konzentrations- und Leistungsstörungen" liegt die Interventionsgruppe auf ähnlichem Niveau wie die Vergleichsstichprobe.

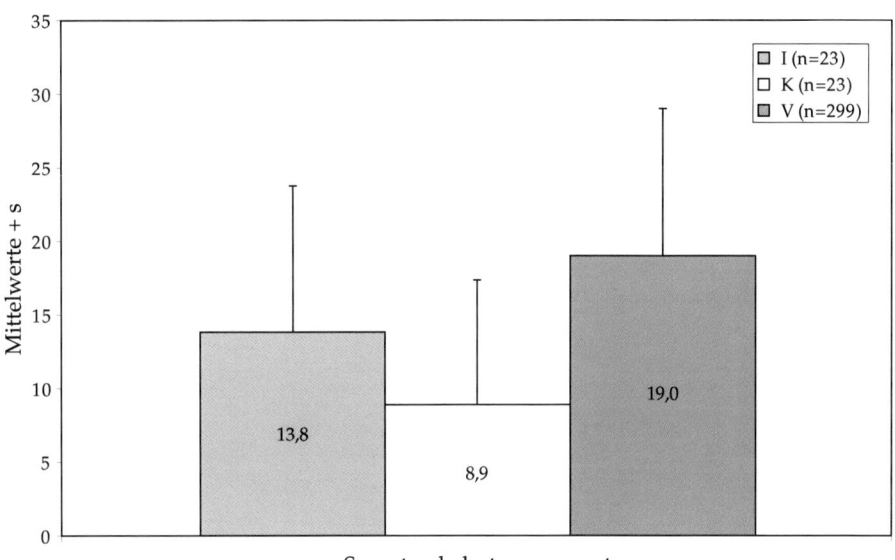

Abbildung 8: Gesamte Symptombelastung im KASSL-Fragebogen bei Interventions (I)- und Kontrollgruppe (K) Zürich (n ges.=46) sowie einer Vergleichsstichprobe (V) von Psychotherapiepatienten (n=299) zum Zeitpunkt t_1; Mittelwerte und Standardabweichungen.

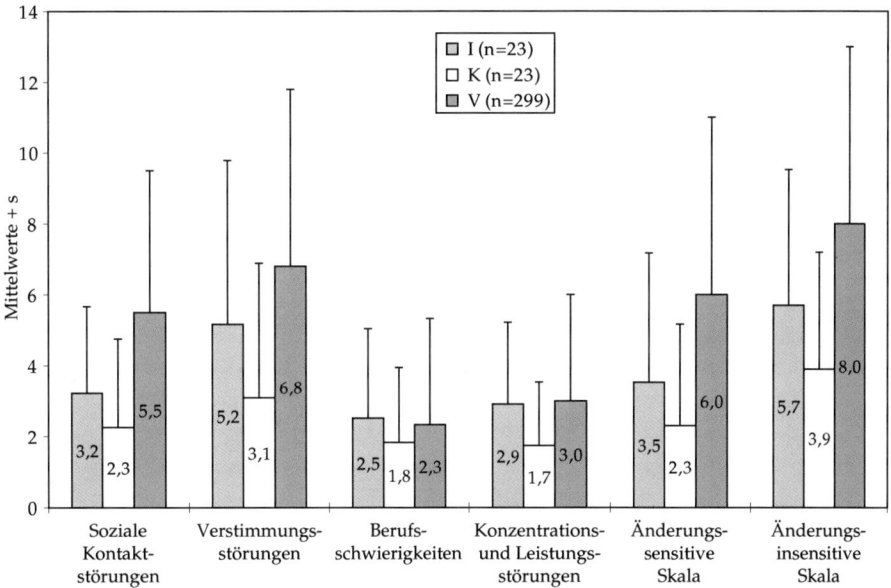

Abbildung 9: Symptombelastung auf den Sub-Skalen des KASSL-Fragebogens bei Interventions (I)- und Kontrollgruppe (K) Zürich (n ges.=46) sowie einer Vergleichsstichprobe V von Psychotherapiepatienten (n=299) zum Zeitpunkt t_1; Mittelwerte und Standardabweichungen.

Körperkonzept (FKKS-Fragebogen)
Die Ergebnisse der 5 verwendeten Sub-Skalen der Frankfurter Körperkonzeptskalen sind in der folgenden Abbildung 10 als Mittelwerte neben den Mittelwerten einer Vergleichsstichprobe von 492 gesunden Studenten verschiedener Fachrichtungen aufgetragen:

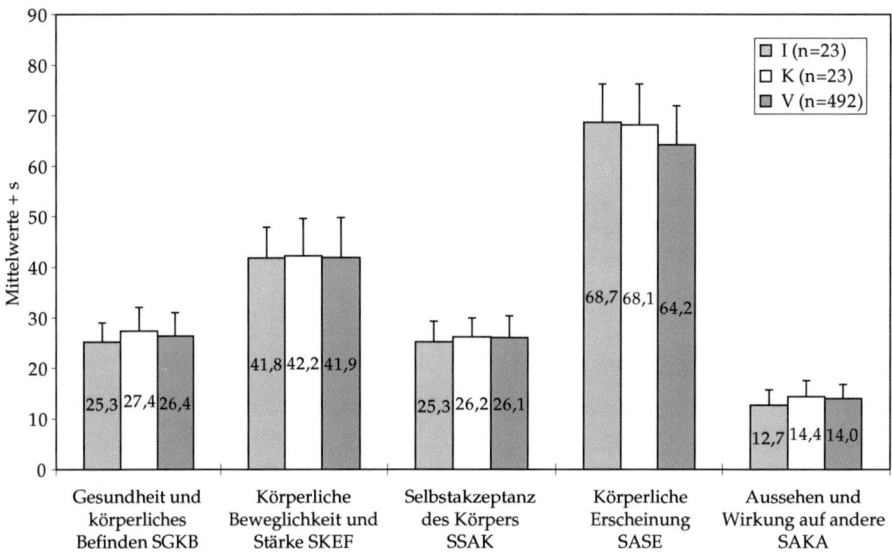

Abbildung 10: Körperkonzept auf den Skalen der FKKS von Interventions (I)- und Kontrollgruppe (K) Zürich (n ges.=46) sowie einer Vergleichsstichprobe V von gesunden Studenten (n=492) zum Zeitpunkt t_1; Mittelwerte und Standardabweichungen.

Die Frankfurter Körperkonzeptskalen weisen Normwerte für ein „negatives", „neutrales" oder „positives" Körperkonzept aus, die anhand einer Gesamtstichprobe von 1116 gesunden Erwachsenen ermittelt wurden. Es zeigt sich, dass beide untersuchten Gruppen und die studentische Vergleichsstichprobe auf der Skala „Aussehen und Wirkung auf andere" (SAKA) in die Kategorie „neutral" fallen, auf allen übrigen Skalen in die Kategorie „positiv". Dabei unterscheiden sich Interventions- und Kontrollgruppe Zürich bezüglich der Mittelwerte kaum und bezüglich der Normkategorie gar nicht von der studentischen Vergleichsstichprobe.

Die folgende Tabelle 7 zeigt die Normwertbereiche der Gesamtstichprobe (n=1116) und die Mittelwerte für Interventions- und Kontrollgruppe Zürich:

Tabelle 7: Normwertbereiche der Frankfurter Körperkonzeptskalen und Mittelwerte für Interventions- und Kontrollgruppe Zürich (in Klammern die Standardabweichung)

Körperkonzept	negativ	neutral	positiv	I Zürich n=23	K Zürich n=23
SGKB (Gesundheit und körperliches Befinden)	6–18	18–24	24–36	25,28 (3,8)	27,39 (4,67)
SKEF (Körperliche Beweglichkeit und Stärke)	10–30	30–40	40–60	41,83 (6,0)	42,22 (7,4)
SSAK (Selbstakzeptanz des Körpers)	6–18	18–24	24–36	25,27 (4,02)	26,23 (3,71)
SASE (Körperliche Erscheinung)	14–42	42–56	56–84	68,65 (7,58)	68,11 (8,1)
SAKA (Aussehen und Wirkung)	4–12	12–16	16–24	12,71 (3,0)	14,35 (3,18)

Angst und Depression (HADS-Fragebogen)
Für den HADS-Fragebogen zu Angst und Depression existieren zu Screeningzwecken Normbereiche für „unauffällig", „grenzwertig" und „auffällig" (Herrmann et al., 1995). Abbildung 11 zeigt die Mittelwerte der Interventions- und Kontrollgruppe für die Skalen Angst und Depression neben den Mittelwerten einer Vergleichsstichprobe von 136 gesunden Medizinstudenten.

Es zeigt sich, dass die Werte der Interventionsgruppe auf der Angstskala in den Bereich „grenzwertig" fallen, die der Kontrollgruppe in den Bereich „unauffällig". Für die Skala Depression zeigen beide Gruppen unauffällige Mittelwerte.

Zustandsangst (STAI-state-Fragebogen)
In Abbildung 12 sind für eine neutrale Situation (ohne Erwartung einer bestimmten Aufgabe oder Anforderung) die Mittelwerte für Zustandsangst bei Interventions- und Kontrollgruppe Zürich im Vergleich zu den Mittelwerten einer Stichprobe von 393 gesunden Studenten verschiedener Fachrichtungen dargestellt.

Die Musikstudenten der Interventions- und Kontrollgruppe unterscheiden sich im Ausmaß der Zustandsangst nicht signifikant von einer Stichprobe anderer Studenten.

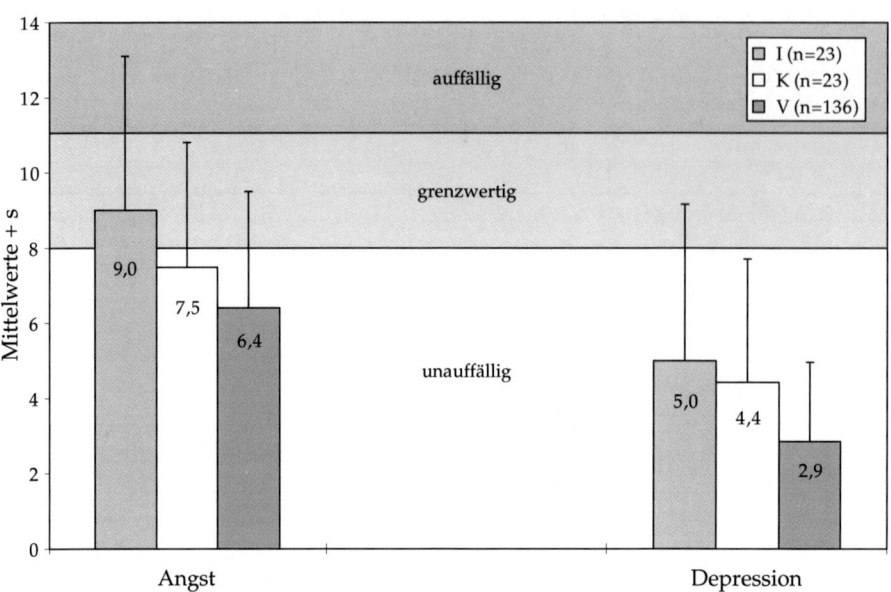

Abbildung 11: Angst und Depression im HADS-Fragebogen bei der Interventions (I)- und Kontrollgruppe (K) Zürich (n ges.=46) sowie einer Vergleichsstichprobe V von 136 gesunden Medizinstudenten zum Zeitpunkt t_1; Mittelwerte und Standardabweichungen.

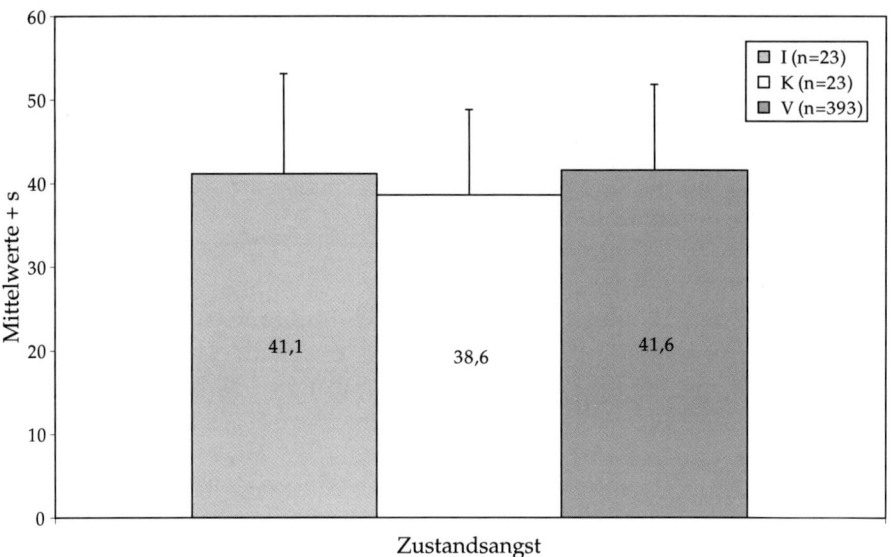

Abbildung 12: Zustandsangst im STAI-Fragebogen bei Interventions (I)- und Kontrollgruppe (K) Zürich (n ges.=46) sowie einer Vergleichsstichprobe V von gesunden Studenten (n=393) in einer neutralen Situation zum Zeitpunkt t_1; Mittelwerte und Standardabweichungen.

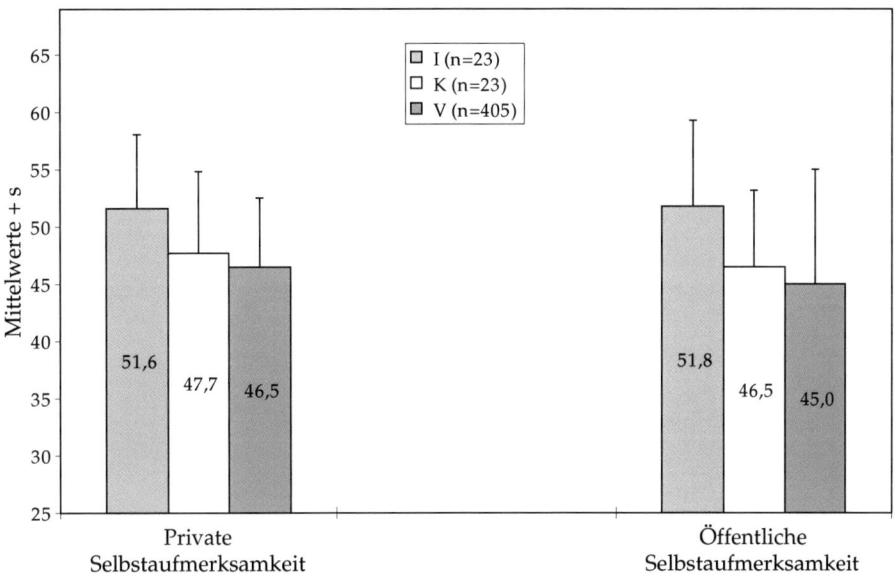

Abbildung 13: Private und öffentliche Selbstaufmerksamkeit im SAM-Fragebogen bei Interventions (I)- und Kontrollgruppe (K) Zürich (n ges.=46) sowie einer Vergleichsstichprobe (V) gesunder Studenten (n=405) zum Zeitpunkt t_1; Mittelwerte und Standardabweichungen.

Private und öffentliche Selbstaufmerksamkeit (SAM-Fragebogen)
Abbildung 13 zeigt die Mittelwerte für die Skalen private und öffentliche Selbstaufmerksamkeit des SAM-Fragebogens von Interventions- und Kontrollgruppe gegenüber den Mittelwerten einer Vergleichsstichprobe von 405 gesunden Lehramts- und Psychologiestudenten.

Bezogen auf die Vergleichsstichprobe zeigen Interventions- und Kontrollgruppe eine „durchschnittliche" private und öffentliche Selbstaufmerksamkeit und unterscheiden sich nicht signifikant von der studentischen Vergleichsstichprobe.

Bezogen auf die Gesamtstichprobe des SAM-Fragebogens (n=1251) zeigt sich für Interventions- und Kontrollgruppe ebenfalls eine durchschnittliche private und öffentliche Selbstaufmerksamkeit. Die folgende Tabelle 8 stellt diese Werte zusammenfassend dar:

Tabelle 8: Normbereiche der Gesamtstichprobe (n=1251) für öffentliche und private Selbstaufmerksamkeit sowie Mittelwerte für Interventions- und Kontrollgruppe Zürich (in Klammern die Standardabweichung)

Kategorie	unterdurchschnittlich	durchschnittlich	überdurchschnittlich	I Zürich n=23	K Zürich n=23
Private Selbstaufmerksamkeit	13–40	41–52	53–65	51,61 (6,49)	47,7 (7,2)
Öffentliche Selbstaufmerksamkeit	14–39	40–53	54–70	51,78 (7,5)	46,48 (6,67)

4.3.3. Prä-Vergleich zwischen Interventions- und Kontrollgruppe (t_1)

Bezüglich der soziodemographischen Basisvariablen Alter, Geschlecht, Semesterzahl und Instrument besteht zwischen Interventions- und Kontrollgruppe eine gute Übereinstimmung, so dass von einer Vergleichbarkeit beider Gruppen ausgegangen werden kann (vgl. Abschnitt 4.3.1.). Im Folgenden sind die Ergebnisse des Prä-Vergleichs zwischen Interventions- und Kontrollgruppe zusammenfassend dargestellt.

4.3.3.1. Prä-Vergleich auf Einzelitem-Niveau

Derzeitige Beschwerden beim Musizieren
60,9% der Interventionsgruppenteilnehmer und 26,1% der Kontrollgruppenteilnehmer geben Beschwerden im Zusammenhang mit dem Musizieren an. Dieser Unterschied ist im Chi-Quadrat-Test signifikant ($p<0,05$*) (Abbildung 14).

Die Auswertung der Frage 6 der HIL-Skala („Ich habe Beschwerden im Zusammenhang mit dem Musizieren") ergibt unter Berücksichtigung aller Abstufungen auf einer sechsstufigen Skala das in Abbildung 15 gezeigte Bild.

Fasst man auf der Skala die Antworten 1–3 („trifft sehr zu" bis „trifft etwas zu") zusammen, so ergibt sich im t-Test zwischen Interventions- und Kontrollgruppe ein hochsignifikanter Unterschied bei der Angabe von Beschwerden im Zusammenhang mit dem Musizieren ($p<0,001$***). 82,6% der Interventionsgruppenteilnehmer gegenüber 23,8% der Kontrollgruppenteilnehmer geben Beschwerden an, die bei der Interventionsgruppe zudem deutlich stärker sind.

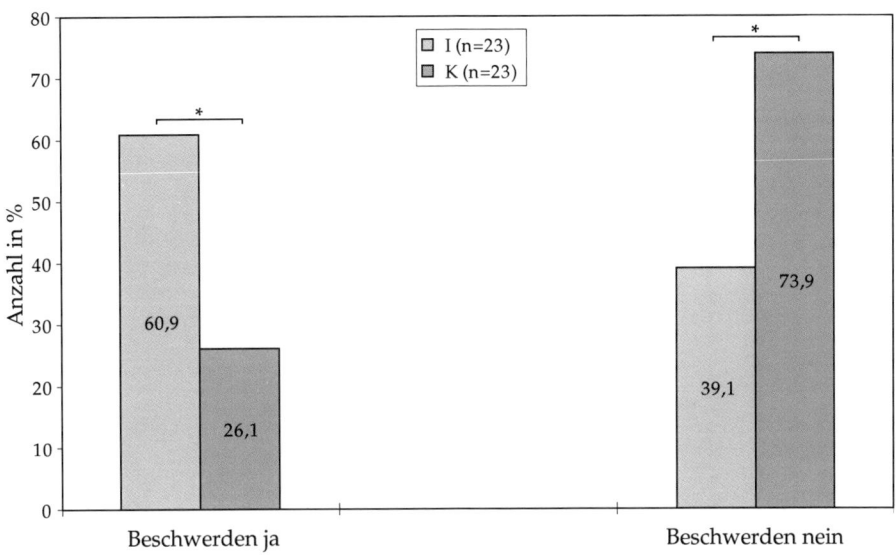

Abbildung 14: Derzeitige Beschwerden beim Musizieren in der Interventions (I)- und Kontrollgruppe (K) Zürich (n ges.=46, p<0,05*) zum Zeitpunkt t_1; Epidemiolog. Fragebogen, Item 6.

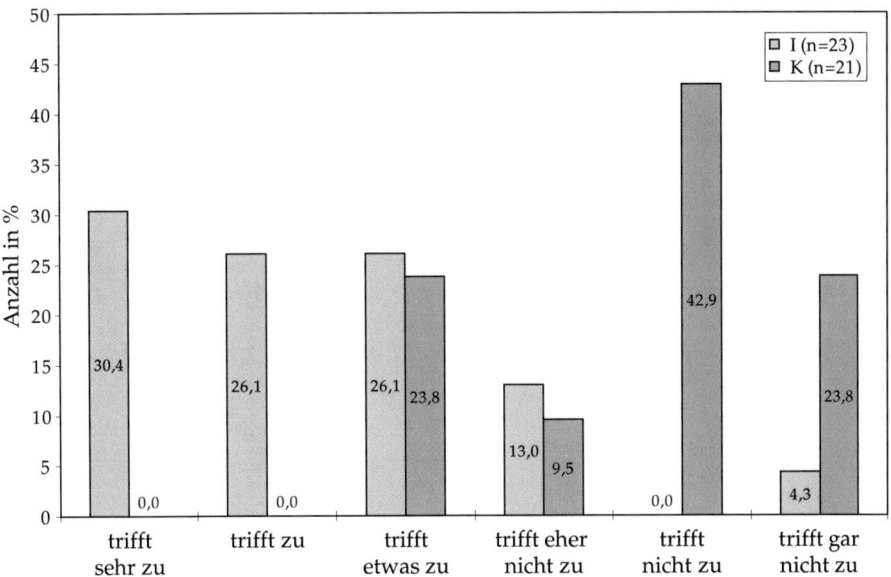

Abbildung 15: Beschwerden im Zusammenhang mit dem Musizieren bei Interventions (I)- und Kontrollgruppe (K) Zürich in Prozent (n ges.=44) zum Zeitpunkt t_1; Einzelitem 6 der HIL-Skala (sechsstufig).

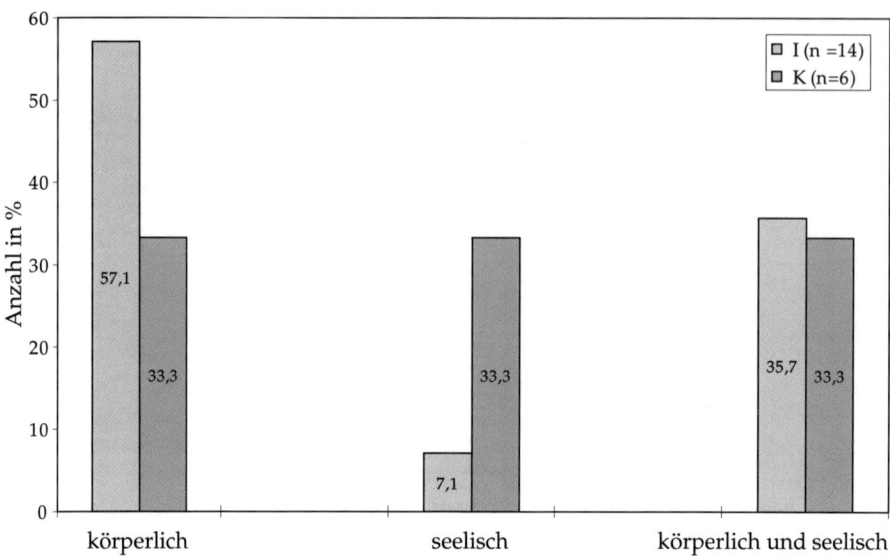

Abbildung 16: Art der Beschwerden bei Interventions (I)- und Kontrollgruppe (K) Zürich (n ges.=20) zum Zeitpunkt t_1; Epidemiol. Fragebogen, Item 7.

Art der Beschwerden

Wie aus Abbildung 16 hervorgeht, beschreiben die betroffenen Studenten der Interventionsgruppe ihre Beschwerden eher als körperlich sowie körperlich und seelisch, diejenigen der Kontrollgruppe zeigen die Beschwerden auf drei Kategorien gleichmäßig verteilt.

Frei formulierte Zusätze zu berufsbezogen Beschwerden
(Item 6 der HIL-Skala)
Die Interventionsgruppe nennt in handschriftlichen Zusätzen zu Item 6 der HIL-Skala ihre Beschwerden in der folgenden (nach abnehmender Häufigkeit sortierten) Reihenfolge: Verspannungen/Verkrampfungen, Nacken- und Schulterbeschwerden, Rückenbeschwerden, Arm- und Handbeschwerden, Kieferprobleme, Ohrenprobleme, Magenbeschwerden, Lampenfieberprobleme, psychischer Druck.

Die Kontrollgruppe nennt (nach abnehmender Häufigkeit sortiert): Schulterbeschwerden, Rückenbeschwerden, Arm- und Handbeschwerden, Überlastungsgefühle.

Dauer der Beschwerden

Die Dauer der Beschwerden wird in Interventions- und Kontrollgruppe von den Betroffenen wie in Abbildung 17 dargestellt angegeben. Dabei zeigen sich in der Interventionsgruppe eher mittel- und langfristige und in der Kontrollgruppe kurz-, mittel- und langfristige Beschwerdedauern.

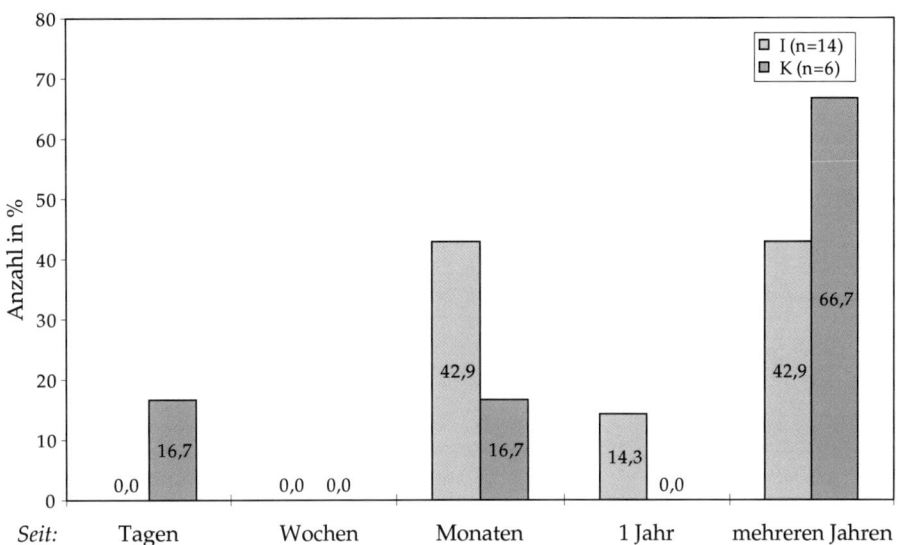

Abbildung 17: Dauer der Beschwerden bei Interventions (I)- und Kontrollgruppe (K) Zürich in Prozent (n ges.=20) zum Zeitpunkt t_1; Epidemiol. Fragebogen, Item 8.

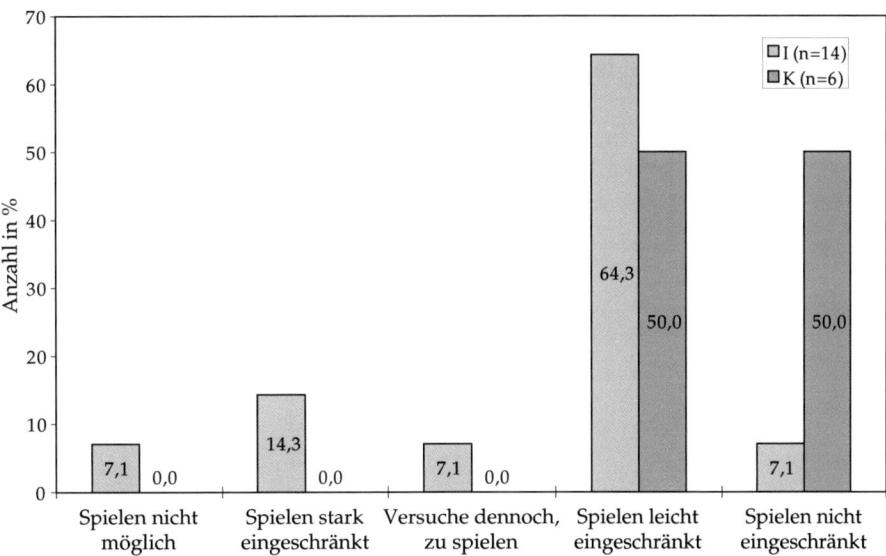

Abbildung 18: Einschränkungen beim Spielen durch die Beschwerden bei Interventions (I)- und Kontrollgruppe (K) Zürich in Prozent (n ges.=20) zum Zeitpunkt t_1; Epidemiol. Fragebogen, Item 9.

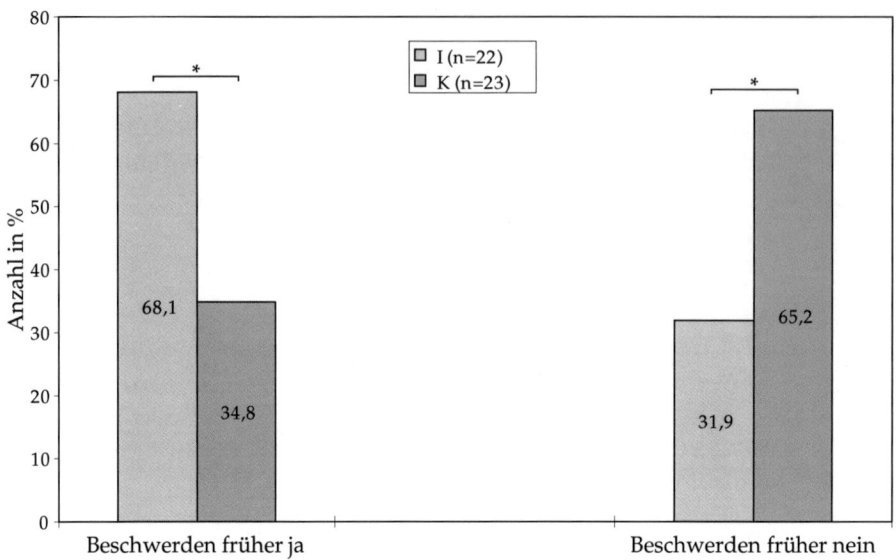

Abbildung 19: Frühere Beschwerden im Zusammenhang mit dem Musizieren bei Interventions (I)- und Kontrollgruppe (K) Zürich in Prozent (n ges.=45, p<0,05*) zum Zeitpunkt t_1; Epidemiol. Fragebogen, Item 10.

Einschränkungen beim Spielen
Wie aus Abbildung 18 hervorgeht, gibt die Interventionsgruppe stärkere Einschränkungen beim Spielen durch die genannten Beschwerden an als die Kontrollgruppe

Frühere Beschwerden
68,1% der Interventionsgruppenteilnehmer und 34,8% der Kontrollgruppenteilnehmer hatten früher schon einmal Beschwerden. Dieser Unterschied ist im Chi-Quadrat-Test signifikant (p<0,05*) (Abbildung 19).

Art der früheren Beschwerden
Wie aus Abbildung 20 hervorgeht, waren die früheren Beschwerden bei der Interventionsgruppe auf drei Kategorien verteilt, diejenigen der Kontrollgruppe am häufigsten körperlicher Art.

Medikamentengebrauch
Die Häufigkeit des Medikamentengebrauchs im Zusammenhang mit dem Musizieren zeigt Abbildung 21. Einige Studenten der Interventionsgruppe nehmen im Gegensatz zur Kontrollgruppe Beruhigungsmittel ein. Beta-Blocker werden von beiden Gruppen eingenommen, wobei der Prozentsatz in der Interventionsgruppe höher ist.

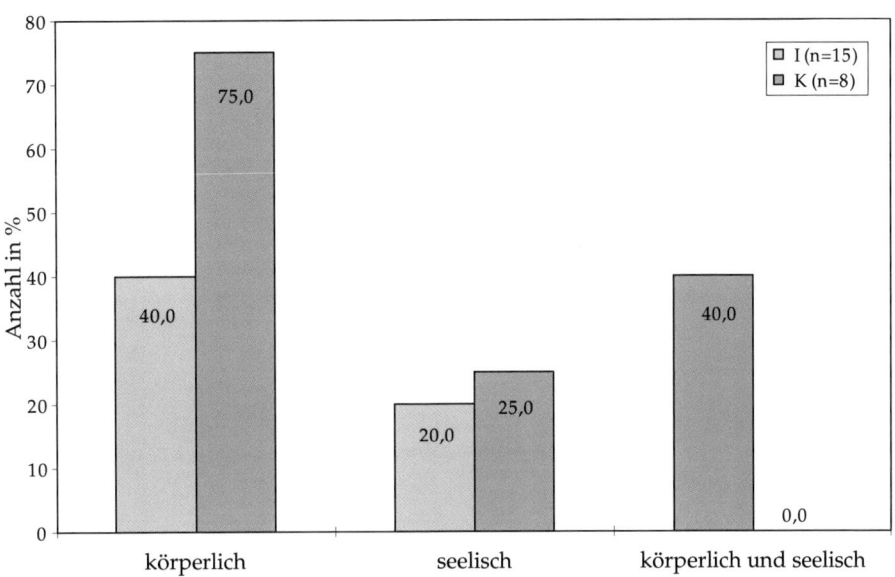

Abbildung 20: Art der früheren Beschwerden bei Interventions (I)- und Kontrollgruppe (K) Zürich (n ges.=23) zum Zeitpunkt t_1; Epidemiolog. Fragebogen, Item 11.

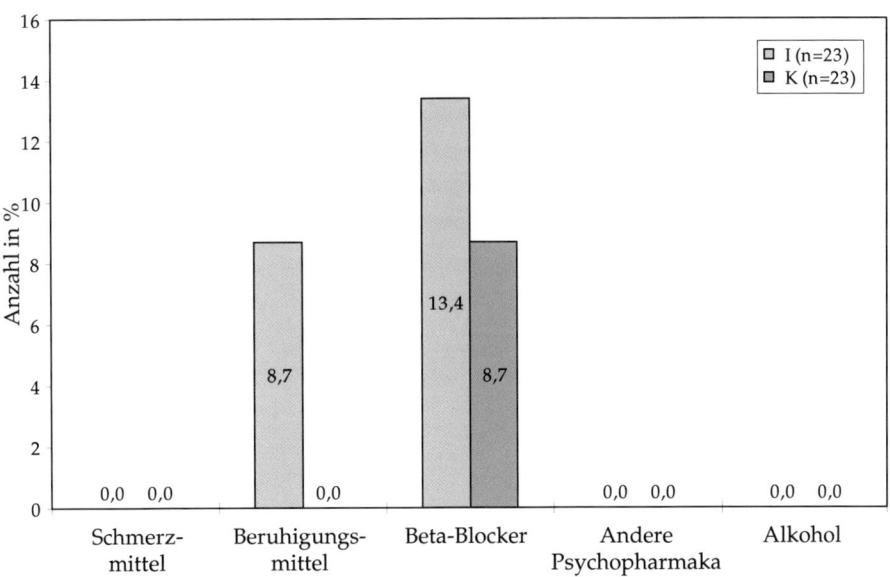

Abbildung 21: Medikamentengebrauch im Zusammenhang mit dem Musizieren bei Interventions (I)- und Kontrollgruppe (K) Zürich in Prozent (n ges.=46) zum Zeitpunkt t_1; Epidemiolog. Fragebogen, Item 12.

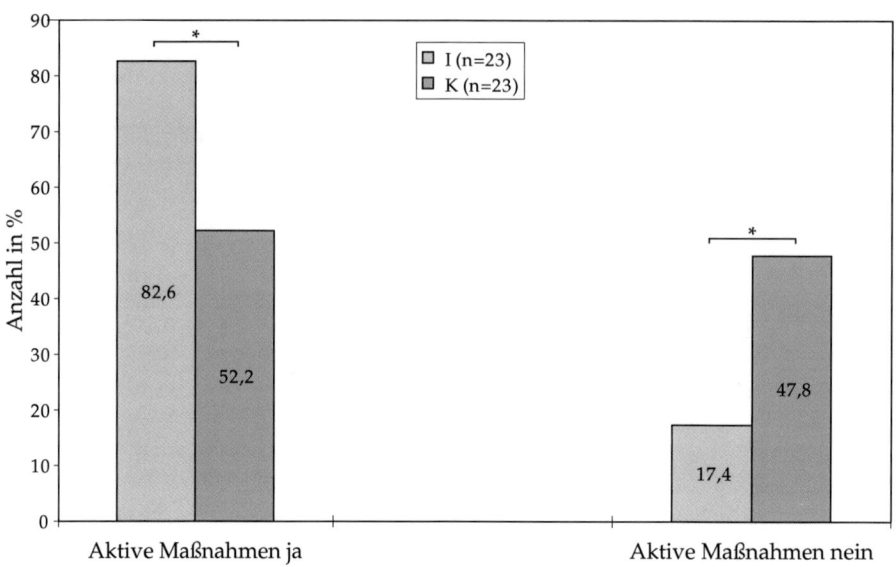

Abbildung 22: Zahl der aktiven Maßnahmen zum Schutz vor den Belastungen durch das Musizieren bei Interventions (I)- und Kontrollgruppe (K) Zürich in Prozent (n ges.=46, p<0,05*) zum Zeitpunkt t_1; Epidemiol. Fragebogen, Item 13.

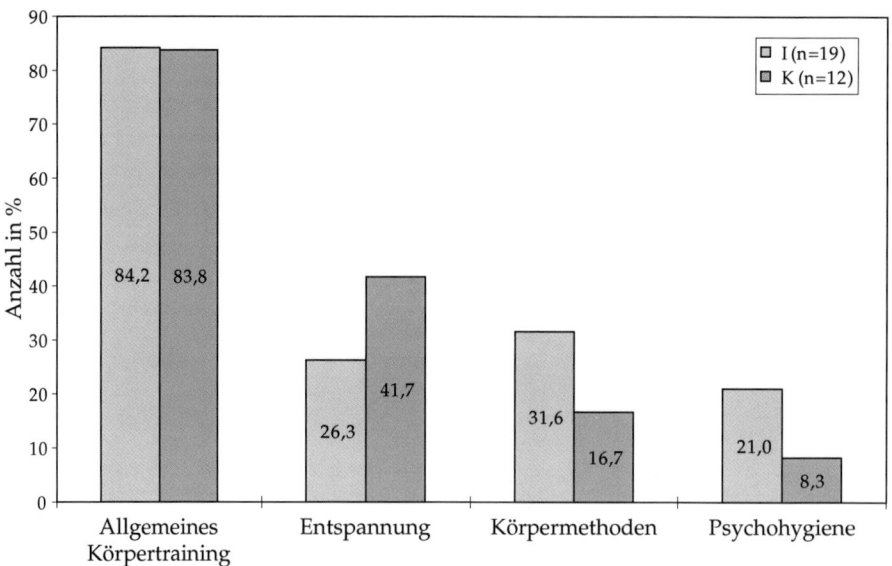

Abbildung 23: Art der präventiven Maßnahmen zum Schutz vor den Belastungen durch das Musizieren bei Interventions- und Kontrollgruppe Zürich in Prozent (n ges.=31) zum Zeitpunkt t_1; Epidemiol. Fragebogen, Item 14.

Aktive präventive Maßnahmen
82,6% der Interventionsgruppenteilnehmer und 52,2% der Kontrollgruppenteilnehmer ergreifen aktive präventive Maßnahmen zum Schutz vor den Belastungen durch das Musizieren. Dieser Unterschied ist im Chi-Quadrat-Test signifikant (p<0,05*) (Abbildung 22).

Art der präventiven Maßnahmen
Die Rangfolge der aktiven präventiven Maßnahmen bei Interventions- und Kontrollgruppe geht aus Abbildung 23 hervor. Am häufigsten wird allgemeines Körpertraining angewendet, am wenigsten erfolgen psychohygienische Maßnahmen.

Zusammenhang von Körperhaltung und seelischem Befinden
In der Interventionsgruppe wird ein stärkerer Zusammenhang zwischen Körperhaltung und seelischem Befinden angegeben als bei der Kontrollgruppe. Dieser Unterschied ist im t-Test sehr signifikant (p<0,01**):

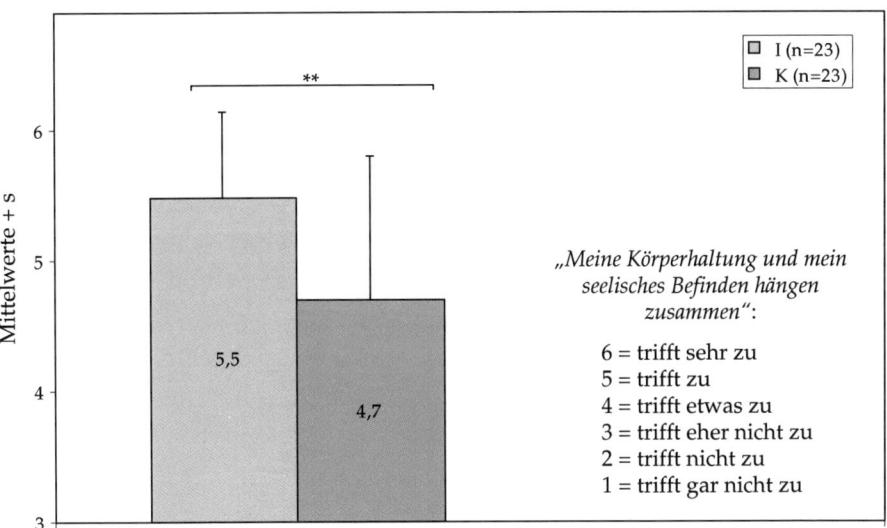

*Abbildung 24: Einschätzung des Zusammenhangs von Körperhaltung und seelischem Befinden bei Interventions (I)- und Kontrollgruppe (K) Zürich (n ges.=46, p<0,01**) zum Zeitpunkt t_1; Mittelwerte und Standardabweichungen, Musikspezifischer Zusatzfragebogen, Item 4. Für die grafische Darstellung wurde eine Umpolung der Werte gegenüber dem Fragebogen vorgenommen.*

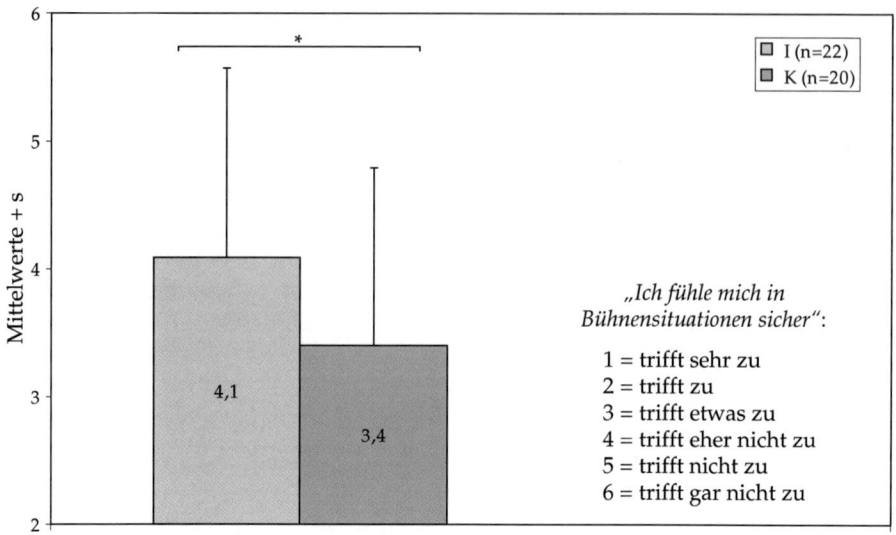

Abbildung 25: Unsicherheitsgefühl in Bühnensituationen bei Interventions (I)- und Kontrollgruppe (K) Zürich (n ges.=42, p<0,05*) zum Zeitpunkt t_1; Mittelwerte und Standardabweichungen, HIL-Skala, Item 4. Auf Grund des Mittelwertes der Interventionsgruppe von über 4 (=trifft eher nicht zu) wird der Begriff „Unsicherheitsgefühl" statt „Sicherheitsgefühl" verwendet.

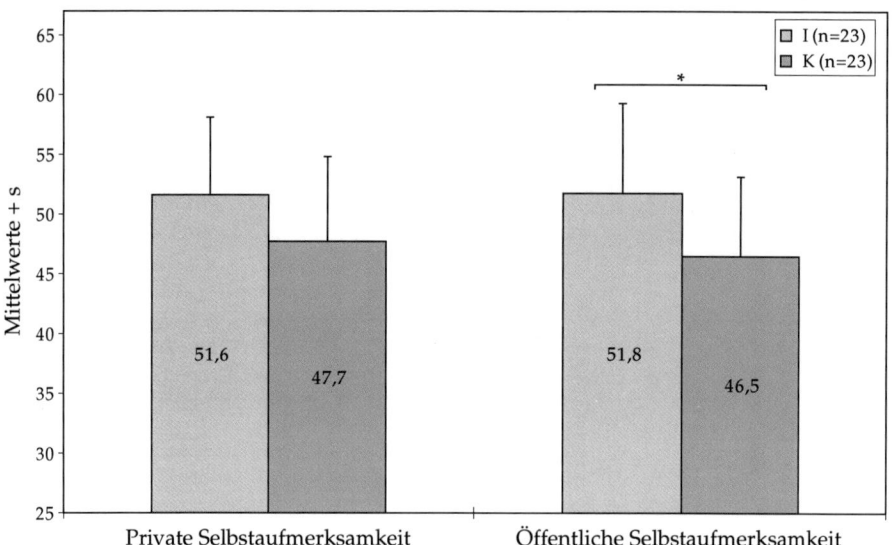

Abbildung 26: Private und öffentliche Selbstaufmerksamkeit im SAM-Fragebogen bei Interventions (I)- und Kontrollgruppe (K) Zürich (n ges.=46, für öffentliche SAM p<0,05*) zum Zeitpunkt t_1; Mittelwerte und Standardabweichungen.

Unsicherheitsgefühl in Bühnensituationen
Wie aus Abbildung 25 hervorgeht, ist das Unsicherheitsgefühl in Bühnensituationen bei der Interventionsgruppe signifikant größer als bei der Kontrollgruppe (p<0,05*).

4.3.3.2. Prä-Vergleich auf Skalen-Niveau

Für den Messzeitpunkt t_1 vor Intervention wurde mittels t-Tests berechnet, inwiefern sich Interventions- und Kontrollgruppe bezüglich der eingesetzten Skalen unterscheiden.

Öffentliche Selbstaufmerksamkeit
Die öffentliche Selbstaufmerksamkeit anhand des SAM-Fragebogens ist bei der Interventionsgruppe signifikant höher als bei der Kontrollgruppe (p<0,05*). Die private Selbstaufmerksamkeit ist bei der Interventionsgruppe ebenfalls höher als bei der Kontrollgruppe. Dieser Unterschied ist jedoch statistisch nicht signifikant (p=0,058) (Abbildung 26).

Zurechtkommen mit der Arbeit als Musiker
Unterschiede im Zurechtkommen mit der Arbeit als Musiker ergibt die HIL-Skala. Dabei zeigt die Interventionsgruppe ein hochsignifikant schlechteres Zurechtkommen als die Kontrollgruppe (p<0,001***):

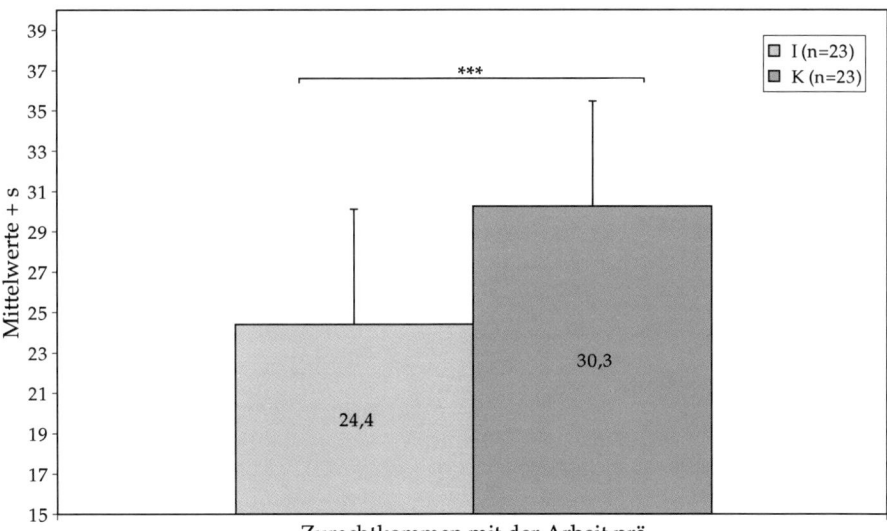

*Abbildung 27: Zurechtkommen mit der Arbeit als Musiker auf der HIL-Skala bei Interventions (I)- und Kontrollgruppe (K) Zürich (n ges.=46, p<0,001***) zum Zeitpunkt t_1; Mittelwerte und Standardabweichungen.*

Auf allen weiteren Skalen der verwendeten Fragebogeninstrumente finden sich keine signifikanten Unterschiede zwischen Interventions- und Kontrollgruppe. Die Prä-Werte aller Skalen sind in der folgenden Tabelle 9 zusammengestellt:

Tabelle 9: Prä-Vergleich mittels t-Tests zu den verwendeten Fragebögen auf Skalenniveau; Mittelwerte (in Klammern die Standardabweichung)

Skala	I Zürich n=23	K Zürich n=23
FKKS-SGKB (Gesundheit und körperliches Befinden)	25,28 (3,8)	27,39 (4,67)
FKKS-SKEF (Körperliche Beweglichkeit und Stärke)	41,83 (6,0)	42,22 (7,4)
FKKS-SSAK (Selbstakzeptanz des Körpers)	25,27 (4,02)	26,23 (3,71)
FKKS-SASE (Körperliche Erscheinung)	68,65 (7,58)	68,11 (8,1)
FKKS-SAKA (Aussehen und Wirkung)	12,71 (3,0)	14,35 (3,18)
KASSL-gesamt	13,83 (9,92)	8,91 (8,47)
KASSL-Verstimmungsstörungen	5,17 (4,62)	3,09 (3,79)
KASSL-Soziale Kontaktstörungen	3,23 (2,5)	2,26 (2,5)
KASSL-Berufsschwierigkeiten	2,52 (2,52)	1,83 (2,12)
KASSL-Konzentrations- und Leistungsstörungen	2,91 (2,31)	1,74 (1,79)
KASSL-Änderungssensitive Skala	3,52 (3,65)	2,3 (2,87)
KASSL-Änderungsinsensitive Skala	5,7 (3,8)	3,91 (3,29)
HADS-Angst	9,0 (4,09)	7,5 (3,32)
HADS-Depression	5,0 (4,16)	4,43 (3,28)
STAI-Zustandsangst	41,1 (12)	38,6 (10,2)
SAM-Private Selbstaufmerksamkeit	51,61 (6,48)	47,7 (7,12)
SAM-Öffentliche Selbstaufmerksamkeit	51,78 (7,5)	46,48 (6,67) $p<0,05$*
HIL-Skala zum Zurechtkommen mit Arbeit	24,40 (5,7)	30,25 (5,2) $p<0,001$***

4.3.4. Prä-Post-Vergleich zwischen Interventions- und Kontrollgruppe (Varianzanalysen mit Messwiederholung)

4.3.4.1. Ergebnisse zu Hypothese 1 (Verbesserung von Gesundheit und Wohlbefinden)

a) Kieler Änderungssensitive Symptomliste (KASSL)
Auf der Gesamtskala des KASSL-Fragebogens (gesamte Symptombelastung) zeigt sich für die Interventions- und Kontrollgruppe zusammen zwischen den Messzeitpunkten prä und post eine hochsignifikante Abnahme der Werte (Zeiteffekt, $p<0,001***$). Die Interventionsgruppe zeigt aber gegenüber der Kontrollgruppe eine signifikant stärkere Abnahme (Interaktionseffekt, $p<0,05*$), so dass von einem positiven Effekt der Intervention auf die Gesamtsymptombelastung ausgegangen werden kann (Abbildung 28).

Auf der Sub-Skala „Verstimmungsstörungen" der KASSL zeigt sich eine hoch signifikante Abnahme der Werte bei Interventions- und Kontrollgruppe zusammen (Zeiteffekt, $p<0,001***$). Die Werte nehmen bei der Interventionsgruppe gegenüber der Kontrollgruppe aber sehr signifikant stärker ab (Interaktionseffekt, $p<0,01**$), so dass auch hier von

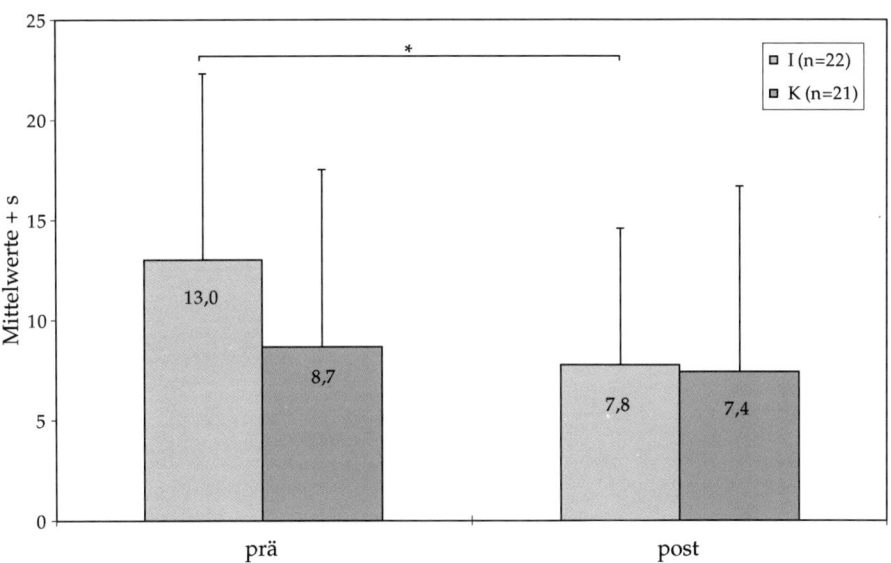

Abbildung 28: Signifikanter Interaktionseffekt auf die Gesamtsymptombelastung bei der Interventionsgruppe (I) gegenüber der Kontrollgruppe (K) im KASSL-Fragebogen (n ges.=43, $p<0,05*$); Mittelwerte und Standardabweichungen.

einem positiven Effekt der Intervention auf die Verstimmungsstörungen ausgegangen werden kann (Abbildung 29).

Auf der änderungs*in*sensitiven Skala der KASSL zeigt sich ebenfalls eine sehr signifikante Abnahme der Werte für beide Gruppen zusammen (Zeiteffekt, p<0,01**). Bei der Interventionsgruppe ist die Abnahme aber signifikant stärker als bei der Kontrollgruppe (Interaktionseffekt, p<0,05*), so dass auch hier von einem positiven Effekt der Intervention auf die entsprechende Symptombelastung ausgegangen werden kann (Abbildung 30).

Die Ergebnisse der übrigen Sub-Skalen des KASSL-Fragebogens, die keinen signifikanten Interaktionseffekt aufweisen, sind in der folgenden Tabelle 10 zusammengefasst, die Subskala „Soziale Kontaktstörungen" zeigt einen Trend zu einem Interaktionseffekt (p=0,081):

Tabelle 10: Ergebnisse der Sub-Skalen der KASSL ohne signifikante Interaktionseffekte, n ges.=44; Mittelwerte (in Klammern die Standardabweichung)

Sub-Skala des KASSL		Prä	Post
Soziale Kontaktstörungen	I:	3,23 (2,5)	1,73 (1,98)
	K:	2,24 (2,58)	1,86 (2,67)
			Zeiteffekt (p<0,01**) und Interaktionstrend (p=0,081)
Berufsschwierigkeiten	I:	2,23 (2,14)	1,64 (1,96)
	K:	1,86 (2,22)	1,90 (2,38)
Konzentrations- und Leistungsstörungen	I:	2,73 (2,19)	2,04 (1,96)
	K:	1,81 (1,83)	1,29 (1,52)
			Zeiteffekt (p<0,05*)
Änderungssensitive Skala	I:	3,14 (3,23)	2,09 (2,35)
	K:	2,29 (2,97)	1,86 (3,21)
			Zeiteffekt (p<0,05*)

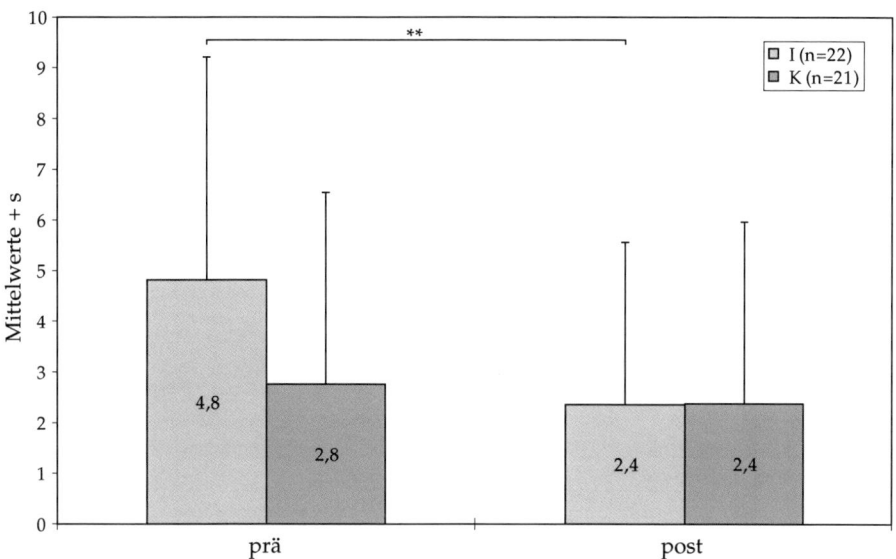

Abbildung 29: Sehr signifikanter Interaktionseffekt auf die Verstimmungsstörungen bei der Interventionsgruppe (I) gegenüber der Kontrollgruppe (K) im KASSL-Fragebogen (n ges.=43, p<0,01**); Mittelwerte und Standardabweichungen.

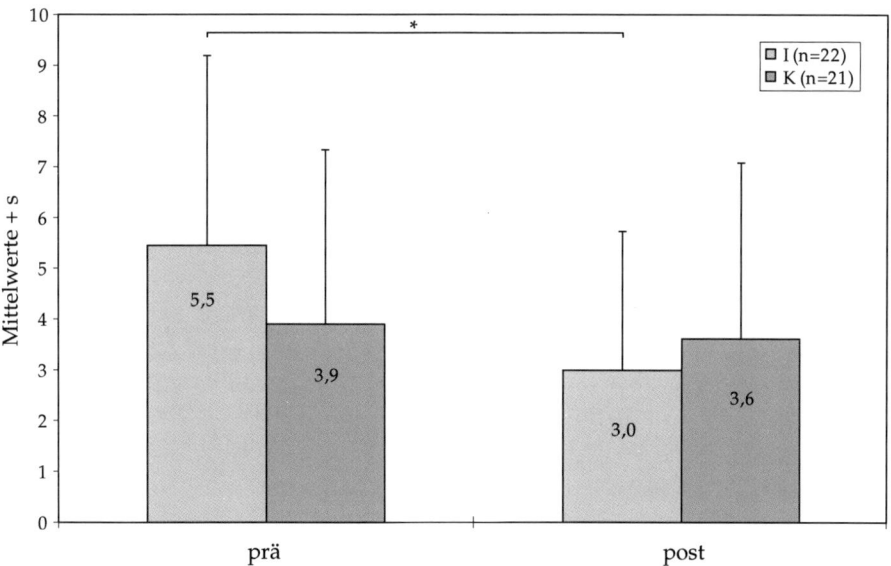

Abbildung 30: Signifikanter Interaktionseffekt auf die Werte der änderungsinsensitiven Skala bei der Interventionsgruppe (I) gegenüber der Kontrollgruppe (K) im KASSL-Fragebogen (n ges.=43, p<0,05*); Mittelwerte und Standardabweichungen.

b) Frankfurter Körperkonzeptskalen (FKKS)
Auf der Sub-Skala „Gesundheit und körperliches Befinden" (SGKB) verbessert die Interventionsgruppe ihre Werte signifikant gegenüber der Kontrollgruppe (Interaktionseffekt, p<0,05*). Es kann von einem positiven Effekt der Intervention auf Gesundheit und Körperbefinden ausgegangen werden (Abbildung 31).

Auf der Skala „Körperliche Beweglichkeit und Stärke" (SKEF) zeigt sich für beide Gruppen zusammen ein signifikanter Anstieg der Werte (Zeiteffekt, p<0,05*). Es zeigt sich aber kein signifikanter Interaktionseffekt. Eine Zusammenfassung der Ergebnisse der Sub-Skalen der FKKS ohne signifikante Interaktionseffekte zeigt die folgende Tabelle 11:

Tabelle 11: Ergebnisse der Sub-Skalen der FKKS ohne signifikante Interaktionseffekte, n ges.=44; Mittelwerte (in Klammern die Standardabweichung)

Sub-Skala der FKKS		Prä	Post
SKEF (Körperliche Beweglichkeit und Stärke)	I: K:	41,83 (6,04) 42,22 (7,41)	43,86 (6,14) 42,62 (7,68) Zeiteffekt (p<0,05*)
SSAK (Selbstakzeptanz des Körpers)	I: K:	25,26 (4,03) 26,23 (3,72)	27,05 (3,55) 25,64 (3,91)
SASE (Körperliche Erscheinung)	I: K:	68,65 (7,58) 68,11 (8,1)	69,18 (6,28) 66,71 (7,13)
SAKA (Aussehen und Wirkung)	I: K:	12,71 (2,99) 14,35 (3,17)	13,09 (2,56) 13,20 (3,18)

c) HADS-Fragebogen zu Angst und Depression
Auf der Skala „Angst" des HADS-Fragebogens zeigen beide Gruppen zusammen eine signifikante Abnahme der Werte (Zeiteffekt, p<0,05*). Die Werte der Interventionsgruppe nehmen gegenüber den Werten der Kontrollgruppe aber signifikant stärker ab (Interaktionseffekt, p<0,05*), so dass von einem positiven Effekt der Intervention auf das Angstniveau ausgegangen werden kann. Die Interventionsgruppe fällt nach der Intervention in die Kategorie „unauffällig" während sie bei der Prä-Messung noch die Kategorie „grenzwertig" erreichte (Abbildung 32).

Interventionsgruppe und Kontrollgruppe verbessern sich zusammen auf der Skala „Depression" sehr signifikant (Zeiteffekt, p<0,01**). Es zeigt sich aber kein signifikanter Interaktionseffekt.

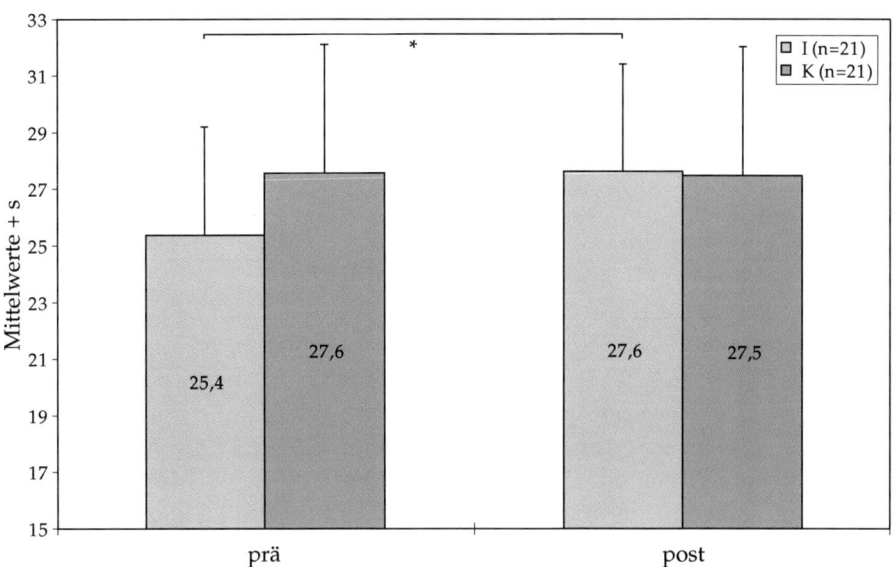

Abbildung 31: Signifikanter Interaktionseffekt auf die Verbesserung von Gesundheit und körperlichem Befinden bei der Interventionsgruppe (I) gegenüber der Kontrollgruppe (K) im FKKS-Fragebogen (n ges.=42, p<0,05*); Mittelwerte und Standardabweichungen.

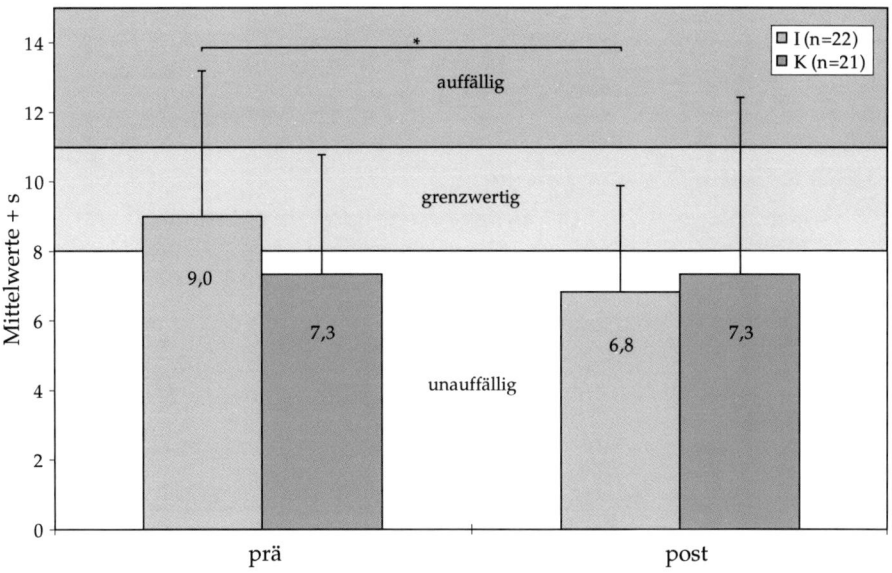

Abbildung 32: Signifikanter Interaktionseffekt auf die Werte für Angst bei der Interventionsgruppe (I) gegenüber der Kontrollgruppe (K) im HADS-Fragebogen (n ges.=43, p<0,05*); Mittelwerte und Standardabweichungen.

Tabelle 12: Ergebnisse der Skala „Depression" des HADS ohne signifikanten Interaktionseffekt, n ges.=44; Mittelwerte (in Klammern die Standardabweichung)

Sub-Skala des HADS		Prä	Post
Depression	I:	4,95 (4,25)	3,14 (2,51)
	K:	4,18 (3,27)	3,38 (4,47)
			Zeiteffekt (p<0,01**)

Beide Gruppen erreichen auf beiden Skalen in der Post-Messung Werte der Kategorie „unauffällig" bezüglich der Normbereiche.

d) STAI-Fragebogen zur Zustandsangst
Bei den Ergebnissen zur Zustandsangst zeigt sich weder ein signifikanter Zeiteffekt noch ein signifikanter Interaktionseffekt, jedoch jeweils ein Trend zu einer Abnahme der Werte. Es kann somit tendenziell von einem positiven Effekt der Intervention auf die Zustandsangst ausgegangen werden.

Tabelle 13: Ergebnisse des STAI-Fragebogens ohne signifikante Interaktions- und Zeiteffekte, n ges.=44; Mittelwerte (in Klammern die Standardabweichung)

STAI-state		Prä	Post
Zustandsangst	I:	41,14 (12,26)	35,18 (9,38)
	K:	38,72 (10,76)	38,64 (13,4)
			Zeittrend (p=0,078)
			Interaktionstrend (p=0,086)

e) Einzelitem 6 der HIL-Skala zu den Beschwerden beim Musizieren
Der in der Prä-Messung signifikant höhere Anteil an Beschwerden bei der Interventionsgruppe besteht in der Post-Messung nicht mehr. Die Beschwerden nehmen gegenüber der Kontrollgruppe sehr signifikant ab (Interaktionseffekt, p<0,01**), so dass von einem positiven Effekt der Intervention auf die Beschwerden ausgegangen werden kann (Abbildung 33).

4.3.4.2. Ergebnisse zu Hypothese 2 (Verbesserung beim Zurechtkommen mit der Arbeit als Musiker)

a) HIL-Skala zum Zurechtkommen mit der Arbeit als Musiker
Die Ergebnisse der HIL-Skala zeigen eine signifikante Verbesserung der Werte beider Gruppen zusammen von der Prä-Messung zur Post-Messung (Zeiteffekt, p<0,05*). Allerdings zeigt sich eine hoch signifikant

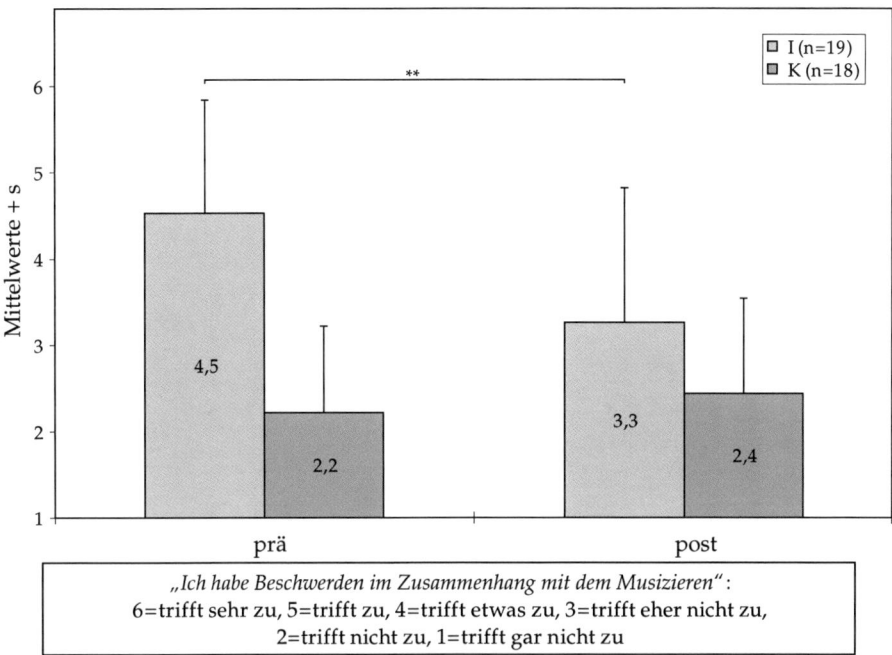

Abbildung 33: Sehr signifikanter Interaktionseffekt auf die Beschwerden bei der Interventionsgruppe (I) gegenüber der Kontrollgruppe (K) anhand des Einzelitems 6 der HIL-Skala (n ges.=37, p<0,01**); Mittelwerte und Standardabweichungen. Für die grafische Darstellung wurde eine Umpolung der Werte gegenüber dem Fragebogen vorgenommen.

stärkere Verbesserung der Werte bei der Interventionsgruppe gegenüber der Kontrollgruppe (p<0,001***), so dass von einem positiven Effekt der Intervention auf das Zurechtkommen mit der Arbeit als Musiker ausgegangen werden kann (Abbildung 34).

b) Einzelitem 4 der HIL-Skala zum Unsicherheitsgefühl in Bühnensituationen
Die Auswertung des Einzelitems 4 der HIL-Skala zum „Unsicherheitsgefühl in Bühnensituationen" ergibt bei der Interventionsgruppe eine signifikante Abnahme gegenüber der Kontrollgruppe (Interaktionseffekt, p<0,05*), so dass von einem positiven Effekt der Intervention auf das Unsicherheitsgefühl ausgegangen werden kann. Das bei der Prä-Messung noch signifikant größere Unsicherheitsgefühl der Interventionsgruppe besteht nicht mehr (Abbildung 35).

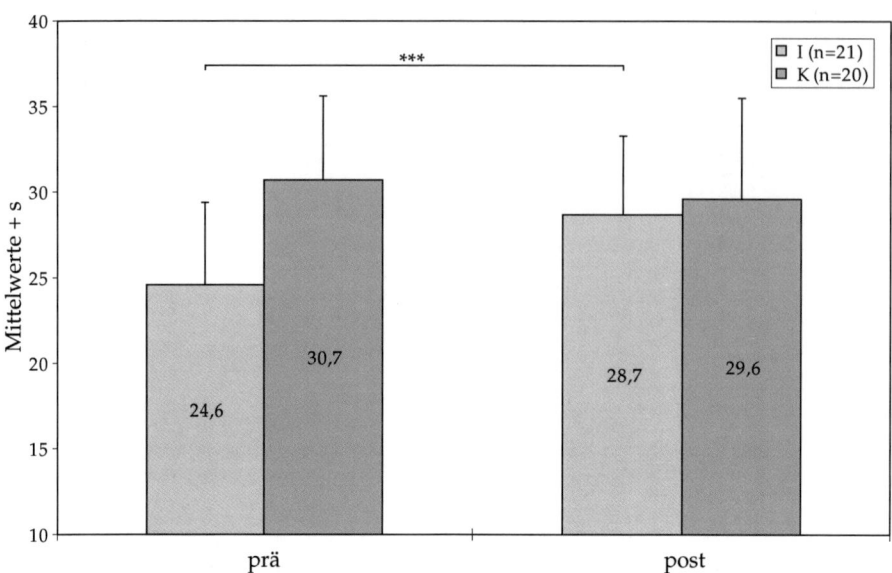

Abbildung 34: Hochsignifikanter Interaktionseffekt auf das Zurechtkommen mit der Arbeit als Musiker bei der Interventionsgruppe (I) gegenüber der Kontrollgruppe (K) auf der HIL-Skala (n ges.=41, p<0,001***); Mittelwerte und Standardabweichungen.

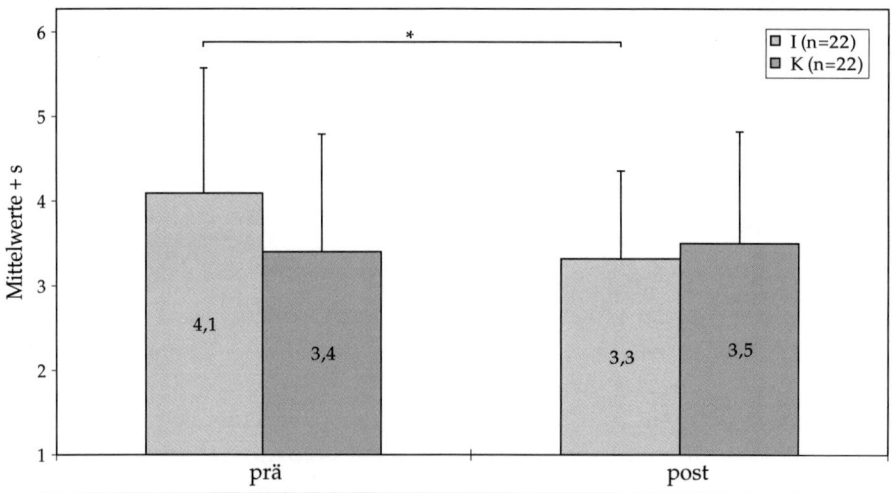

„Ich fühle mich in Bühnensituationen sicher":
1=trifft sehr zu, 2=trifft zu, 3=trifft etwas zu, 4=trifft eher nicht zu,
5=trifft nicht zu, 6=trifft gar nicht zu

Abbildung 35: Signifikanter Interaktionseffekt auf das Unsicherheitsgefühl in Bühnensituationen bei der Interventionsgruppe (I) gegenüber der Kontrollgruppe (K) anhand des Einzelitems 4 der HIL-Skala (n ges.=42, p<0,05*); Mittelwerte und Standardabweichungen. Auf Grund des Mittelwertes der Interventionsgruppe von anfangs über 4 (=trifft eher nicht zu) wird der Begriff „Unsicherheitsgefühl" statt „Sicherheitsgefühl" verwendet.

c) Musikerspezifischer Zusatzfragebogen zum Üben und Körperbefinden
Die Ergebnisse des Musikerspezifischen Zusatzfragebogens stellt die folgende Tabelle 14 zusammen:

Tabelle 14: Ergebnisse des Musikerspezifischen Zusatzfragebogens für Interventions (I)- und Kontrollgruppe (K), n ges.=44; Mittelwerte (in Klammern die Standardabweichung)

Einzelitem		Prä	Post
1=trifft sehr zu, 2=trifft zu, 3=trifft etwas zu			
1) Übezeit in Stunden pro Tag	I:	3,50 h (1,0)	3,66 h (1,25)
	K:	4,08 h (1,4)	3,92 h (1,28)
2) Übezeit ohne Instrument in Stunden pro Tag	I:	1,01 h (0,74)	1,04 h (1,06)
	K:	0,73 h (0,8)	0,80 h (0,93)
3) Lockerheit wesentlich?	I:	1,43 (0,66)	1,64 (0,85)
	K:	1,74 (0,96)	1,65 (0,67)
4) Zusammenhang Körperhaltung und seelisches Befinden?	I:	1,54 (0,67)	1,72 (0,93)
	K:	2,30 (1,13)	2,50 (1,47)
5) Körperbefinden für Zukunftschancen relevant?	I:	2,57 (0,95)	2,77 (1,02)
	K:	3,04 (1,15)	2,90 (1,21)

Die Ergebnisse der Einzelitems 1 und 2 zur Übezeit korrelieren bei beiden Gruppen in der Weise, dass diejenigen Teilnehmer, die zum Post-Zeitpunkt mehr üben, auch signifikant mehr ohne Instrument üben (n ges.=31, p<0,05*). Aus den handschriftlichen Zusätzen geht hervor, dass unter „Üben ohne Instrument" (auch ohne genaue Begriffsdefinition) im Wesentlichen das mentale Üben an einem Musikstück verstanden wird.

Die übrigen Ergebnisse des Musikerspezifischen Zusatzfragebogens zeigen keine signifikanten Veränderungen von der Prä-Messung zur Post-Messung.

4.3.4.3. Ergebnisse zu Hypothese 3 (Veränderung der Selbstaufmerksamkeit)

SAM-Fragebogen zur Selbstaufmerksamkeit
Bei der öffentlichen Selbstaufmerksamkeit zeigt die Interventionsgruppe eine stärkere Abnahme als die Kontrollgruppe, erreicht aber mit p=0,054 keinen signifikanten Interaktionseffekt. Bei der privaten Selbstaufmerksamkeit zeigen beide Gruppen zusammen eine sehr signifikante Abnahme (Zeiteffekt, p<0,01**). Die Interventionsgruppe zeigt aber keine signifikant stärkere Abnahme gegenüber der Kontrollgruppe. Es kann somit tendenziell eine Wirkung des Lehrangebotes auf

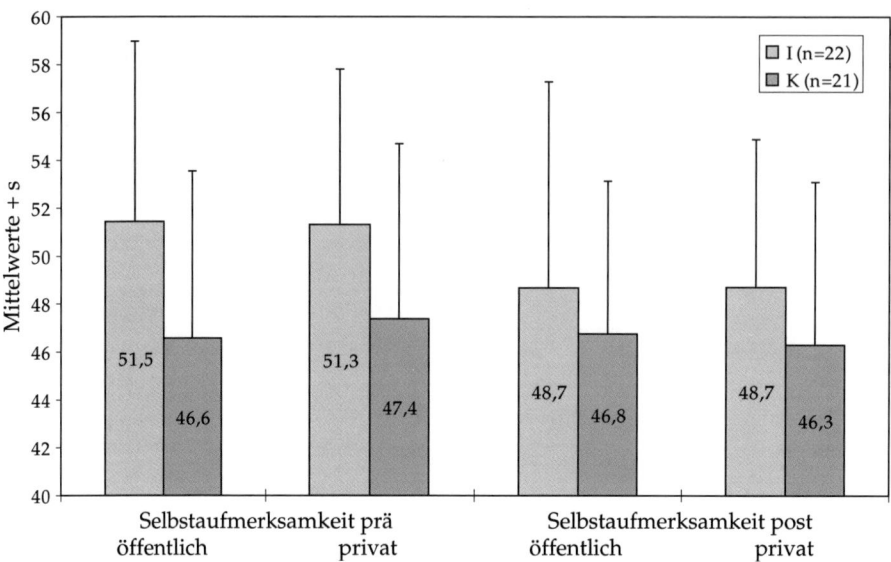

Abbildung 36: Trend zu einem Interaktionseffekt auf die öffentliche Selbstaufmerksamkeit bei der Interventionsgruppe (I) gegenüber der Kontrollgruppe (K) Zürich (n ges.=43, p=0,054) und ein Zeiteffekt auf die private Selbstaufmerksamkeit bei beiden Gruppen (p<0,01**); Mittelwerte und Standardabweichungen.

die öffentliche Selbstaufmerksamkeit im Sinne einer Abnahme derselben angenommen werden. Dagegen gibt es bei der privaten Selbstaufmerksamkeit keine Anhaltspunkte für einen Effekt der Intervention (Abbildung 36).

4.3.5. Evaluationsergebnisse zur Akzeptanz des Lehrangebotes und des Fachgebietes der Musikphysiologie und Musikermedizin (t_3)

a) Akzeptanz des Fachgebietes Musikphysiologie und Musikermedizin nach Abschluss der Intervention (Evaluationsfragebogen)

Die Fragen 20, 24 und 25 des Evaluationsfragebogens erfassen die Akzeptanz des Fachgebietes Musikphysiologie und Musikermedizin an der Musikhochschule Zürich. Frage 26 bezieht sich auf die Mitwirkung an der Studie. Diese vier Fragen wurden sowohl von der Interventionsgruppe als auch von der Kontrollgruppe beantwortet. Die folgende Abbildung 37 zeigt die Ergebnisse der genannten vier Einzelitems:

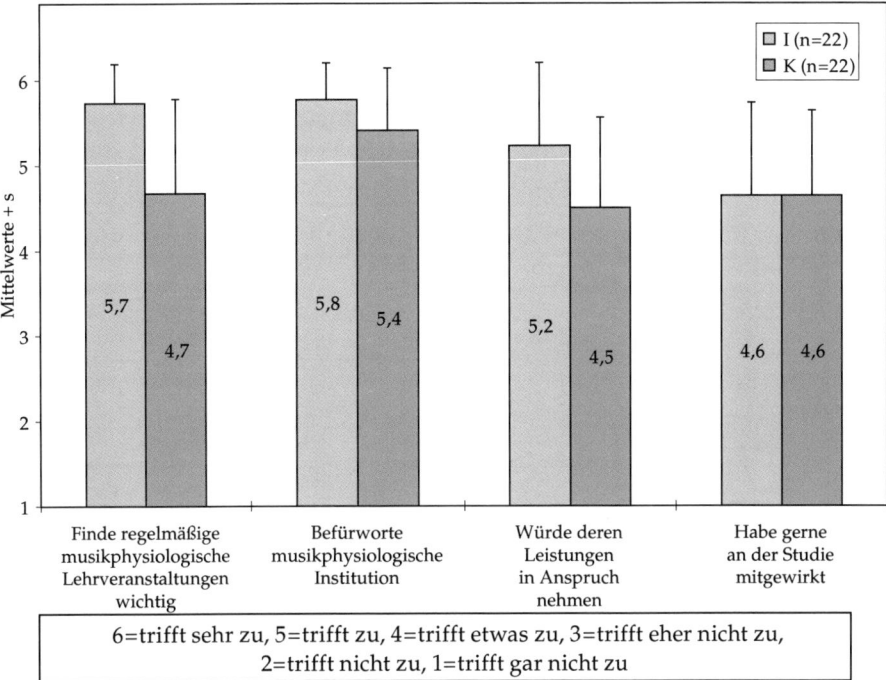

Abbildung 37: Akzeptanz des Fachgebietes Musikphysiologie und Musikermedizin an der Musikhochschule durch die Interventions (I)- und Kontrollgruppe (K) Zürich auf dem Evaluationsfragebogen (n ges.=44); Mittelwerte und Standardabweichungen. Für die grafische Darstellung wurde eine Umpolung der Werte gegenüber dem Fragebogen vorgenommen.

Es zeigt sich bei beiden Gruppen, bei der Interventionsgruppe noch deutlicher als bei der Kontrollgruppe, eine klare Zustimmung zu regelmäßigen Lehrveranstaltungen im Fach Musikphysiologie und Musikermedizin sowie zu einer entsprechenden Institution und deren Nutzung. Die Mitwirkung an der Studie wird vorsichtig positiv bewertet.

b) Einschätzungen der Teilnehmer bezüglich der Auswirkungen der Lehrveranstaltung auf verschiedene Aspekte des Musizierens und Bewertung der Seminarinhalte (nur Interventionsgruppe)
Die Ergebnisse der Fragen zu den Auswirkungen des Seminars fasst die folgende Tabelle 15 zusammen:

Tabelle 15: Einschätzung der Teilnehmer bezüglich der Auswirkungen der Lehrveranstaltung auf einzelne Aspekte des Musizieren

1=trifft sehr zu, 2=trifft zu, 3=trifft etwas zu, 4=trifft eher nicht zu, 5=trifft nicht zu, 6=trifft gar nicht zu

Einzelitem des Evaluationsfragebogens zur Auswirkung auf	Ergebnismittelwert der Interventionsgruppe (n=22)
1 Effektivität des Übens?	2,77 (min=1, max=4)
2 Bühnensicherheit?	2,57 (min=1, max=5)
3 Unterrichten als Lehrer?	2,37 (min=1, max=4)
4 Unterricht als Schüler?	3,05 (min=2, max=4)
5 Körperhaltung?	1,86 (min=1, max=3)
6 Stimmung?	2,64 (min=1, max=6)
7 Atmung?	2,77 (min=1, max=5)
8 Spieltechnik?	2,55 (min=1, max=4)
9 Ausdrucksfähigkeit?	2,68 (min=1, max=5)
10 Spielvorstellung?	2,55 (min=1, max=5)
11 Beschwerden?	3,10 (min=1, max=6)

In frei formulierten Zusätzen zu Item 11 des Evaluationsfragebogens wird die Abnahme folgender (nach abnehmender Häufigkeit sortierten) Beschwerden genannt: Schulterbeschwerden, allgemeine Verspannungen, Rücken- und Oberkörperbeschwerden, Armbeschwerden, Nackenbeschwerden, Lampenfieberbeschwerden und Fußbeschwerden.

Die Interventionsgruppe gibt insgesamt positive Auswirkungen der Lehrveranstaltung auf die verschiedenen Aspekte des Musizierens an. Besonders positiv werden die Auswirkungen auf die Haltung eingestuft, leicht positiv dagegen die Auswirkungen auf den eigenen Unterricht und die Beschwerden.

c) *Veränderungen bei der Zahl aktiver Maßnahmen zum Schutz vor den Belastungen durch das Musizieren*

Die folgende Tabelle 16 stellt die Daten bezüglich der Zahl aktiver Maßnahmen nach Abschluss der Lehrveranstaltung zusammen:

Tabelle 16: Veränderungen der Zahl aktiver präventiver Maßnahmen

Einzelitem 29 des Evaluationsfragebogens	Interventionsgruppe n=22	Kontrollgruppe n=22
Keine Veränderung bei der Zahl der Maßnahmen	6	14
Mehr Maßnahmen	10	7
Weniger Maßnahmen	6	1

Im Chi-Quadrat-Test zeigt sich, dass sich bei der Interventionsgruppe die Zahl präventiver Maßnahmen signifikant stärker verändert als bei der Kontrollgruppe ($p<0,05$*). Die Interventionsgruppe ändert die Zahl der präventiven Maßnahmen sowohl in Richtung Abnahme als auch in Richtung Zunahme deutlicher als die Kontrollgruppe. Es kann demnach von einem Effekt der Intervention auf die Zahl präventiver Maßnahmen ausgegangen werden.

d) *Bedeutung der Koordination bestimmter in der Lehrveranstaltung wichtiger Haltungsmuskeln für die Teilnehmer*

Die Angaben der Teilnehmer zur Bedeutung der Koordination bestimmter in der Lehrveranstaltung wichtiger Haltungsmuskeln stellt die folgende Tabelle 17 zusammen:

Tabelle 17: Bedeutung der Koordination bestimmter Haltungsmuskeln

1=trifft sehr zu, 2=trifft zu, 3=trifft etwas zu, 4=trifft eher nicht zu, 5=trifft nicht zu, 6=trifft gar nicht zu

Einzelitem des Evaluationsfragebogens	Ergebnismittelwert der Interventionsgruppe (n=22)
12 Im Kurs erlernte Zusammenarbeit wichtig?	1,74 (min=1, max=3)
13 Fuß- und Beinmuskeln dabei wichtig?	1,95 (min=1, max=3)
14 Beckenbodenmuskeln dabei wichtig?	1,55 (min=1, max=4)
15 Unterbauchmuskeln dabei wichtig?	1,73 (min=1, max=3)

Die Teilnehmer stufen die Bedeutung der im Kurs erlernten muskulären Koordination von Füßen, Beinen, Beckenboden und Unterbauch eindeutig als groß ein.

Im frei zu beantwortenden Item 16 des Evaluationsfragebogens wird zusätzlich die im Kurs erlernte Hand- und Fingermuskelkoordination als wichtig genannt.

e) Frei formulierte Zusätze zu nützlichen Übungen und Informationen der Lehrveranstaltung (Item 18 und 19 des Evaluationsfragebogens)
Die Interventionsgruppe nennt für sie besonders nützliche Übungen der Lehrveranstaltung in folgender (nach abnehmender Häufigkeit sortierten) Themenreihenfolge: Becken- und Unterbauch, Grundspannung und Reflexketten, Entspannung, Atmung, Rücken, Füße, Massagetechnik.

Besonders nützliche Informationen der Lehrveranstaltung werden in folgender (nach abnehmender Häufigkeit sortierten) Themenreihenfolge genannt: Haltung, Spannungsverteilung, Lehr- und Lernstile, Mentales Training, Hirnphysiologie, Kinetische Ketten, Anatomie.

f) Bewertung der Lehrveranstaltung und Umgang mit den erlernten Inhalten
Zum Umgang mit den vermittelten Inhalten und zur Bewertung der Lehrveranstaltung durch die Teilnehmer stellt die folgende Tabelle 18 die Ergebnisse zusammen:

Tabelle 18: Bewertung der Lehrveranstaltung und Umgang mit den erlernten Inhalten

1=trifft sehr zu, 2=trifft zu, 3=trifft etwas zu, 4=trifft eher nicht zu, 5=trifft nicht zu, 6=trifft gar nicht zu

Einzelitem des Evaluationsfragebogens	Ergebnismittelwert der Interventionsgruppe (n=22)
17 Fand Verknüpfung von Theorie und Praxis wichtig?	1,18 (min=1, max=2)
18a Habe die Übungen zu Hause durchgeführt?	3,00 (min=1, max=5) 1=täglich, 2=mehrmals pro Woche, 3=einmal pro Woche, 4=gelegentlich, 5=sehr selten, 6= gar nicht
21 Werde das Seminar weiterempfehlen?	1,32 (min=1, max=3)
22 War mit der Qualität zufrieden?	1,45 (min=1, max=4)
23 Wünsche Vertiefung?	1,67 (min=1, max=4)
27 Fand Zusammensein in der Gruppe wichtig?	3,23 (min=1, max=6)
28 Fand gemeinsamen Unterricht mit anderen Instrumentalisten anregend?	2,82 (min=1, max=6)

Es zeigt sich, dass die Teilnehmer mit der Qualität der Veranstaltung und mit der in ihr vorhandenen Verknüpfung von Theorie und Praxis eindeutig zufrieden waren. Die Teilnehmer wünschen sich eine weitere Vertiefung und signalisieren, dass sie die Veranstaltung weiterempfehlen werden. Leicht positiv wird das Zusammensein in der Gruppe und mit anderen Instrumentalisten im Rahmen des Seminars bewertet. Die häusliche Weiterarbeit an den erlernten Übungen fand in eingeschränktem Maße statt.

In frei formulierten Zusätzen zu Item 23 des Evaluationsfragebogens wird eine Vertiefung zu den meisten Themen gewünscht, insbesondere aber zur Optimierung der Unterrichtssprache, zum Üben, zur Vorspielsituation und zur besseren Spannungsverteilung.

4.3.6. Untersuchungsergebnisse zur Lehrveranstaltung Lahr

Nach einigen Vorbemerkungen zu den methodischen Unterschieden gegenüber der Zürcher Studie werden in diesem Abschnitt die wichtigsten Ergebnisse der Teilstudie Lahr zusammenfassend dargestellt.

4.3.6.1. Vorbemerkungen zur Teilstudie Lahr

Es wurde die Wirksamkeit eines 4-tägigen Blockseminars an der Musikschule Lahr (D) untersucht. Dieses stand unter dem Titel: „Fortbildungstage für angewandte Musikphysiologie – Neue Aspekte von Haltung, Atmung und Bewegungsgefühl beim Üben, Konzertieren und Unterrichten". Die Lehrveranstaltung war bundesweit für Berufsmusiker und Musiker in der Ausbildung ausgeschrieben und kostenpflichtig. Die Inhalte dieser Lehrveranstaltung stimmten mit denen des Zürcher Lehrangebotes überein. Aufgrund der anderen Zeitstruktur als Blockform wurde der theoretische Teil in etwas komprimierterer Form dargeboten. Bezüglich der Wirksamkeit des Lahrer Lehrangebotes wurden die selben Hypothesen wie für die Zürcher Lehrveranstaltung aufgestellt. Dementsprechend wurden auch die selben Fragebogeninstrumente eingesetzt. Die Untersuchung der Lahrer Lehrveranstaltung musste aufgrund der anderen Rahmenbedingungen ohne Kontrollgruppe durchgeführt werden. Zusätzlich zu den Messungen vor dem Lehrangebot (t_1) und am Ende des Lehrangebotes (t_2) wurden die Lahrer Teilnehmer auch 2 Monate nach Ende des Lehrangebotes (t_3) mittels der selben Fragebögen katamnestisch (d.h. in einer Befragung einige Zeit nach der Lehrveranstaltung) untersucht. Die Fragebögen waren codiert und wurden nach der katamnestischen Untersuchung ohne Absenderangabe zurückgeschickt.

4.3.6.2. Stichprobenbeschreibung (t_1)

In der folgenden Tabelle 19 sind für die Lahrer Teilnehmer die Ergebnisse des Epidemiologischen Fragebogens zusammenfassend dargestellt:

Tabelle 19: Stichprobenbeschreibung der Teilnehmergruppe Lahr (n=22)

Variable	Ergebnis
Geschlecht	86,4% w (n=19)/13,6% m (n=3)
Durchschnittsalter	33,05 Jahre min=16, max=53
Familienstand (n=21)	47,6% (n=10) verheiratet oder in fester Partnerschaft lebend, 47,6% (n=10) ohne feste Partnerschaft/allein lebend, 4,8% (n=1) geschieden
Berufliche Tätigkeit	50% Berufsmusiker (n=11) 31,5% Studenten (n=7) 13,5% bereits berufstätige Studenten (n=3) 4,5% Schüler (n=1)
Hauptinstrument	Hohe Streicher 5 Tiefe Streicher 3 Tasteninstrumente 4 Gesang 1 Holzbläser 8 Akkordeon 1
Derzeitige Beschwerden beim Musizieren? (n=22)	ja 63,6% (n=14) nein 36,4% (n=8)
Beschwerdeart (n=14)	körperlich 64,3% (n=9) seelisch 7,1% (n=1) körperlich und seelisch 28,6% (n=4)
Beschwerdedauer (n=13)	Tage 0% Wochen 7,1% (n=1) Monate 0% 1 Jahr 15,4% (n=2) mehrere Jahre 76,9% (n=10)

Einschränkungen beim Spielen (n=14)	Spielen nicht möglich 0% versuche dennoch zu spielen 0% Spielen stark eingeschränkt 7,1% (n=1) Spielen leicht eingeschränkt 64,3% (n=9) Spielen nicht eingeschränkt 28,6% (n=4)
Frühere Beschwerden (n=22)	ja 81,8% (n=18) davon: körperlich 77,8% (n=14) seelisch 0% körperlich und seelisch 22,2% (n=4)
Medikamentengebrauch (n=22)	Schmerzmittel 18,6% (n=4) Beruhigungsmittel 0% Beta-Blocker 0% Andere Psychopharmaka 4,5% (n=1) Alkohol 0%
Aktive präventive Maßnahmen (n=22)	ja 72,7% (n=16) davon (Mehrfachnennung möglich): Körpermethoden 87,5% (n=14) Allgem. Körpertraining 62,5% (n=10) Entspannung 6,3% (n=1) Psychohygiene 6,3% (n=1)

Frei formulierte Zusätze zu berufsbezogen Beschwerden
(Item 6 der HIL-Skala)
Die Teilnehmergruppe Lahr nennt in handschriftlichen Zusätzen zu Item 6 der HIL-Skala ihre Beschwerden in der folgenden (nach abnehmender Häufigkeit sortierten) Reihenfolge: Schulter- und Armbeschwerden, Verspannungen/Verkrampfungen, Rückenbeschwerden, Lampenfieberprobleme, Hand- und Fingerbeschwerden, Zittern, Kopfschmerzen, Konzentrationsprobleme, Blockadegefühl, fokale Dystonie.

4.3.6.3. Ergebnisse der verwendeten Skalen im Verlauf (t_1, t_2 und t_3)

In Abbildung 38 sind für die Teilnehmergruppe Lahr die Ergebnisse der Frankfurter Körperkonzeptskalen (FKKS) in ihrem Verlauf dargestellt:

Bezüglich der Normkategorien fällt die Teilnehmergruppe auf den verwendeten Frankfurter Körperkonzeptskalen prä und post in die Kategorie „positiv", lediglich auf der Skala „Aussehen und Wirkung auf andere" in die Kategorie „neutral".

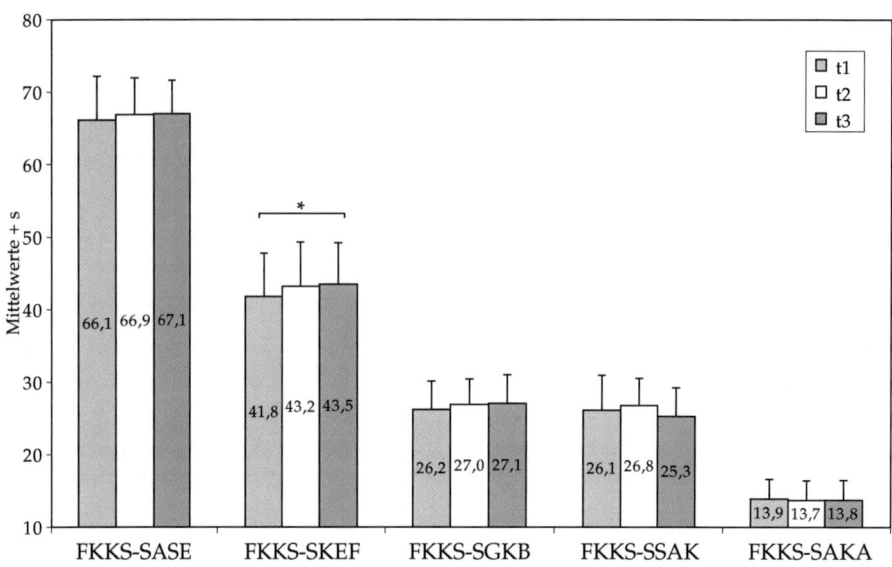

SGKB = FKKS- Subskala Gesundheit und körperliches Befinden
SKEF = FKKS- Subskala Körperliche Beweglichkeit und Stärke
SSAK = FKKS- Subskala Selbstakzeptanz des Körpers
SASE = FKKS- Subskala Körperliche Erscheinung
SAKA = FKKS- Subskala Aussehen und Wirkung

Abbildung 38: Verlauf der Mittelwerte und Standardabweichungen der Frankfurter Körperkonzeptskalen für die Teilnehmergruppe Lahr (n=22, p<0,05* für SKEF von t_1 nach t_3).

Abbildung 39 stellt für die Teilnehmergruppe Lahr die Ergebnisse der HIL-Skala zum Zurechtkommen mit der Arbeit in ihrem Verlauf zusammen.

Abbildung 40 zeigt für die Teilnehmergruppe Lahr die Ergebnisse des Fragebogens zur dispositionalen Selbstaufmerksamkeit (SAM).

In Abbildung 41 sind für die Teilnehmergruppe Lahr die Ergebnisse des HADS-Fragebogens zu Angst und Depression sowie des STAI-Fragebogens zur Zustandsangst dargestellt.

In Abbildung 42 sind die Ergebnisse des KASSL-Fragebogens für die Teilnehmergruppe Lahr in ihrem Verlauf dargestellt.

Im KASSL-, STAI- und HADS-Fragebogen werden prä und post unauffällige Werte und im SAM-Fragebogen durchschnittliche Werte gegenüber den Vergleichsstichproben erreicht. Die Werte der Vergleichs- bzw. Normstichproben sind im Abschnitt 4.3.2. dargestellt.

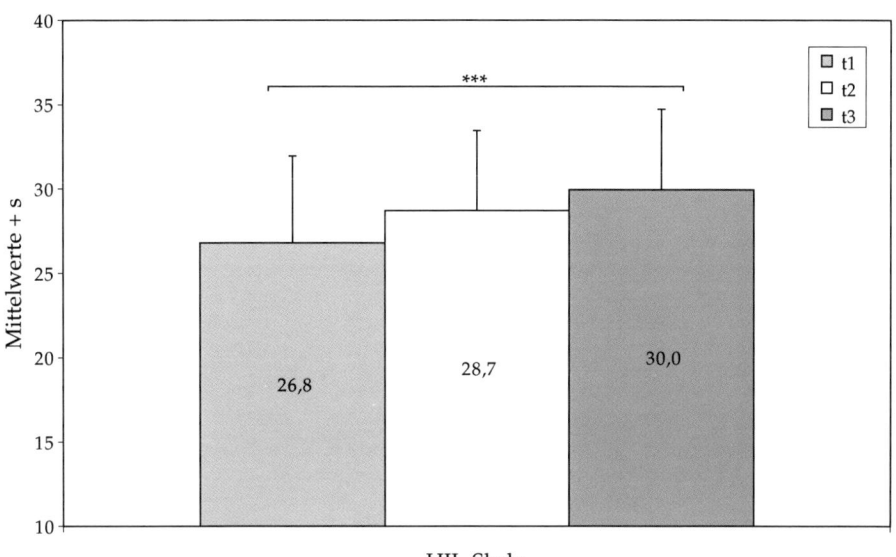

*Abbildung 39: Verlauf der Mittelwerte und Standardabweichungen für das Zurechtkommen mit der Arbeit als Musiker (HIL-Skala) bei der Teilnehmergruppe Lahr (n=22, p<0,001*** von t_1 nach t_3).*

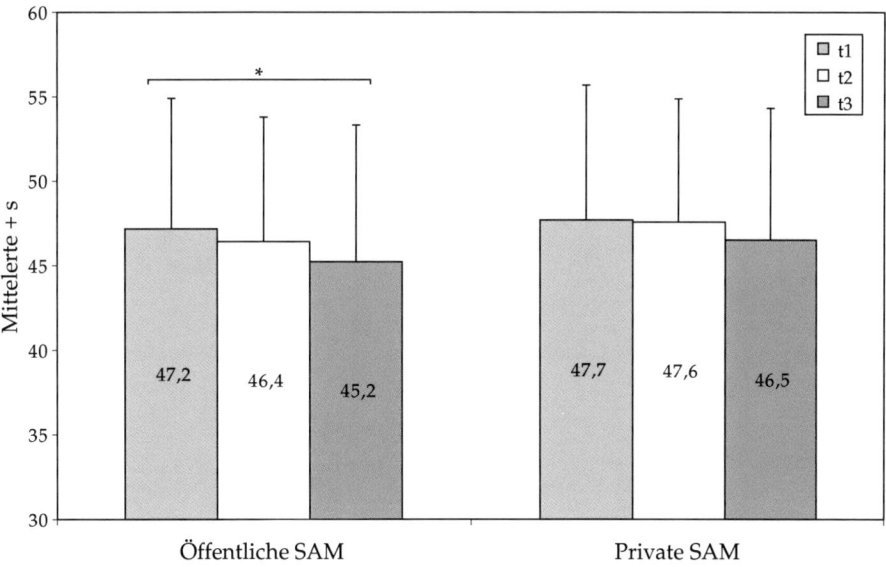

Abbildung 40: Verlauf der Mittelwerte für die öffentliche und private Selbstaufmerksamkeit (SAM-Fragebogen) bei der Teilnehmergruppe Lahr (n=22, p<0,05* für die öffentliche SAM von t_1 nach t_3).

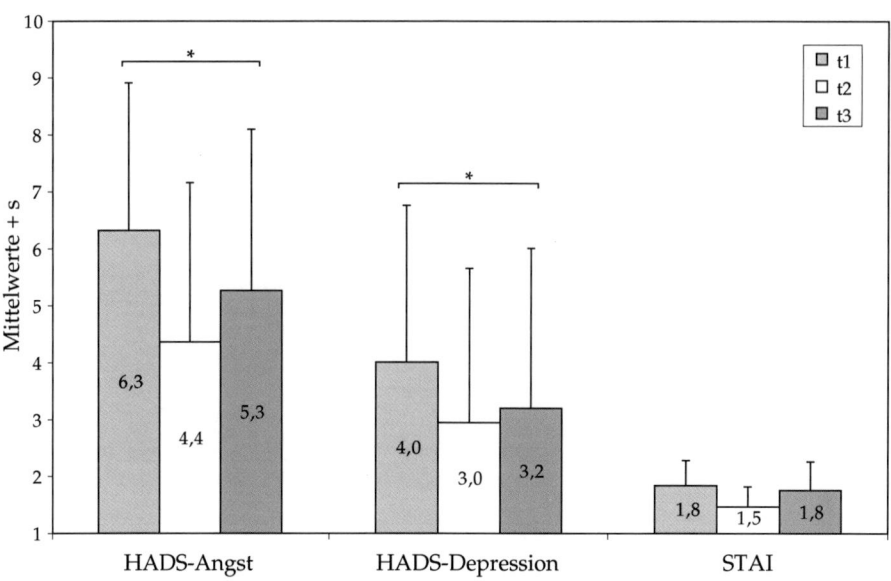

Abbildung 41: Verlauf der Mittelwerte und Standardabweichungen für Angst und Depression (HADS-Fragebogen) sowie für Zustandsangst (STAI-Fragebogen) bei der Teilnehmergruppe Lahr (n=22, p<0,05* für Angst und Depression von t_1 nach t_3).

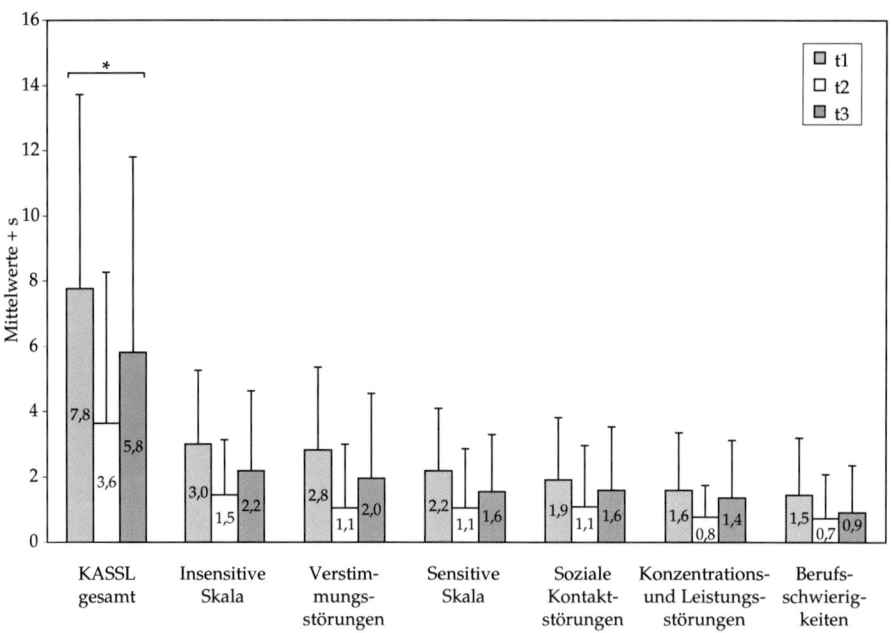

Abbildung 42: Verlauf der Mittelwerte und Standardabweichungen auf den Skalen des KASSL-Fragebogens bei der Teilnehmergruppe Lahr (n=22, p<0,05* für KASSL-gesamt von t_1 nach t_3).

4.3.6.4. Zusammenfassung der Ergebnisse der katamnestischen Untersuchung (t_3)

Die folgende Tabelle 20 fasst die Ergebnisse der katanmestischen Untersuchung (im Vergleich zur Anfangsmessung mittels t-Tests) zusammen:

Tabelle 20: Signifikante Veränderungen bei der Teilnehmergruppe Lahr (n=22) im Vergleich der Mittelwerte von t_1 und t_3 mittels t-Tests (in Klammern die Standardabweichung)

Zielkriterium	Prä-Messung (t_1)	Katamnestische Messung (t_3)
KASSL gesamte Symptombelastung (n=22)	7,77 (5,96)	5,81 (5,98) signifikante Abnahme ($p<0,05*$)
HADS, Subskala Angst (n=22)	6,31 (2,59)	5,27 (2,83) signifikante Abnahme ($p<0,05*$)
HADS, Subskala Depression (n=22)	4,00 (2,75)	3,20 (2,80) signifikante Abnahme ($p<0,05*$)
HIL-Skala, Gelingen der Arbeit als Musiker (n=22)	26,80 (5,16)	29,95 (4,78) hoch signifikante Zunahme ($p<0,001***$)
SAM-Fragebogen, Subskala öffentliche Selbstaufmerksamkeit (n=22)	47,19 (7,72)	45,23 (8,09) signifikante Abnahme ($p<0,05*$)
FKKS, Subskala körperliche Beweglichkeit und Stärke (körperliche Effizienz, SKEF) (n=21)	41,86 (5,96)	43,67 (5,81) signifikante Zunahme ($p<0,05*$)
HIL-Skala Unsicherheit in Bühnensituationen, Einzelitem 4 (n=22)	3,41 (1,33)	2,91 (1,27) sehr signifikante Abnahme ($p<0,01**$)
Zusatzfragebogen Zusammenhang von Körperhaltung und seelischem Befinden, Einzelitem 4 (n=22)	4,63 (2,54)	3,91 (1,63) signifikante Abnahme ($p<0,05*$)

4.3.6.5. Bewertung des Lehrangebotes durch die Teilnehmergruppe Lahr (t_3)

Die Einschätzung der Auswirkungen des Seminars durch die Teilnehmergruppe Lahr im Evaluationsfragebogen fasst die folgende Tabelle 21 zusammen:

Tabelle 21: Einschätzung der Teilnehmer bezüglich der Auswirkungen des Kurses auf einzelne Aspekte des Musizierens t_3

1=trifft sehr zu, 2=trifft zu, 3=trifft etwas zu, 4=trifft eher nicht zu, 5=trifft nicht zu, 6=trifft gar nicht zu

Einzelitem des Evaluationsfragebogens zur Auswirkung auf	Ergebnis der Teilnehmergruppe Lahr (n=22)
1 Effektivität des Übens?	2,05 (min=1, max=5)
2 Bühnensicherheit?	2,50 (min=1, max=5)
3 Unterrichten als Lehrer?	2,14 (min=1, max=5)
4 Unterricht als Schüler?	2,69 (min=1, max=5)
5 Körperhaltung?	2,36 (min=1, max=5)
6 Stimmung?	2,82 (min=1, max=5)
7 Atmung?	2,41 (min=1, max=5)
8 Spieltechnik?	2,27 (min=1, max=5)
9 Ausdrucksfähigkeit?	2,50 (min=1, max=5)
10 Spielvorstellung?	2,41 (min=1, max=5)
11 Beschwerden?	3,00 (min=1, max=5)

In frei formulierten Zusätzen zu Item 11 des Evaluationsfragebogens wird die Abnahme folgender (nach abnehmender Häufigkeit sortierter) Beschwerden genannt: Schulterbeschwerden, Rückenbeschwerden, Hand- und Fingerbeschwerden, Koordinationsprobleme (fokale Hand-Dystonie).

Die folgende Tabelle 22 stellt die Daten bezüglich der Zahl aktiver Maßnahmen nach Abschluss des Lehrangebotes zusammen:

Tabelle 22: Veränderungen der Zahl aktiver präventiver Maßnahmen

Einzelitem 29 des Evaluationsfragebogens	Ergebnis der Teilnehmergruppe Lahr (n=22)
Keine Veränderung bei der Zahl der Maßnahmen	11
Mehr Maßnahmen	4
Weniger Maßnahmen	7

Die Angaben der Teilnehmer zur Bedeutung der Koordination bestimmter im Kurs wichtiger Haltungsmuskeln stellt die folgende Tabelle 23 zusammen:

Tabelle 23: Bedeutung der Koordination bestimmter Haltungsmuskeln
1=trifft sehr zu, 2=trifft zu, 3=trifft etwas zu, 4=trifft eher nicht zu, 5=trifft nicht zu, 6=trifft gar nicht zu

Einzelitem des Evaluationsfragebogens	Ergebnismittelwert der Teilnehmergruppe Lahr (n=22)
12 Im Kurs erlernte Zusammenarbeit wichtig?	1,57 (min=1, max=3)
13 Fuß- und Beinmuskeln dabei wichtig?	1,90 (min=1, max=3)
14 Beckenbodenmuskeln dabei wichtig?	2,18 (min=1, max=4)
15 Unterbauchmuskeln dabei wichtig?	1,82 (min=1, max=4)

Im frei zu beantwortende Item 16 des Evaluationsfragebogens wird zusätzlich die im Kurs erlernte Rückenmuskelkoordination als wichtig genannt.

In frei formulierten Zusätzen zu den Übungen und Informationen der Lehrveranstaltung (Item 18 und 19 des Evaluationsfragebogens) nennt die Teilnehmergruppe Lahr für sie besonders nützliche Übungen der Lehrveranstaltung in folgender (nach abnehmender Häufigkeit sortierter) Themenreihenfolge: Grundspannung und Reflexketten, Füße, Becken- und Unterbauch, Rücken, Schultern, Arme, Atmung, Massagetechnik.

Besonders nützliche Informationen der Lehrveranstaltung werden in folgender (nach abnehmender Häufigkeit sortierter) Themenreihenfolge genannt: Haltungs- und Stützfunktionen, Reflexe, Feinmotorik, Anatomie, Lehr- und Lernstile.

Zum Umgang mit den vermittelten Inhalten und zur Bewertung des Seminars durch die Teilnehmergruppe Lahr stellt die folgende Tabelle 24 die Ergebnisse zusammen:

Tabelle 24: Bewertung des Seminars und Umgang mit den erlernten Inhalten (ohne Items 20, 24 und 25)

1=trifft sehr zu, 2=trifft zu, 3=trifft etwas zu, 4=trifft eher nicht zu, 5=trifft nicht zu, 6=trifft gar nicht zu

Einzelitem des Evaluationsfragebogens		Ergebnismittelwert der Teilnehmergruppe Lahr (n=22)
17	Fand Verknüpfung von Theorie und Praxis wichtig?	1,45 (min=1, max=3)
18a	Habe die Übungen zu Hause durchgeführt?	3,05 (min=1, max=5) 1=täglich, 2=mehrmals pro Woche, 3=einmal pro Woche, 4=gelegentlich, 5=sehr selten, 6= gar nicht
21	Werde das Seminar weiterempfehlen?	1,36 (min=1, max=3)
22	War mit der Qualität zufrieden?	1,36 (min=1, max=3)
23	Wünsche Vertiefung?	1,71 (min=1, max=4)
26	Habe gerne an der Studie mitgewirkt?	2,41 (min=1, max=6)
27	Fand Zusammensein in der Gruppe wichtig?	3,11 (min=1, max=6)
28	Fand gemeinsamen Unterricht mit anderen Instrumentalisten anregend?	2,45 (min=1, max=5)

In frei formulierten Zusätzen zu Item 23 des Evaluationsfragebogens wird eine Vertiefung zu den Themen der instrumentalspezifischen Anwendung der Kursinhalte und zur Optimierung der Spannungsverteilung gewünscht.

4.4. Diskussion

4.4.1. Zur Stichprobenbeschreibung und zum Prä-Vergleich

Wie zu erwarten, besuchen Studenten mit Beschwerden eher eine musikphysiologische bzw. musikermedizinische Lehrveranstaltung als Studenten ohne Beschwerden. Dies entspricht den Ergebnissen der Studie zum Bedarf an musikermedizinischen Leistungen von Reinhardt (1998), nach denen Beschwerden die Hauptmotivation für die Teilnahme an einem freiwilligen musikermedizinischen Lehrangebot darstellen.

Die Geschlechtsverteilung von ca. zwei Drittel Frauen gegenüber einem Drittel Männern scheint einerseits das von Kursleitern häufig registrierte größere Interesse von Frauen an Fortbildung und Selbsterfahrung widerzuspiegeln. Andererseits könnte der Sachverhalt eine Rolle spielen, dass Frauen nach einigen der Studien häufiger von Beschwerden im Zusammenhang mit dem Musizieren betroffen sind (Fishbein et al., 1988; Zetterberg et al., 1998; Pak et al., 2001) und aus diesem Grund auch in größerer Zahl zu einer solchen Lehrveranstaltung kommen.

Die Teilnehmer an der Lehrveranstaltung geben gegenüber der Kontrollgruppe stärkere Beschwerden an, die zudem schon seit Monaten oder Jahren bestehen. Außerdem wenden sie deutlich mehr aktive präventive Maßnahmen als die Kontrollgruppe an. Dies zeigt, dass sich die Wünsche nach Prävention und Therapie vermischen (vgl. Abschnitt 1.3.). Es ist demnach davon auszugehen, dass bei der Motivation zur Teilnahme an der Lehrveranstaltung auch Behandlungswünsche eine Rolle spielen. Inwiefern die von den Teilnehmern angegebenen präventiven Maßnahmen auch bereits therapeutischen Charakter hatten, lässt sich nur vermuten. Der Wunsch nach Primärprävention bei beschwerdefreien Teilnehmern und der Wunsch nach Sekundärprävention als Mittel zur Verhinderung weiter gehender Störungen bei von Beschwerden betroffenen Teilnehmern am Lehrangebot sind wohl gleichermaßen vertreten. Es erscheint außerdem schwer, eine Grenze zwischen Sekundärprävention und Therapie zu ziehen, da die Einschränkungen beim Musizieren von den Betroffenen überwiegend als leicht angegeben werden und daher nicht unbedingt als klar therapiewürdig gelten können. Die Tatsache, dass die Teilnehmer größtenteils schon aktive präventive Maßnahmen ergriffen haben und dennoch an Beschwerden leiden, lässt auch die Frage zu, ob die ergriffenen präventiven Maßnahmen angemessen und wirksam genug waren. Die Komplexität (vgl. Möller, 1997) und Gleichzeitigkeit (Fishbein et al., 1988) musikerspezifischer Probleme erlaubt Zweifel an der Wirksamkeit gängiger präventiver Maßnahmen, zumal fundierte musikerspezifische Präventionsprogramme noch kaum verbreitet sind (vgl. Abschnitt 1.3.). Um eine früh einsetzende Primärprävention im Musikstudium zu erreichen, scheint es nach dem Gesagten notwendig zu sein, präventive Lehrveranstaltungen im Grundstudium obligatorisch zu machen. Die bereits erwähnte Zeitschrift Musikphysiologie und Musikermedizin brachte 2001 ein Curriculum Musikphysiologie für deutschsprachige Musikhochschulen.

Aufgrund des höheren Anteils an Beschwerden in der Interventionsgruppe ist der stärkere Zusammenhang zwischen Körperhaltung und seelischem Befinden verständlich. Ausgehend von sich hauptsächlich am Bewegungsapparat manifestierenden Beschwerdebildern ist die Körperhaltung als zentral für das Wohlbefinden insgesamt einzustufen. Die in der Studie von Seidel et al. (1999) prozentual am häufigsten gefundenen Problemfelder der berufsbezogenen Ängste einerseits und der Beschwerden des Bewegungsapparats andererseits lassen sich wohl am ehesten als miteinander zusammenhängend auffassen (Klashorst, 1991; Hildebrandt, 1995; Salmon et al., 1995; Möller, 1997). Ein Zusammenhang zwischen der Körperhaltung, Spielbewegungen und seelischem Befinden ist durch den resultierenden Erfolg oder Misserfolg beim Musizieren als eine alltägliche Erfahrung bei Musikern anzunehmen. Zu Beginn der Lehrveranstaltung fällt die Teilnehmergruppe bezüglich der Angst in die Kategorie „grenzwertig". Angesichts der Beeinträchtigungen durch die Beschwerden im täglichen Leben als Musiker ist ein solches Ergebnis nicht verwunderlich. Eine Beeinträchtigung in dem zentralen Gebiet der beruflichen Leistungsfähigkeit ist ohne reaktive Angstgefühle kaum vorstellbar. Im Zuge der positiven Veränderungen im Untersuchungszeitraum, auch bezüglich des Zurechtkommens mit der Arbeit als Musiker (vgl. Abschnitt 4.3.4.2.), normalisieren sich diese Angstgefühle.

Die in der Teilnehmergruppe von Beschwerden betroffenen Personen geben eher körperliche Beschwerden an, die betroffenen Personen der Kontrollgruppe eher seelische Beschwerden. Bei der Teilnehmergruppe liegen die Beschwerden schon Monate und Jahre vor, bei der Kontrollgruppe größtenteils schon mehrere Jahre. Diese Tatsache, dass bei der Kontrollgruppe eher seelische und schon Jahre anhaltende Beschwerden bestehen, könnte dazu geführt haben, dass diese Personen sich eine positive Einflussnahme auf die Beschwerden durch ein derartiges Lehrangebot kaum vorstellen können und deshalb nicht teilnehmen. Seelische Beschwerden könnten bei diesen Personen als „Privatsache", als „nicht salonfähig" und deshalb nicht als sinnvolles Thema praktischer Übungen in einer Gruppe angesehen werden (vgl. Spahn et al., 2002a). Außerdem könnten seelische Probleme im Gegensatz zu körperlichen Problemen nach einer langen Zeit des Bestehens als nicht mehr beeinflussbar gelten oder als Tatsache, mit der man alleine zurechtkommen bzw. mit der man sich abfinden muss. Verständlicherweise ist es schwierig, angesichts des hohen Leistungsdrucks unter Musikern Beschwerden einzugestehen, die u.U. die Leistungsfähigkeit schmälern könnten. Womöglich sind die Schamgefühle bei vorwiegend seelischen Problemen noch größer als bei vorwiegend körperlichen Problemen.

Für Musiker mit Spielproblemen, die eine Lösung auch über eine derartige Lehrveranstaltung suchen, ist die Verunsicherung bezüglich der beruflichen Leistungsfähigkeit verständlich. Dazu passt neben dem schlechteren Zurechtkommen im Beruf insgesamt (vgl. Abschnitt 4.3.3.2.) die größere Unsicherheit in Bühnensituationen bei der von Beschwerden häufiger betroffenen Teilnehmergruppe.

Spielprobleme haben den Charakter des Öffentlichen, da jedes Vorspiel, Zusammenspiel oder bereits die Unterrichtssituation die Spielqualität und deren mögliche Beeinträchtigungen für die Umwelt sichtbar machen. Insofern ist die signifikant größere öffentliche Selbstaufmerksamkeit bei der Teilnehmergruppe gegenüber der Kontrollgruppe keine Überraschung. Die öffentliche Selbstaufmerksamkeit beinhaltet insbesondere auch die stärkere Sensitivität gegenüber den Einschätzungen und Reaktionen der Umwelt (Fenigstein, 1979; Miller et al., 1982). Die tendentiell höhere private Selbstaufmerksamkeit der Teilnehmergruppe kann im Sinne der Sensibilisierung für die eigene Person ebenfalls als Folge des Betroffenseins von Beschwerden verstanden werden (Filipp et al., 1989). Es kann in diesem Zusammenhang angenommen werden, dass eine hohe private Selbstaufmerksamkeit auch eine höhere Sensibilität gegenüber den Anzeichen von Überlastung und Krankheit ermöglicht (Mullen et al., 1982; Suls et al., 1985). Bezüglich der Vergleiche mit Normstichproben liegen sowohl die öffentliche als auch die private Selbstaufmerksamkeit der Teilnehmergruppe im oberen durchschnittlichen Bereich. Die untersuchten Studenten sowohl der Teilnehmergruppe als auch der Kontrollgruppe unterscheiden sich nur unerheblich von Studenten der Psychologie- und Lehramtsstudiengänge. Dieses Ergebnis deckt sich mit den Ergebnissen der Untersuchung von Spahn (2002a), bei der sich 197 Musikstudenten der Freiburger Musikhochschule in der öffentlichen und privaten Selbstaufmerksamkeit nicht von den Studenten der Vergleichsstichprobe unterschieden. Für chronische Krankheiten zu erwartende überdurchschnittliche Werte (Filipp et al., 1989) wurden auch hier nicht erreicht.

Aus den Ergebnissen des Prä-Vergleichs lässt sich insgesamt gesehen schließen, dass die Kontroll- oder Wartegruppe zwar einerseits für die Identifizierung von Zeiteffekten geeignet ist, andererseits aber aufgrund der anfangs signifikanten Unterschiede bezüglich der Beschwerden und des beruflichen Zurechtkommens zu unterschiedlich für eine echte Kontrollgruppe ist. Insofern müsste angesichts der signifikanten Veränderungen bei der Interventionsgruppe am ehesten von Normalisierungseffekten gesprochen werden. Aussagen über Therapieeffekte im engeren Sinne würden ein aufwendigeres randomerisiertes Studiendesign verlangen.

4.4.2. Zu Hypothese 1 (Verbesserung von Gesundheit und Wohlbefinden)

Die Lehrveranstaltung bewirkt eine Verbesserung der Gesundheit und des Wohlbefindens bei den teilnehmenden Musikstudenten. Ein wesentliches Ziel der Veranstaltung konnte somit nachgewiesen und die Hypothese 1 bestätigt werden.

Interessant erscheint, dass die Abnahme der Beschwerden bei der Teilnehmergruppe sowohl den körperlichen als auch den psychischen Bereich betrifft, wie die Ergebnisse der unterschiedlichen verwendeten Fragebogeninstrumente zeigen. Eine Verbesserung von Gesundheit und Wohlbefinden zeigte sich sowohl in einem therapeutischen Effekt des Lehrangebotes im Sinne einer Besserung von vorher bestehenden Beschwerden und bezüglich des Körpergefühls als auch bei psychischen Parametern, wie der gesamten psychischen Symptombelastung, den Verstimmungsstörungen und der Angstgefühle.

Die Verbesserung von Gesundheit und körperlichem Befinden insbesondere in Bezug auf das Musizieren war ein wesentliches Ziel des Lehrangebotes im Sinne von Spielfähigkeit und Spielbereitschaft bzw. „Disposition" (Klashorst, 1991; Stockmann, 1994; Löscher, 1995; Hildebrandt, 1996). Interessant erscheint in diesem Zusammenhang, dass sich diese verbesserte Disposition als musikerspezifisches Kriterium auch auf einer nicht musikerspezifischen Skala zu Gesundheit und Wohlbefinden (Subskala SGKB der Franfurter Körperkonzeptskalen FKKS) abbildet. Es scheint so zu sein, dass die berufliche Kompetenz und Handlungsfähigkeit, die sich in einer berufsspezifischen Disposition äußert, einen entscheidenden Faktor für die Gesundheit der Musiker darstellt. Diese Auffassung würde sich mit den Erkenntnissen von Pascarelli (1999) decken, der neben einer besseren Ergonomie insbesondere eine kompetentere und aufgabenbezogenere berufspraktische Schulung am Arbeitsplatz empfiehlt.

Auf „Beweglichkeit und körperliche Stärke" (Subskala SKEF der Frankfurter Körperkonzeptskalen FKKS) der Teilnehmer zeigt die Lehrveranstaltung keine nachweisbare Wirkung, es zeigt sich jedoch ein wohl mit jahreszeitlichen Einflüssen zu erklärender Zeiteffekt. Innerhalb der Lehrveranstaltung spielen die Bereiche Kraft und Sportlichkeit eine eher untergeordnete Rolle: Kraftzuwachs im körperlichen Sinne ist kein Ziel der untersuchten Lehrveranstaltung, und dementsprechend sind keine messbaren Unterschiede in diesen Bereichen zwischen Teilnehmer- und Kontrollgruppe erwartet worden. Die Verwendung der

Subskala SKEF diente zur Abgrenzung von reinen Kräftigungseffekten. Insofern spiegelt der ausbleibende Interaktionseffekt auf der Subskala SKEF den Inhalt der Lehrveranstaltung wider, zu dem die Warnung vor dem Missverständnis der erlernten Koordinationsübungen als Kräftigungsübungen gehörte.

Angesichts des kurzen Untersuchungszeitraumes von vier Monaten können auf den übrigen Skalen des FKKS-Fragebogens keine deutlichen Veränderungen erwartet werden. In so grundsätzlichen Bereichen wie dem „Aussehen" (Subskala SASE – Körperliche Erscheinung – und Subskala SAKA – Aussehen und Wirkung) und der körperlichen Selbstakzeptanz (Subskala SSAK) wäre aber eine langfristige Beobachtung nach einer derartigen Lehrveranstaltung anhand der genannten Skalen interessant. Spätere Auswirkungen der Übungen und veränderte Erfahrungen im beruflichen Umgang mit Körper und Instrument sind vorstellbar, weil die Erfahrungen im Umgang mit einer veränderten Koordination des Körpers langfristige Lernprozesse auslösen können. Dadurch wiederum könnte das Körperkonzept als Ganzes beeinflusst werden. Ein weiterer langfristig wirksamer Einfluss könnten die durch die Lehrveranstaltung motivierten Veränderungen der Anzahl eigener präventiven Maßnahmen sein.

Bezogen auf die verwendeten psychometrischen Skalen erscheint interessant, dass sich die Teilnehmergruppe außer beim Summenwert für die Symptombelastung des KASSL-Fragebogens und auf der Unterskala Verstimmungsstörungen auch auf der so genannten änderungsinsensitiven Skala verbessert. Das könnte mit der sehr musikerrelevanten Thematik dieser Unterskala zusammenhängen. Die Themen dieser Unterskala sind: Konzentration, inneres Gleichgewicht, Interesse am Beruf, Angst vor einer Gruppe vorzutragen, Unsicherheit über den Berufserfolg, Kontakt zum anderen Geschlecht und Gefühl des Unglücklichseins.

Die Unterteilung in eine änderungssensitive und eine änderungsinsensitive Skala ist in Bezug auf eine Einzelgesprächspsychotherapie erfolgt (Zielke, 1979). Die in der vorliegenden Arbeit untersuchte Intervention hat einerseits einen sensomotorischen und andererseits einen musikspezifischen Schwerpunkt. Diese Schwerpunkte scheinen auf der änderungsinsensitiven Skala zum Tragen zu kommen. Angesichts ihrer musikerrelevanten Thematik ist die änderungsinsensitive Skala anscheinend ein für die untersuchten Musikstudenten relevantes Untersuchungsinstrument, auch wenn die Lehrveranstaltung eine bisher untypische Intervention für die Untersuchungen mit dem

KASSL-Fragebogen darstellt. Entsprechend der Intention der Lehrveranstaltung, Veränderungen auf mehreren Ebenen im Sinne eines bio-psycho-sozialen Modells (Möller, 1997; Uexküll et al., 1998; Petzold, 2001b) zu bewirken, ist scheinbar der KASSL-Fragebogen auch insgesamt als veränderungssensitives Messinstrument für Musiker geeignet. Musikstudenten bzw. Berufsmusiker erleben vermutlich einen starken Zusammenhang zwischen Berufserfolg, Körperbefinden und seelischem Befinden, so dass sich die Wirkungen der Lehrveranstaltung auch auf psychometrischen Skalen abbilden. Die Abnahme der Angst (HADS-Fragebogen) und der Verstimmungsstörungen (KASSL-Fragebogen) scheint diese Annahme zu bestätigen. Diesbezüglich ist auch das verbesserte Zurechtkommen am Instrument und auf der Bühne (vgl. Abschnitt 4.3.4.2.) als angstvermindernder Faktor wahrscheinlich. Das berufliche Zurechtkommen spielt als täglicher Prüfstein für den Musiker eine wichtige Rolle und beeinflusst vermutlich viele Lebensbereiche gleichzeitig. Dabei ist eine ständige Wechselwirkung z. B. zwischen dem beruflichem Zurechtkommen und dem psychischen Befinden anzunehmen, die zu einer positiven „Spirale" der Verbesserung oder im schlechten Falle zu einem „Teufelskreis" führen kann.

Dass im Unterschied zu allgemeinen Angstgefühlen (HADS-Fragebogen) die situationsbezogene Angst (STAI-Fragebogen) nicht deutlicher abnimmt, lässt sich wohl am ehesten folgendermaßen verstehen: Die Zustandsangst wird im Moment des Ausfüllens erfasst und berücksichtigt nicht die Auswirkungen der in der Lehrveranstaltung erarbeiteten Übungen für die Vorbereitung in den Minuten vor dem Konzertauftritt. Eine direkte Verbindung mit der Arbeit in der Bühnensituation besteht demnach nicht. Für eine weiter gehende Untersuchung wäre die Verwendung des Fragebogens direkt vor einem Konzert, in der Konzertpause und direkt nach dem Konzert interessant.

Für die Zeiteffekte auf allen Skalen des KASSL-Fragebogens sowie auf dem HADS-Fragebogen (beide Skalen) und STAI-Fragebogen können jahreszeitliche Einflüsse im Untersuchungszeitraum März bis Juli als Gründe angenommen werden. Dazu gehören die physiologischen und psychologischen Reaktionen auf die jahreszeitlichen Veränderungen des Wetters, der Temperatur, der Tageslänge und die damit verbundenen Lebensgewohnheiten.

4.4.3. Zu Hypothese 2 (Verbesserung beim Gelingen der Arbeit als Musiker)

Die Teilnehmergruppe kommt nach der Lehrveranstaltung mit der Arbeit als Musiker deutlich besser zurecht als vor der Lehrveranstaltung. Somit kann die Hypothese 2 bestätigt werden. Die HIL-Skala thematisiert die musikerspezifischen Bereiche wie Haltung, Atmung, Bewegungsgefühl, Bühnensicherheit, Sich-gewachsen-fühlen und Beschwerden beim Musizieren. Sie erfragt damit diejenigen Bereiche, welche die Hauptthemen der Lehrveranstaltung darstellen (vgl. Abschnitt 3.2.). Die Ziele der Lehrveranstaltung bezüglich der beruflichen Kompetenz können daher als erreicht gelten. Die Lehrveranstaltung trägt mit den genannten Themen den Defiziten Rechnung, die als Ergebnis von epidemiologischen Studien bei Musikern deutlich werden (Fishbein et al., 1988; Salmon et al., 1995; Seidel et al., 1999). Angesichts des hohen Konkurrenzdrucks unter den Studenten an einer Musikhochschule sind die Zufriedenheit mit der Arbeitsleistung und ein Sich-gewachsen-fühlen gegenüber dem Beruf von großer Bedeutung. Da viele Stunden am Tag der Körper am Musikinstrument aktiv sein muss, ist die enge Verbindung zwischen dem Zurechtkommen mit der Arbeit und den Fragen von Haltung, Atmung und Bewegung verständlich. Prävention zielt auf ein dauerhaftes Gelingen oder – im Falle von Sekundärprävention (bei schon bestehenden Problemen) – auf ein Wiedergelingen der Arbeit als Musiker. Andererseits ist das Gelingen der Arbeit als Musiker eine wesentliche Vorraussetzung von Prävention.

Die Verknüpfung von Prävention und Musikpädagogik, wie sie im Kursinhalt verankert ist, wird durch die genannten Ergebnisse positiv bestätigt. Diese Verknüpfung findet sich auch in dem Pilotprojekt zur Prävention von Musikerkrankheiten an der Musikhochschule Trøndelag (Spaulding, 1995). Dort sind die Präventionsmaßnahmen ein Teil des normalen Lehrplans. Dabei ist bezüglich des Bühnenverhaltens der interdisziplinäre Austausch zwischen Medizinern und Pädagogen eine Selbstverständlichkeit. Wie in der hier untersuchten Lehrveranstaltung verbindet auch C. Zaza (1994) präventive Maßnahmen mit konkreten Hilfestellungen zu den Lern- und Übetechniken, die den Hauptteil der täglichen Arbeit eines Musiker betreffen.

Die Abnahme der Unsicherheit in Bühnensituationen bei der Teilnehmergruppe betrifft den „Ernstfall" des Auftritts in der Musikausübung, auf den hin hauptsächlich geübt und gearbeitet wird. Die Übungen, Selbstinstruktionshilfen und Handlungsanleitungen für den

Bühnenauftritt, die im Kurs erarbeitet wurden, scheinen eine positive Wirkung zu entfalten.

Die Übezeiten beider Gruppen verändern sich im Untersuchungszeitraum nur unwesentlich. Auffallend ist aber, dass nach Ende der Lehrveranstaltung die längere Zeit Übenden beider Gruppen auch mehr *ohne* Instrument üben. Auch wenn wegen der uneinheitlichen Nomenklatur mentale Trainingsformen durch die Formulierung „Üben ohne Instrument" nicht explizit abgefragt wurden, ist dieses Ergebnis hinsichtlich der körperlichen Schonung und des Ausgleiches als ein positives Zeichen zu werten. Ob die Lehrveranstaltung einen Einfluss auf diese Veränderungen hatte, lässt sich aber aus den vorliegenden Ergebnissen nicht ersehen. Aufgrund des zum Untersuchungszeitpunkt noch geringen Bekanntheitsgrades des Mentalen Trainings ist aber zu vermuten, dass die Einführung in Mentale Trainingsformen von der Teilnehmergruppe auch an einige Mitstudenten weitergegeben wurde.

4.4.4. Zu Hypothese 3 (Veränderung der Selbstaufmerksamkeit)

Die Hypothese 3, nach der bei der Interventionsgruppe die private Selbstaufmerksamkeit steigt und die öffentliche Selbstaufmerksamkeit sinkt, kann nicht bestätigt werden. Beide Zürcher Gruppen verzeichnen auf beiden Skalen eine Abnahme der Werte. Allerdings lässt sich die Abnahme der öffentlichen Selbstaufmerksamkeit nicht als eindeutiger Effekt des Lehrangebotes nachweisen.

Im Gegensatz zur Hypothese 3 zeigt sich am Ende der Lehrveranstaltung eher eine Abnahme der privaten Selbstaufmerksamkeit. Dies erscheint erstaunlich, da die im Rahmen der Lehrveranstaltung durchgeführten sensomotorischen Übungen sowie die Tatsache der Beschäftigung mit der eigenen Person an sich als sensibilisierend angenommen wurden. Die vorliegende Studie erbrachte jedoch insgesamt im Untersuchungszeitraum keine auffälligen Veränderungen der privaten Selbstaufmerksamkeit, weder gegenüber studentischen Vergleichsstichproben noch als Veränderung im zeitlichen Verlauf. Inwiefern eine höhere private Selbstaufmerksamkeit einen protektiven Faktor bezüglich Gesundheitsrisiken darstellt und ihr eine präventive Bedeutung zukommt, ist derzeit aufgrund der bestehenden Literatur umstritten. Einerseits konnte in Studien (Mullen et al., 1982; Suls et al., 1985) gezeigt werden, dass eine Steigerung der privaten Selbstaufmerksamkeit zu einer rechtzeitigen Wahrnehmung gesundheitsgefährdender Faktoren führt und ein wirkungsvolles gesundheitserhaltendes Verhalten ermöglicht. Andererseits wurde ein erhöhte Selbstaufmerksamkeit im Zusammenhang mit chronischen Erkrankungen (Filipp et al., 1989) oder Beschwerden (Spahn et al., 2002a) gemessen. Zudem stellte Spahn in ihrer Untersuchung fest, dass Musikstudenten, welche regelmäßig präventive Maßnahmen anwenden, eine höhere private Selbstaufmerksamkeit als die übrigen Musikstudenten aufweisen. Im Hinblick auf die Zweifel an der Wirksamkeit der erfolgten präventiven Maßnahmen bei den genannten Studenten (vgl. Abschnitt 4.4.1.) und angesichts der Ergebnisse der hier vorliegenden Studie könnte eine bessere Gesundheit durch aktive präventive Maßnahmen eher mit sinkenden Werten für die private Selbstaufmerksamkeit assoziiert sein. Es erscheint zudem vorstellbar, dass eine durchschnittliche private Selbstaufmerksamkeit insbesondere für Musiker am ehesten mit einer Gesundheit und Wohlbefinden ermöglichenden Art von Musikausübung vereinbar ist.

Die Arbeit mit dem Körper im Rahmen der Lehrveranstaltung lässt sich als desensibilisierend bezüglich der „Zuschauer" auffassen. Dass die öffentliche Selbstaufmerksamkeit bei der Interventionsgruppe tendentiell stärker absinkt als bei der Kontrollgruppe, legt den Schluss nahe, dass steigendes Wohlbefinden im Musikerberuf mit dem Einpendeln auf mittlere Werte von öffentlicher Selbstaufmerksamkeit einhergeht. Damit wäre eine zu große öffentliche Selbstaufmerksamkeit als Störfaktor für Musiker zu werten, der eine zu starke Abhängigkeit von den Reaktionen des Publikums und der Umwelt bedeutet (Fenigstein, 1979; Miller et al., 1982). Trotz der intensiven Beschäftigung mit Auftritten scheinen für Musikstudenten durchschnittliche Werte für öffentliche Selbstaufmerksamkeit mit Wohlbefinden verknüpft zu sein.

4.4.5. Zur Akzeptanz der Lehrveranstaltung und des Fachgebietes der Musikphysiologie und Musikermedizin

Sowohl die Teilnehmergruppe als auch die Kontrollgruppe finden das Fachgebiet der Musikphysiologie und Musikermedizin, regelmäßige Lehrveranstaltungen darin und eine entsprechende Institution dafür wichtig. Beide Gruppen würden musikermedizinische Leistungen beanspruchen und selbst für das Fachgebiet aktiv werden. Erwartungsgemäß fällt diese Bereitschaft bei der Interventionsgruppe etwas deutlicher aus als bei der Kontrollgruppe. Studenten mit vorhandenen Beschwerden haben offensichtlich einen höheren Bedarf an musikermedizinischer Betreuung und ein größeres Interesse an den damit verknüpften Bereichen. Die zustimmenden Reaktionen zu den genannten Themen decken sich mit den Erfahrungen an anderen Musikhochschulen, nach denen ein großes Interesse an musikphysiologischen bzw. musikermedizinischen Angeboten sowohl bei Studenten als auch bei Lehrern besteht (Reinhardt, 1998; Spahn et al., 2002a). Das große Interesse zeigt sich auch an der großen Gruppenkonstanz der vorliegenden Untersuchung und an dem fast vollständigen Fragebogenrücklauf. Beide Gruppen bewerten die Mitwirkung an der Fragebogenstudie vorsichtig positiv, obwohl es für die meisten der Studenten an der Musikhochschule Zürich die erste Mitwirkung an einer derartigen Fragebogenstudie war. Die große Anzahl zum Teil ungewohnter Fragen und die bekanntlich sehr unterschiedliche Qualität von Umfragen allgemein hat wahrscheinlich die Zustimmung geschmälert.

Die Ergebnisse des Evaluationsfragebogens zeigen, dass die wesentlichen Informationen des Lehrangebotes von den Teilnehmern aufgenommen wurden. Die bezüglich der Sensomotorik als roter Faden bezeichnete Fähigkeit, kompensatorische Mitinnervationen (Glaser, 1990; Birbaumer et al., 1999) aktiv zu dämpfen und dadurch eine bessere Zielmotorik zu erreichen, wird von der Interventionsgruppe offensichtlich als wichtig erachtet und praktisch umgesetzt.

Wie anhand der Rückmeldungen zu vermuten ist, haben zu Hause nur wenige Studenten die im Kurs erlernten Übungen regelmäßig durchgeführt. Dass dennoch eine gute Wirksamkeit der erlernten Übungen angenommen werden kann, liegt in der Natur dieser Übungen. In ihnen spielt das dosierte Wahrnehmen und Ordnen von angeborenen, reflexhaften Fähigkeiten eine wichtige Rolle. Die Häufigkeit des häuslichen Übens ist, anders als bei Kräftigungsübungen, für diese sensomotorischen Lernschritte weniger von Bedeutung. Ein übermäßiges Üben kann die Effekte der Übungen sogar vermindern, weil das Körpergefühl dann künstlich und fremdbestimmt wird. Die oben erwähnte Fähigkeit, Mitinnervationen zu dämpfen, ist mit Lernbereitschaft und klarem Körpergefühl auch in kürzeren Zeiträumen zu erreichen. Allerdings sind Anwendung und Verfügbarkeit des Erlernten im entscheidenden Moment des Spielens oder Auftretens die größten Herausforderungen. Die wesentlichen Hilfestellungen der Lehrveranstaltung hierzu scheinen angenommen worden zu sein.

Die Verknüpfung von Theorie und Praxis und die Qualität der Lehrveranstaltung werden von den Teilnehmern eindeutig positiv bewertet.

Es zeigt sich eine deutliche Bereitschaft, die Lehrveranstaltung weiterzuempfehlen. Die Lehrveranstaltung kann demnach insgesamt als gut akzeptiert angesehen werden. Die Tatsache, dass die Teilnehmer in dem Kursleiter und Untersucher einen klaren Adressaten für diese Rückmeldung hatten, könnte allerdings zu einer Verzerrung der Ergebnisse im Sinne „sozialer Erwünschtheit" geführt haben. Eindeutig ablehnende Rückmeldungen kommen bei keinem der Teilnehmer vor, so dass die Streuung der Ergebnisse klein bleibt.

Der erste Teil des Evaluationsfragebogens ergibt eine positive Einschätzung der Auswirkungen der Lehrveranstaltung auf verschiedene Aspekte des Musizierens durch die Teilnehmergruppe. Dazu gehören die auch in der HIL-Skala thematisierten sensomotorischen Fragen (Haltung, Atmung, Spielbewegungen), die Bühnensicherheit und das eigene Üben. Die deutlich positive Bewertung der Auswirkungen auf die Körperhaltung erklärt sich durch den sensomotorischen Schwerpunkt des Kurses mit dem Verständnis der Haltung als Basis für die meisten beim Musizieren relevanten Funktionen.

Demgegenüber nur schwach positiv fällt die Antwort bezüglich der Auswirkungen auf die individuellen Beschwerden aus. Dies steht im Gegensatz zu den Ergebnissen bezüglich der Symptombelastung, des Zurechtkommens mit der Arbeit, der Angst und insbesondere der Selbsteinschätzung der Beschwerden beim Musizieren nach der Lehrveranstaltung. Eine Erklärung für diese nur schwach positive Einschätzung im Moment der letzten Kursstunde könnte sein, dass im Laufe eines vier Monate dauernden Kurses die kleinen Veränderungsschritte nur vage wahrgenommen werden, sich auf den anderen Skalen aber doch in ihrer Summe abbilden. Gerade im psychischen Bereich erscheint die retrospektive Einschätzung von Symptomstärken über einen längeren Zeitraum als schwierig. Der für diese Untersuchung verwendete HADS-Fragebogen verlangt Angaben bezüglich der letzten Woche. Der KASSL-Fragebogen und die Einzelitems zu den Beschwerden beim Musizieren beziehen sich auf den Moment des Ausfüllens, so dass Unterschiede zu den Rückmeldungen auf dem Evaluationsfragebogen erklärlich sind.

Dass die Auswirkungen auf den eigenen Unterricht als Schüler nur schwach positiv bewertet werden, entspricht der Erfahrung, dass in der Schülerrolle gegenüber dem langjährigen Lehrer im Rahmen des Einzelunterrichtes eigenständige Veränderungen nur langsam umgesetzt werden können.

4.4.6. Zur Wirkungsdauer der untersuchten Lehrveranstaltung und zur Teilstudie Lahr

Die letzte Messung der beiden Zürcher Untersuchungsgruppen liegt am Ende des Kurses. Aus organisatorischen Gründen konnte keine katamnestische Untersuchung wie in Lahr durchgeführt werden. Ein Teil der Studienteilnehmer wechselte nach dem Untersuchungssemester den Studienort, so dass keine ausreichende Zahl von Studenten für eine Nachuntersuchung unter vergleichbaren Bedingungen zur Verfügung gestanden hätte. Eine größer angelegte, randomerisierte Folgestudie zur Erfassung der langfristigen Wirkungen eines derartigen einsemestrigen, wöchentlichen Lehrangebotes an der Musikhochschule wäre zur Absicherung der hier gewonnenen Ergebnisse sicherlich wünschenswert.

Bei der Lahrer Teilnehmergruppe konnte eine katamnestische Untersuchung (Nachuntersuchung) durchgeführt werden, so dass immerhin nach zwei Monaten im alltäglichen Berufsleben Anhaltspunkte zur Nachwirkung des Kurses existieren. Die Ergebnisse der Teilstudie Lahr, insbesondere der katamnestischen Untersuchung (t_3), liefern Hinweise darauf, dass die Effekte des Lehrangebotes längerfristiger Natur sein könnten. Dies gilt sowohl für die körperliche und psychische Symptombelastung als auch für das Zurechtkommen mit der Arbeit als Musiker. Allerdings lässt sich dieses Ergebnis der Teilstudie Lahr nur mit großen Vorbehalten auf die Zürcher Studie übertragen. Einerseits ist die Stichprobe bezüglich Alter, Beruf, Motivation und Rekrutierungsmodus (als öffentliche Ausschreibung mit Bezahlung) verschieden. Andererseits ist das Lehrangebot in Lahr als viertägiger Intensivkurs trotz vergleichbaren Inhaltes grundsätzlich anders strukturiert. Die Lahrer Teilnehmergruppe ist im Gegensatz zur Zürcher Teilnehmergruppe an einem nicht alltäglichen Ort mit unbekannten Leuten für kurze Zeit intensiv zusammen und entwickelt eine andere Gruppendynamik als dies in einer wöchentlichen Semesterveranstaltung am bekannten Studienort möglich ist. Die Werte der Lahrer Gruppe am Ende des Blockkurses (t_2) liegen bei den Fragebögen zur Zustandsangst, Angst und Depression sowie bei allen 7 Skalen des KASSL-Fragebogens niedriger als bei der katamnestischen Untersuchung und pendeln sich erst im Laufe der zwei Monate nach Kursende wieder auf mit der Zürcher Interventionsgruppe vergleichbaren Werten ein. Dieses „Zwischenhoch" dürfte auf die Euphorie des gemeinsamen Kurserlebnisses und das Ausfüllen der Fragebögen unter dem unmittelbaren Eindruck der vier Kurstage zu erklären sein. Interessant erscheint die Veränderung der Werte für Depression (HADS-Fragebogen) und Körperliche Beweglichkeit und

Stärke (FKKS-SKEF), die ohne Kontrollgruppe und im Hinblick auf die Daten der Zürcher Interventionsgruppe wohl am ehesten als jahreszeitlich bedingt einzustufen ist.

Insgesamt gesehen gibt es aber trotz der unterschiedlichen Bedingungen für beide Teilstudien einige Parallelen. Es finden sich für den Messzeitpunkt t_3 bei der Gesamtsymptombelastung (KASSL), bei der Angst (HADS), beim Zurechtkommen mit der Arbeit (HIL-Skala) und bei der Bühnensicherheit (HIL-Skala) einander entsprechende Veränderungen. In beiden Teilstudien nehmen die Gesamtsymptombelastung und die Angst signifikant ab. Das Unsicherheitsgefühl in Bühnensituationen nimmt signifikant ab und das Zurechtkommen mit der Arbeit als Musiker verbessert sich hoch signifikant.

4.5. Zusammenfassung

Ziel der vorliegenden Studie ist es, die Wirksamkeit einer Lehrveranstaltung zur Vorbeugung von Spiel- und Gesundheitsproblemen bei Musikstudenten und Musikern zu untersuchen. Epidemiologische Studien aus verschiedenen Ländern belegen den Bedarf an musikermedizinischer Betreuung für Berufsmusiker und auszubildende Musiker an Musikschulen und Musikhochschulen. Präventionsprogramme wurden in der Ausbildung von Musikern in größerem Umfang noch nicht angeboten und bisher nicht wissenschaftlich untersucht.

An der Musikhochschule Zürich nahmen 23 Studenten einer Interventionsgruppe und 23 Studenten einer Kontrollgruppe (Wartegruppe) an einer Fragebogenstudie mit Prä-Post-Vergleichsmessung teil. Die Interventionsgruppe erhielt während der 17 Wochen des Sommersemesters 1999 wöchentlich eine Doppelstunde Vorlesung und praktische Übungen. Die Kontrollgruppe nahm am Kurs nicht teil. Zusätzlich wurde ein Kurs vergleichbaren Inhaltes an vier Tagen in Blockform für Berufsmusiker und Musikstudenten an der Musikschule Lahr abgehalten und mittels der selben Fragebögen untersucht. Es wurden folgende Hypothesen zur Wirksamkeit der Lehrveranstaltung aufgestellt:

1) Durch die Lehrveranstaltung wird erreicht, dass sich die Studenten insgesamt besser fühlen sowie psychisch und körperlich gesünder sind.

2) Durch die Lehrveranstaltung wird erreicht, dass die Studenten mit ihrer Arbeit als Musiker im Studium besser zurecht kommen.
3) Die Lehrveranstaltung verändert die Selbstaufmerksamkeit der Studenten, wobei die private Selbstaufmerksamkeit steigt und die öffentliche Selbstaufmerksamkeit abnimmt.

Folgende Wirkungen der Lehrveranstaltung konnten durch die Untersuchung bestätigt werden:

1) Die allgemeine Symptombelastung, die Beschwerden beim Musizieren sowie die Verstimmungsstörungen und das Angstniveau nahmen ab. Die Gesundheit und das körperliches Befinden verbesserten sich.
2) Das Zurechtkommen mit der Arbeit als Musiker und das Sicherheitsgefühl in Bühnensituationen verbesserten sich.
3) Die private Selbstaufmerksamkeit veränderte sich nicht, bei der öffentlichen Selbstaufmerksamkeit zeigte sich ein Tendenz zur Abnahme.

Es konnte eine gute Akzeptanz des Faches Musikphysiologie und Musikermedizin, dem die untersuchte Lehrveranstaltung zugeordnet war, festgestellt werden. Die Schwerpunkte des Lehrinhaltes wurden als wichtig und hilfreich angenommen. Die Ergebnisse der Lahrer Fragebogenstudie in einer Katamnese zwei Monate nach Kursende liefern Hinweise auf langfristige Wirkungen der Lehrveranstaltung.

5 Gesundheit und Prävention bei Studienanfängern an der Musikhochschule Winterthur Zürich 2000/2001

[H. Hildebrandt, C. Spahn, M. Nübling, K. Seidenglanz, M. Sommacal]

5.1. Ausgangslage und Fragestellung

Die im Rahmen der Wirksamkeitsstudie von 1999 (vgl. Abschnitt 4) dokumentierte große Zahl von Belastungsfaktoren bei Musikstudenten war unabhängig von der Semesterzahl der Betroffenen erhoben worden. Dies gilt ebenso für das große Interesse am Fachgebiet der Musikphysiologie und Musikermedizin von Seiten der befragten Studenten, welches diese Studie feststellen konnte.

Im Sinne möglichst früher Prävention stellt sich die Frage, wie sich der Beginn des Studiums auf die verschiedenen Aspekte der Gesundheit und Leistungsfähigkeit auswirkt und wie mögliche Belastungen am ehesten aufgefangen werden könnten. Zu den ohnehin mit dem Studienbeginn verbundenen Umstellungen nach Beendigung der allgemeinbildenden Schulzeit und beim Verlassen des Elternhauses kommt in der Regel eine starke Zunahme der instrumentalen bzw. gesanglichen Übezeit. Der Schritt, sich professionell musikalisch ausbilden zu lassen, führt häufig zu einer Zunahme der inneren und äußeren Leistungsansprüche. Weiterhin muss die selbständige Zeiteinteilung im Alltag mit der Arbeit am Hauptfachinstrument, am Nebenfachinstrument und bei der theoretischen Ausbildung bewerkstelligt werden. Alles zusammen fordert von den Studienanfängern eine deutliche Zunahme an psychophysischer Kondition und Flexibilität. Ein weiterer Faktor ist der Wegfall des wöchentlichen Schulsports und der in der Schulzeit häufiger als im Studium üblichen sportlichen Zusatzbetätigungen. An den deutschsprachigen Musikhochschulen der Schweiz ist in der Regel im ersten Studienjahr das Fach „Musik und Bewegung" obligatorisch. Insbesondere die Lehrer dieses Faches berichten im ersten Studienjahr von deutlich zunehmenden Beschwerden ihrer Studenten sowohl im körperlichen als auch im psychischen Bereich. Um für die Studenten im ersten Studienjahr bessere Hilfestellungen entwickeln zu können, wurde eine

Untersuchung jeweils zu Beginn und am Ende des ersten Studienjahres vereinbart. Allen involvierten Lehrern war dabei bewusst, dass nach Analyse der Ergebnisse und Anpassung der Lehrangebote eine verlangsamte Zunahme der Beschwerden gegenüber dem jetzigen Niveau im ersten Studienjahr schon als ein Erfolg angesehen werden müsste.

Im Studienjahr 2000/2001 wird zunächst eine epidemiologische Erhebung bei den Studienanfängern an der Musikhochschule Winterthur Zürich durchgeführt. Später sollen simultane Erhebungen an mehreren Musikhochschulen folgen. Nach der Fusion der Musikhochschulen Winterthur und Zürich und der Umstellung auf den in der Schweiz verbreiteten Studienjahresturnus kann im Herbst 2000 erstmals ein kompletter Jahrgang von Studienanfängern erreicht werden.

Die Fragestellung lautet:
a) Wie schätzen die Studienanfänger ihre körperliche und psychische Gesundheit ein, wie sehr glauben sie, diese selbst beeinflussen zu können und wie gut kommen sie mit den Anforderungen des Musikstudiums zurecht?
b) Wie verändert sich die unter a) genannte Einschätzung im Laufe des ersten Studienjahres und welche zusätzlichen Angebote zur Prävention werden gewünscht?

5.2. Methodik der Untersuchung

5.2.1. Studiendesign

Die Studie wird als Gruppen-Längsschnitt-Studie mit zwei Messzeitpunkten durchgeführt. Eine individuelle Auswertung der anonym erhobenen Daten erfolgt nur auf ausdrücklichen Wunsch.

5.2.2. Rekrutierung der Stichprobe

An der Studie im Wintersemester 2000 und Sommersemester 2001 nehmen 38 Studienanfänger der Musikhochschule Winterthur Zürich teil (vgl. Abschnitt 5.3.1.). Angesprochen sind nur die Studenten der Studiengänge Lehr- und Konzertdiplom. Nicht einbezogen werden die

Studiengänge Schul- und Kirchenmusik, da diese eine andere Struktur des Grundstudiums und kein obligatorisches Fach „Musik und Bewegung" aufweisen.

5.2.3. Messzeitpunkte

Die zwei Messzeitpunkte liegen am Beginn des ersten Studiensemesters (t_1=Beginn des Wintersemesters 2000) und am Ende des zweiten Studiensemesters (t_2=Ende des Sommersemesters 2001).

5.2.4. Verwendete Fragebogeninstrumente

Die Studienteilnehmer erhalten zu Beginn des ersten Studiensemesters und am Ende des zweiten Studiensemesters je ein Fragebogenpaket. Eine Zusammenstellung der Originalfragen findet sich im Abschnitt 6. Neben dem epidemiologischen Fragebogen für Musiker, der HIL-Skala (vgl. Abschnitt 4.2.4.) und einigen Zusatzfragen zur zweiten Messung werden ausschließlich standardisierte Fragebögen eingesetzt. Tabelle 25 zeigt alle für diese Studie verwendeten Fragebögen im Überblick.

Die Beschreibung der einzelnen Fragebögen befindet sich größtenteils im Abschnitt 4.2.4., da die Mehrzahl der Fragebögen schon bei der Wirksamkeitsstudie 1999 zum Einsatz kam. Im Folgenden werden lediglich die neu hinzugekommen Fragebögen beschrieben.

Gießener Beschwerdebogen (GBB, Brähler et al., 1995)
Der Gießener Beschwerdebogen erfasst mit 59 Items körperliche und psychosomatische Beschwerden und dient auch zur Unterscheidung objektivierbarer und subjektiver Symptomatiken. Die Angaben werden auf einer fünfstufigen Skala erfasst, deren Spektrum von „nicht" über „kaum", „einigermaßen" und „erheblich" bis zu „stark" reicht. Es lassen sich neben einem Score „Beschwerdedruck", der 24 von insgesamt 59 Items umfasst, die Subskalen „Erschöpfungsneigung", „Gliederschmerzen", „Herzbeschwerden" und „Magenbeschwerden" auswerten. Der GBB wurde an einer Normstichprobe von 1601 Erwachsenen und an verschiedenen Patientengruppen geeicht.

Tabelle 25: Eingesetzte Fragebogeninstrumente 2000/2001

Instrument	Zielkriterien	Itemanzahl	Messzeitpunkt
Kieler Änderungssensitive Symptomliste (KASSL)	Psychisches Befinden	50	t_1, t_2
Frankfurter Körperkonzeptskalen (FKKS-SGKB)	Körperkonzept und Körpererleben – Subskala Gesundheit und Körperliches Befinden	6	t_1, t_2
HADS-Fragebogen	Angst und Depression	14	t_1, t_2
Gießener Beschwerdebogen (GBB)	Körperliche und psychosomatische Beschwerden	59	t_1, t_2
KKG-Fragebogen	Kontrollüberzeugungen zu Gesundheit und Krankheit	21	t_1, t_2
Epidemiologischer Fragebogen	Soziodemografische Basisvariablen und Belastungsfaktoren	14	t_1 (teilweise t_2)
HIL-Skala	Zurechtkommen mit der Arbeit als Musiker	7	t_1, t_2
Fragebogen zum ersten Studienjahr	Rückmeldung zu Lehrveranstaltungen im ersten Studienjahr	8	t_2

Fragebogen zur Erhebung von Kontrollüberzeugungen zu Krankheit und Gesundheit (KKG, Lohaus et al., 1989)
Der KKG-Fragebogen dient mit 21 Items der Erhebung von Kontrollüberzeugungen zu Krankheit und Gesundheit. Anwendungsgebiet ist u.a. die Krankheitsprophylaxe im Zusammenhang mit Einstellungen zu Gesundheit und Krankheit. Dabei werden drei wesentliche Gesundheits- bzw. Krankheitseinstellungen unterschieden: 1) Internalität – Gesundheit und Krankheit sind durch die eigene Person beeinflussbar, 2) Externalität (P) – Gesundheit und Krankheit sind durch andere (außenstehende) Personen beeinflussbar, 3) Externalität (C) – Gesundheit und Krankheit sind nicht beeinflussbar bzw. zufalls- oder schicksalsabhängig. Jede der Dimensionen wird mittels 7 Items auf einer sechsstufigen Skala von 1= trifft sehr zu bis 6=trifft gar nicht zu erfasst. Der Fragebogen wurde an einer Normstichprobe von 1092 Jugendlichen und 420 Erwachsenen geeicht.

Fragebogen zum ersten Studienjahr (Hildebrandt et al., 2001)
Der Fragebogen zum ersten Studienjahr dient mit 8 Items vor allem der Rückmeldung bezüglich des gesundheitsrelevanten Lehrangebotes „Musik und Bewegung" im ersten Studienjahr (vgl. Abschnitt 3.1.3.). Neben den Fragen zur Zufriedenheit mit dem Kurs, der Kursleiterin und zu eigenen Übungen im Alltag wird auch der Wunsch nach weiteren gesundheitsfördernden Lehrangeboten und die Meinung zu einer musikphysiologischen bzw. musikermedizinischen Institution an der Musikhochschule erfragt. Die Antworten werden auf einer sechsstufigen Skala von 1= trifft sehr zu bis 6=trifft gar nicht zu erfasst. Die Fragen wurden als Ergänzung zu den eingesetzten standardisierten Fragebögen formuliert und werden in der vorliegenden Untersuchung erstmals eingesetzt.

5.2.5. Statistische Auswertung

Die Auswertung der Daten erfolgt mit dem Statistikprogramm SPSS 10 für Windows. Für die Gruppenvergleiche auf Intervallskalenniveau wird der t-Test für unabhängige Stichproben verwendet. Für Ordinaldaten wird der Pearson'sche Korrelationskoeffizient und für Intervalldaten der Spearman-Koeffizient eingesetzt. Zur Berechnung von Unterschieden auf Nominalniveau wird der Chi-Quadrat-Test angewendet. Das Signifikanzniveau wird bei 0,05 festgelegt. Dabei bedeutet „signifikant": $p<0,05^*$, „sehr signifikant": $p<0,01^{**}$, „hoch signifikant": $p<0,001^{***}$.

5.3. Ergebnisse

5.3.1. Stichprobenbeschreibung und Ergebnisse bei Studienbeginn

a) Stichprobengröße und Fragebogenrücklauf
Bei der ersten Messung (Beginn des Studienjahres, t_1) werden zunächst alle 42 Teilnehmer des obligatorischen Faches „Musik und Bewegung" erfasst. Dies entspricht einer vollständigen Rücklaufquote. 3 Studierende brechen nach den ersten Monaten ihr Studium ab, 1 Fragebogen kann bei der 2. Messung nicht fristgerecht ausgewertet werden (vgl. Abschnitt

5.3.1.c). Für die Studie werden nur die Daten der bei beiden Messungen erfassten 38 Studienteilnehmer verwendet.

b) Soziodemographische Basisvariablen
Die soziodemographischen Basisvariablen sind in der folgen den Tabelle 26 dargestellt:

Tabelle 26: Soziodemographische Basisvariablen der Studienanfänger 2000/ 2001 (n=38)

Geschlecht	52,6% w (n=20) / 47,4% m (n=18)
Durchschnittsalter	20,57 Jahre min=17, max=24
Familienstand	5,3% (n=2) verheiratet oder in fester Partnerschaft 94,7% (n=36) ohne feste Partnerschaft/allein lebend
Semesterzahl/Studiengang	94,7% (n=36) sind im ersten Semester des Studiengangs Lehr- oder Konzertdiploms 5,3% (n=2) sind Quereinsteiger
Hauptinstrument	Hohe Streicher 4 Tiefe Streicher 1 Tasteninstrumente 11 Gesang 4 (3 Sopran, 1 Bass-Bariton) Holzbläser 5 Blechbläser 5 Zupfinstrumente 5 Schlagzeug 2 Akkordeon 1

c) Epidemiologische Daten bei Studienbeginn
Die epidemiologischen Daten zeigt die folgende Tabelle 27:

Tabelle 27: Epidemiologische Daten der Studienanfänger 2000/2001 (n=38)

Derzeitige Beschwerden beim Musizieren?	ja 10% (n=4) nein 90 % (n=34)
Beschwerdeart (n=4)	körperlich 50% (n=2) seelisch 0% körperlich und seelisch 50% (n=2)
Beschwerdedauer (n=4)	Tage 25% (n=1) Wochen 0% Monate 0% 1 Jahr 0% mehrere Jahre 75% (n=3)

Einschränkungen beim Spielen (n=4)	Spielen nicht möglich 25% (n=1) versuche dennoch zu spielen 0% Spielen stark eingeschränkt 75% (n=3) Spielen leicht eingeschränkt 0% Spielen nicht eingeschränkt 0%
Frühere Beschwerden (n=36)	ja 50% (n=18) davon: körperlich 72,2% (n=13) seelisch 5,6% (n=1) körperlich und seelisch 22, 2% (n=4)
Medikamentengebrauch (n=37)	ja 18,9% (n=7) davon (Mehrfachnennung möglich): Schmerzmittel 15,8% (n=6) Beruhigungsmittel 0% Beta-Blocker 2,6% (n=1) Andere Psychopharmaka 0% Alkohol 0%
Aktive präventive Maßnahmen (n=36)	ja 55,6% (n=20) davon (Mehrfachnennung möglich): Körpermethoden 5,3% (n=1) Allgem. Körpertraining 84,2% (n=16) Entspannung 31,6% (n=6) Psychohygiene 10,0% (n=2)

Die wichtigsten Ergebnisse derjenigen 4 Studenten, welche nur bei der ersten Messung erfasst werden konnten und für die Studie nicht berücksichtigt wurden, sind im Folgenden stichwortartig beschrieben:

Student 1:
21 Jahre, männlich, 1. Semester Klavier, körperliche Beschwerden seit Wochen, dadurch zurzeit spielunfähig, keine früheren Beschwerden, Schmerzmedikamente in Gebrauch, keine präventiven Aktivitäten.

Student 2:
22 Jahre, männlich, 1. Semester Klavier, seelische Beschwerden seit Tagen, dadurch beim Spielen leicht eingeschränkt, früher bereits seelische Beschwerden, kein Medikamentengebrauch, präventive Aktivitäten (psychologische Verfahren).

Student 3:
21 Jahre, weiblich, 1. Semester Violine, keine aktuellen oder früheren Beschwerden, kein Medikamentengebrauch, präventive Aktivitäten (Allgemeines Körpertraining, Ausgleichssport).

Student 4:
19 Jahre, weiblich, 1. Semester Violoncello, körperliche Beschwerden seit mehreren Jahren, versucht trotz starker Beschwerden zu spielen, ansonsten keine früheren Beschwerden, Schmerzmedikamente in Gebrauch, keine präventiven Aktivitäten.

Die Studierenden 1, 2 und 4 brechen ihr Musikstudium vor Ende des 2. Semesters ab, die Fragebögen von Person 3 können nicht fristgerecht ausgewertet werden.

5.3.2. Vergleich der Ergebnisse zu Beginn und am Ende des 1. Studienjahres

5.3.2.1. Körperliche und psychosomatische Beschwerden (GBB)

Auf Abbildung 43 sind die Ergebnisse der GBB-Subskalen „Erschöpfungsneigung", „Magenbeschwerden", „Gliederschmerzen" und „Herzbeschwerden" zu den Zeitpunkten t_1 und t_2 dargestellt.

Es zeigt sich ein hochsignifikanter Anstieg auf allen vier Skalen vom Studienbeginn zum Ende des 1. Studienjahres ($p<0{,}001$***).

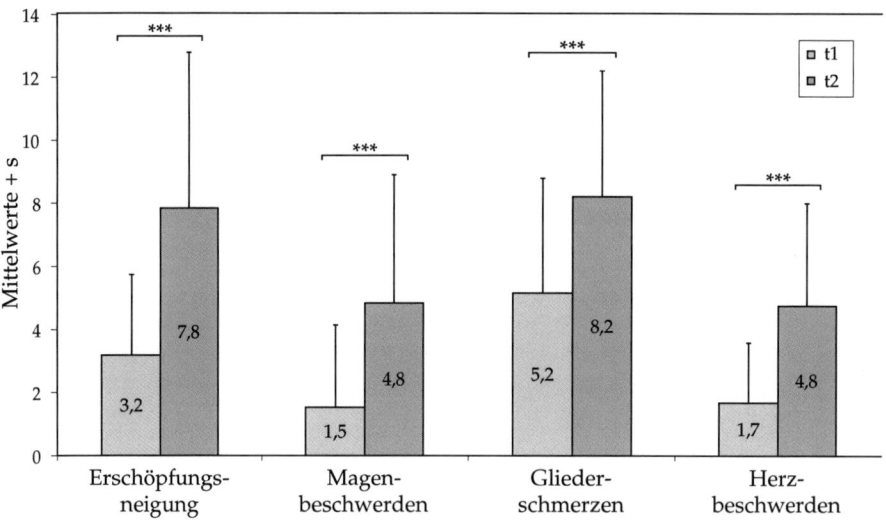

*Abbildung 43: Hochsignifikanter Anstieg der Beschwerden bei den Studienanfängern auf den Subskalen des Gießener Beschwerdebogens (n=38, $p<0{,}001$*** von t_1 nach t_2); Mittelwerte und Standardabweichungen.*

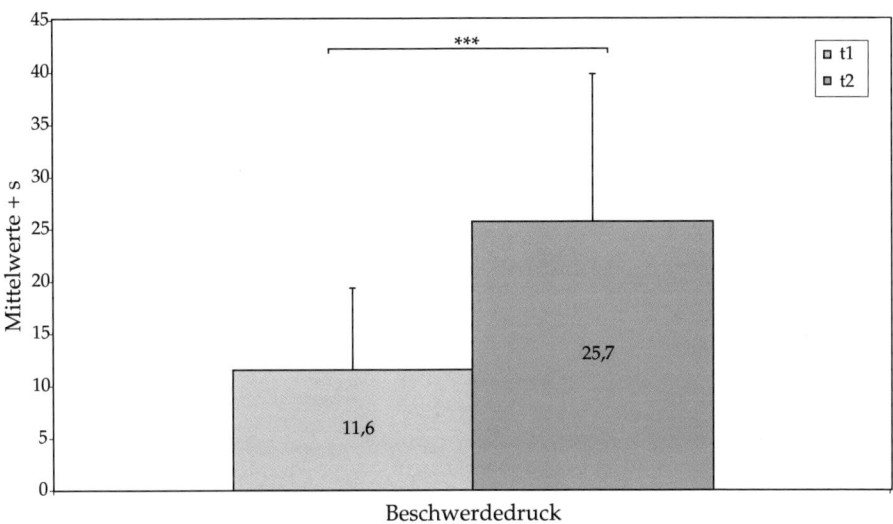

*Abbildung 44: Hochsignifikanter Anstieg der Beschwerden bei den Studienanfängern auf der Subskala „Beschwerdedruck" des Gießener Beschwerdebogens (n=38, p<0,001*** von t_1 nach t_2); Mittelwerte und Standardabweichungen.*

Ein ebenfalls hochsignifikanter Anstieg der Werte findet sich auf dem 24 von 59 Items des GBB umfassenden Score „Beschwerdedruck" (p<0,001***), wie Abbildung 44 zeigt.

Abbildung 45 zeigt einen Überblick über die Ergebnisse aller Einzelitems des GBB zu Studienbeginn (t_1) und am Ende des ersten Studienjahres (t_2) sowie zum Vergleich die Werte der Normstichprobe.

Zu Beginn des ersten Studienjahres liegen die Werte von wenigen Ausnahmen abgesehen auf ähnlichem Niveau wie diejenigen der Normstichprobe, am Ende des ersten Studienjahres fast durchweg auf höherem Niveau.

In Tabelle 28 sind alle Mittelwerte und Standardabweichungen der Einzelitems des GBB zu Studienbeginn und am Ende des ersten Studienjahres sowie die Werte der Normstichprobe zusammengestellt. Die vorletzte Spalte gibt an, ob im t-Test signifikante Veränderungen vorliegen (p<0,05* bedeutet „signifikant", p<0,01** bedeutet „sehr signifikant" und p<0,001*** bedeutet „hoch signifikant").

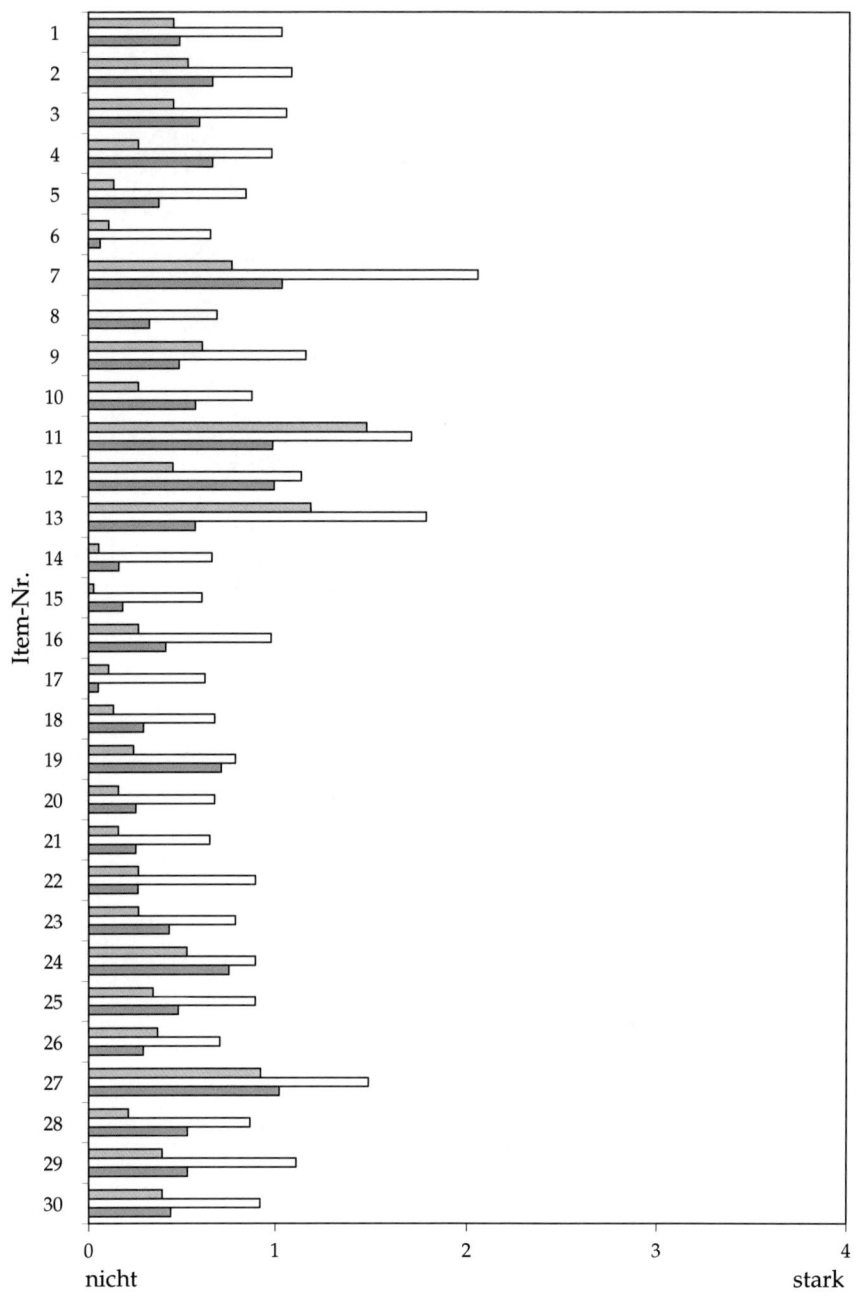

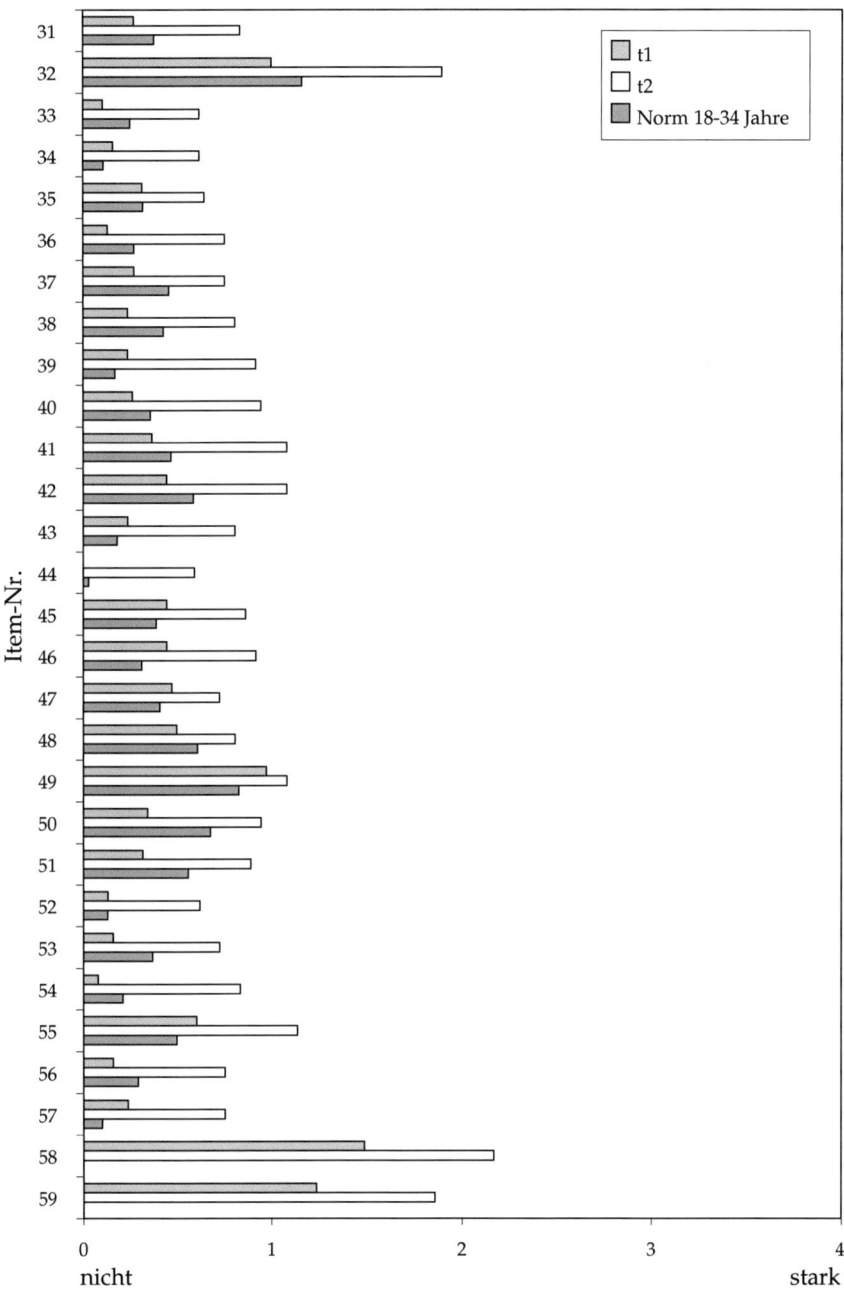

Abbildung 45: Ergebnisse der Einzelitems des Giessener Beschwerdebogens für die Studienanfänger (n=38) t_1 und t_2 sowie für die Normstichprobe (n=631); Mittelwerte. Für die Items 58 und 59 sind keine Normwerte angegeben.

Tabelle 28: Ergebnisse der Studienanfänger (n=38) zu den Einzelitems des Gießener Beschwerdebogens (GBB), Zeitpunkte t_1 und t_2 sowie Werte der Normstichprobe (n=631); Mittelwerte (in Klammern die Standardabweichung)

Einzelitem des Gießener Beschwerdebogens (GBB)	Mittelwerte t_1		Mittelwerte t_2		Signifikanz?	Norm 18–34 J
GBB01: Schwächegefühl	0,45	(0,65)	1,03	(0,88)	p<0,01**	0,48
GBB02: Herzklopfen, Herzjagen oder Herzstolpern	0,53	(0,86)	1,08	(0,88)	p<0,01**	0,66
GBB03: Druck- od. Völlegefühl im Leib	0,45	(0,76)	1,05	(1,04)	p<0,01**	0,59
GBB04: Neigung zum Weinen	0,26	(0,60)	0,97	(0,80)	p<0,001***	0,66
GBB05: Juckreiz	0,13	(0,34)	0,84	(0,73)	p<0,001***	0,37
GBB06: Ohnmachtsanfälle	0,11	(0,31)	0,65	(0,54)	p<0,001***	0,06
GBB07: Übermäßiges Schlafbedürfnis	0,76	(0,91)	2,05	(1,29)	p<0,001***	1,03
GBB08: Geschlechtliche Untererregbarkeit	0,00	(0,00)	0,68	(0,74)	p<0,001***	0,32
GBB09: Gelenk- od. Gliederschmerzen	0,61	(0,97)	1,16	(0,89)	p<0,05*	0,48
GBB10: Schwindelgefühl	0,26	(0,50)	0,87	(0,78)	p<0,001***	0,57
GBB11: Kreuz- od. Rückenschmerzen	1,47	(1,03)	1,71	(1,06)	----------	0,98
GBB12: Starkes Schwitzen	0,45	(0,76)	1,14	(0,92)	p<0,001***	0,99
GBB13: Nacken- od. Schulterschmerzen	1,18	(1,14)	1,79	(1,07)	p<0,05*	0,57
GBB14: Gehstörungen	0,05	(0,23)	0,66	(0,58)	p<0,001***	0,16
GBB15: Erbrechen	0,03	(0,16)	0,61	(0,50)	p<0,001***	0,18
GBB16: Sehstörungen	0,26	(0,55)	0,97	(0,79)	p<0,001***	0,41
GBB17: Anfälle	0,11	(0,51)	0,62	(0,49)	p<0,001***	0,05
GBB18: Übelkeit	0,13	(0,41)	0,68	(0,63)	p<0,001***	0,29
GBB19: Gewichtszunahme	0,24	(0,49)	0,78	(0,63)	p<0,001***	0,71
GBB20: Kloßgefühl, Engigkeit od. Würgegefühl im Hals	0,16	(0,44)	0,68	(0,63)	p<0,001***	0,25
GBB21: Drang zum Wasserlassen	0,16	(0,44)	0,65	(0,59)	p<0,001***	0,25
GBB22: Hautveränderungen	0,26	(0,69)	0,89	(0,99)	p<0,01**	0,26
GBB23: Aufstoßen	0,26	(0,64)	0,78	(0,75)	p<0,01**	0,43
GBB24: Überempfindlichkeit gegen Kälte	0,53	(0,92)	0,89	(0,88)	----------	0,75
GBB25: Sodbrennen od. saures Aufstoßen	0,34	(0,78)	0,89	(0,97)	p<0,01**	0,48
GBB26: Verkrampfung im Arm beim Schreiben	0,37	(0,63)	0,70	(0,70)	p<0,05*	0,29
GBB27: Kopfschmerzen	0,92	(0,91)	1,49	(0,99)	p<0,01**	1,02

GBB28: Überempfindlichkeit gegen Wärme	0,21	(0,58)	0,86	(0,86)	p<0,001***	0,53
GBB29: Rasche Erschöpfbarkeit	0,39	(0,64)	1,11	(1,07)	p<0,001***	0,53
GBB30: Schlafstörungen	0,39	(0,64)	0,92	(0,76)	p<0,01**	0,44
GBB31: Geschlechtliche Übererregbarkeit	0,27	(0,65)	0,84	(0,76)	p<0,001***	0,38
GBB32: Müdigkeit	1,00	(0,77)	1,89	(1,20)	p<0,001***	1,16
GBB33: Gleichgewichtsstörungen	0,11	(0,31)	0,62	(0,55)	p<0,001***	0,25
GBB34: Schluckbeschwerden	0,16	(0,37)	0,62	(0,55)	p<0,001***	0,11
GBB35: Hustenreiz	0,32	(0,57)	0,65	(0,59)	p<0,05*	0,32
GBB36: Gefühl der Benommenheit	0,13	(0,47)	0,76	(0,68)	p<0,001***	0,27
GBB37: Taubheitsgefühl (Einschlafen, Absterben, Brennen od. Kribbeln in Händen u. Füßen)	0,27	(0,56)	0,76	(0,72)	p<0,01**	0,46
GBB38: Verstopfung	0,24	(0,54)	0,81	(0,74)	p<0,001***	0,43
GBB39: Appetitlosigkeit	0,24	(0,49)	0,92	(0,76)	p<0,001***	0,17
GBB40: Aufsteigende Hitze, Hitzewallungen	0,26	(0,55)	0,95	(0,85)	p<0,001***	0,36
GBB41: Schweregefühl od. Müdigkeit i. d. Beinen	0,37	(0,59)	1,08	(0,86)	p<0,001***	0,47
GBB42: Mattigkeit	0,45	(0,60)	1,08	(0,98)	p<0,001***	0,59
GBB43: Durchfälle	0,24	(0,49)	0,81	(0,74)	p<0,001***	0,18
GBB44: Lähmungen	0,00	(0,00)	0,59	(0,50)	p<0,001***	0,03
GBB45: Stiche, Schmerzen od. Ziehen i. d. Brust	0,45	(0,65)	0,86	(0,71)	p<0,01**	0,39
GBB46: Zittern	0,45	(0,65)	0,92	(0,72)	p<0,01**	0,31
GBB47: Halsschmerzen	0,47	(0,76)	0,73	(0,69)	----------	0,41
GBB48: Leichtes Erröten	0,50	(0,80)	0,81	(0,66)	----------	0,61
GBB49: Kalte Füße	0,97	(0,97)	1,08	(1,04)	----------	0,83
GBB50: Heißhunger	0,34	(0,71)	0,95	(0,91)	p<0,01**	0,68
GBB51: Magenschmerzen	0,32	(0,70)	0,89	(0,84)	p<0,01**	0,56
GBB52: Anfallsweise Atemnot	0,13	(0,41)	0,62	(0,49)	p<0,001***	0,13
GBB53: Unterleibsschmerzen	0,16	(0,55)	0,73	(0,61)	p<0,001***	0,37
GBB54: Gewichtsabnahme	0,08	(0,27)	0,84	(0,60)	p<0,001***	0,21
GBB55: Druckgefühl im Kopf	0,61	(0,82)	1,14	(0,92)	p<0,01**	0,5
GBB56: Anfallsweise Herzbeschwerden	0,16	(0,55)	0,76	(0,64)	p<0,001***	0,29
GBB57: Sprachstörungen	0,24	(0,54)	0,76	(0,68)	p<0,001***	0,1
GBB58: eher körperliche Beschwerden	1,49	(1,01)	2,17	(1,03)	p<0,01**	----------
GBB59: eher seelische Beschwerden	1,24	(1,05)	1,86	(1,12)	p<0,05*	----------

*5.3.2.2. Musikerspezifische Beschwerden und Übezeit
(Epidemiologischer Fragebogen/HIL-Skala)*

Item 6 des Epidemiologischen Fragebogen zu den derzeitigen Beschwerden wird sowohl zu Studienbeginn als auch am Ende des ersten Studienjahres eingesetzt. Die Zahl derjenigen Personen, welche Beschwerden angeben, steigt in diesem Zeitraum von 4 (10,5%) auf 9 (23,7%). Auf Grund der kleinen Fallzahl ist dieser Unterschied im Chi-Quadrat-Test jedoch nicht signifikant (p=0,13).

Die Art der Beschwerden kann auf der HIL-Skala als Zusatz zu Item 6 frei eingetragen werden und ergibt zu beiden Messzeitpunkten ausschließlich Beschwerden des Bewegungsapparates wie: Nackenverspannung, Verspannungen, Verkrampfungen, Koordinationsprobleme, Rückenschmerzen, Arm- und Handbeschwerden, Ganglion.

Im Laufe des ersten Studienjahres nimmt die Übezeit im Hauptfach von 3,83 Stunden (Standardabweichung 1,01) auf 3,28 Stunden (Standardabweichung 0,98) ab. Dieser Unterschied ist im Chi-Quadrat-Test signifikant (p<0,05*).

5.3.2.3. Psychische Beschwerden (KASSL/HADS), Körperkonzept (FKKS), Gesundheitseinstellung (KKG) und Zurechtkommen mit der Arbeit (HIL-Skala)

Die Ergebnisse der Kieler Änderungssensitiven Symptomliste (KASSL), der Subskala „Gesundheit und körperliches Befinden" (SGKB) der Frankfurter Körperkonzeptskalen (FKKS), des HADS-Fragebogens zu Angst und Depression, des Fragebogens zu gesundheitsrelevanten Kontrollüberzeugungen (KKG) sowie der HIL-Skala zum Zurechtkommen mit der Arbeit als Musiker sind in Tabelle 29 dargestellt. Auf keiner der aufgeführten Skalen zeigt sich eine signifikante Veränderung vom Studienbeginn (t_1) zum Ende des ersten Studienjahres (t_2).

Im Vergleich zu den jeweils angegebenen Normstichproben (vgl. Abschnitt 4.3.2. und jeweilige Handbücher) sind die Werte der Studienteilnehmer auf den Skalen des KASSL, auf der Skala SGKB der FKKS und auf den Skalen des HADS nicht signifikant erhöht. Auf der HIL Skala liegen die Studenten zum Zeitpunkt t_1 im oberen Bereich der Punktskala.

Die Mittelwerte der Vergleichsstichproben im KKG-Fragebogen, welcher bei der Wirksamkeitsstudie 1999 nicht eingesetzt wurde, sind in Tabelle 30 zusammengestellt. Auf allen drei Skalen des KKG unterscheiden sich die Zürcher Musikstudenten bei Studienbeginn nicht signifikant von den Werten einer Normstichprobe junger Erwachsener (n=420)

Tabelle 29: Ergebnisse der Studienteilnehmer (n=38) auf den Skalen KASSL, FKKS, HADS, KKG und HIL-Skala, Zeitpunkte t_1 und t_2 (in Klammern die Standardabweichung)

Fragebögen und Subskalen	Mittelwerte t_1	Mittelwerte t_2
KASSL: Gesamt (1–50)	4,34 (4,13)	3,58 (3,72)
KASSL: Soziale Kontaktstörung	1,08 (1,38)	0,74 (1,35)
KASSL: Verstimmungsstörung	1,13 (1,70)	1,00 (1,43)
KASSL: Berufsschwierigkeiten	1,05 (1,04)	0,92 (1,17)
KASSL: Konzentr.- und Leistungsstörungen	1,08 (1,26)	0,92 (1,30)
KASSL: Sensitive Skala	0,92 (1,24)	0,82 (1,06)
KASSL: Insensitive Skala	2,26 (2,13)	1,71 (1,94)
SGKB/FKKS: Gesundheit/körperliches Befinden	29,35 (3,34)	29,29 (3,81)
HIL: Zurechtkommen mit der Arbeit	33,33 (4,39)	33,06 (4,62)
HADS: Angst	5,00 (2,58)	4,49 (2,85)
HADS: Depression	1,69 (1,43)	1,46 (1,32)
KKG: Internalität (I)	29,02 (3,83)	30,12 (3,94)
KKG: Externalität (P) – Einfluss durch andere	21,39 (4,75)	21,69 (5,67)
KKG: Externalität (C) – Einfluss durch Zufall/Schicksal	17,05 (6,41)	15,87 (5,06)

Tabelle 30: Ergebnisse der Vergleichsstichproben (Normstichprobe, n=420 und Studienanfänger Freiburg, n=85) auf den Skalen des KKG -Fragebogens

Skala des KKG	Mittelwerte der Normstichprobe	Mittelwerte der Studienanfänger FR	Standardabweichung Studienanfänger FR
KKG: Internalität (I)	26,87	28,91	4,94
KKG: Externalität (P) – Einfluss durch andere	22,20	22,97	5,13
KKG: Externalität (C) – Einfluss durch Zufall/Schicksal	19,72	17,85	6,13

und den Werten einer Vergleichsstichprobe von Studienanfängern an der Freiburger Musikhochschule (n=85).

Am Ende des 1. Studienjahres unterscheiden sich die Zürcher Studienanfänger auf allen drei Subskalen ebenfalls nicht signifikant von den Studienanfängern an der Freiburger Musikhochschule (n=85).

Allerdings liegt der Wert für Internalität (KKG-I) signifikant höher (p<0,05*) als bei der Normstichprobe und der Wert für Externalität (KKG-C) hoch signifikant tiefer (p<0,001***) als bei der Normstichprobe (n=420). Der Wert für Externalität (KKG-P) unterscheidet sich dagegen nicht signifikant.

5.3.3. Rückblickende Einschätzung durch die Studenten (Fragebogen zum ersten Studienjahr)

Die Ergebnisse des Fragebogens zum ersten Studienjahr mit Rückmeldungen bezüglich musikphysiologisch relevanter Lehrangebote im ersten Studienjahr sind in Tabelle 31 zusammengestellt:

Tabelle 31: Ergebnisse des Fragebogens zum ersten Studienjahr t_2 (Item 1–7, n=38)

1=trifft sehr zu, 2=trifft zu, 3=trifft etwas zu, 4=trifft eher nicht zu, 5=trifft nicht zu, 6=trifft gar nicht zu

Einzelitem des Fragebogens zum ersten Studienjahr	Ergebnismittelwert der Studienteilnehmer
1) Der Kurs hat mir etwas gebracht	2,45 (min=1, max=5)
2) Ich war mit der Kursleiterin zufrieden	1,71 (min=1, max=3)
3) Die Übungen haben einen engen Zusammenhang mit dem Musizieren	2,65 (min=1, max=5)
4) Ich befürworte eine musikphysiologische Institution	1,86 (min=1, max=4)
5) Mir wären folgende Angebote wichtig: (Mehrfachnennung möglich)	Sport/allgemeines Ausgleichstraining 65,8% (n=25) Entspannungsverfahren 52,6% (n=20) Körpermethoden (Feldenkrais etc.) 57,9% (n=22) Psychologische Verfahren 21% (n=8) Weitere, frei formulierte Angaben: Instrumentenspezif. Vorbeugung 2,6% (n=1)

Die Ergebnisse des Fragebogens zum ersten Studienjahr mit Rückmeldungen bezüglich der eigenen Körperübungen ohne Instrument nach dem ersten Studienjahr sind in Tabelle 32 zusammengestellt:

Tabelle 32: Ergebnisse des Fragebogens zum ersten Studienjahr t$_2$ (Item 6–8, n=38)

1=täglich, 2=mehrmals pro Woche, 3=einmal pro Woche, 4=gelegentlich, 5=sehr selten, 6= gar nicht

Einzelitem des Fragebogens zum ersten Studienjahr	Ergebnismittelwert der Studienanfänger
6) Mache Körperübungen *vor* dem instrumentalen/ gesanglichen Üben	3,62 (min=1, max=6)
7) Mache Körperübungen *während* der instrumentalen/ gesanglichen Übezeit	3,11 (min=1, max=6)
8) Mache Körperübungen *nach* dem instrumentalen/ gesanglichen Üben	3,96 (min=1, max=6)

5.4. Diskussion

Die Studienanfänger der Studiengänge Lehr- und Konzertdiplom an der Musikhochschule Winterthur Zürich können zu Beginn des Studienjahres 2000/2001 vollständig erreicht werden. Die 4 Studenten, die bei der Befragung am Ende des Studienjahres nicht mehr zur Verfügung stehen, wurden auf Grund der für ein ganzes Jahr konzipierten Messungen nicht berücksichtigt. Ein Zehntel der Befragten gibt zu Studienbeginn Beschwerden im Zusammenhang mit dem Musizieren an. Nach dem ersten Studienjahr sind es mehr als ein Fünftel, wenn auch auf Grund der geringen Fallzahl rein statistisch keine Signifikanz erreicht wird. Diejenigen 3 Studenten, welche innerhalb des ersten Studienjahres aus dem Studium ausschieden, hatten am Studienbeginn zum Teil erhebliche Beschwerden (vgl. Abschnitt 5.3.1.c), welche in die Studie nicht eingehen, aber für die Entscheidung zum Abbruch des Studiums eine Rolle gespielt haben könnten. Unter Berücksichtigung derjenigen Studien (vgl. Abschnitt 1.2.2.), die im Durchschnitt bei Musikstudenten *verschiedener* Semesterzahl eine Beschwerdehäufigkeit von über 50% Prozent finden, lässt sich vermuten, dass mit der Studienzeit auch die Beschwerdehäufigkeit steigt.

Das wichtigste Ergebnis der Studie ist sicherlich der signifikante Anstieg von Beschwerden auf den Skalen des Gießener Beschwerdebogens (GBB) innerhalb des ersten Studienjahres. Einerseits steigen die Beschwerden des Bewegungsapparates auf der Subskala „Gliederschmerzen" und in den entsprechenden Einzelitems (mit Ausnahme der

Rückenschmerzen) signifikant an. Andererseits findet sich ein signifikanter Anstieg auf den Subskalen „Beschwerdedruck", „Erschöpfungsneigung", „Herzbeschwerden" und „Magenbeschwerden". Besonders bezüglich der Herz- und Magenbeschwerden sowie der Erschöpfungsneigung ist angesichts des jugendlichen Alters der Studienteilnehmer am ehesten von psychosomatischen Belastungen auszugehen. Die Art der Beschwerden entspricht bei den Studienanfängern der in den meisten Studien gefundenen Mischung aus körperlichen und psychosomatischen Beschwerden. Die Angaben zu körperlichen Beschwerden betreffen in der eigenen Beschreibung der Studienanfänger ausschließlich den Bewegungsapparat. Auf den für die Studienteilnehmer weniger direkt thematisch zuzuordnenden Skalen des Gießener Beschwerdebogens (GBB) finden sich aber mit „Erschöpfungsneigung", „Herzbeschwerden" und „Magenbeschwerden" auch für psychosomatische Erkrankungen typische Symptombereiche. Wie in der Diskussion der Wirksamkeitsstudie (vgl. Abschnitt 4.4.) schon erörtert, werden psychosomatische Störungen wahrscheinlich weniger gern angegeben oder verbergen sich für die Betroffenen zunächst hinter körperlichen Beschwerden. Diese Tatsache scheint auch auf der Subskala „Gesundheit und körperliches Befinden" (SGKB-FKKS) zum Tragen zu kommen, die keine signifikanten Veränderungen zeigt.

Die direkte Erhebung von psychischen Symptomen im KASSL-Fragebogen und HADS-Fragebogen ergibt ebenfalls keine signifikanten Veränderungen innerhalb des ersten Studienjahres.

Bezüglich der Kontrollüberzeugungen zu Gesundheit und Krankheit zeigen sich im Laufe des ersten Studienjahres passend zum soeben Gesagten keine signifikanten Veränderungen. Die gefundenen Unterschiede zur Normstichprobe am Ende des 1. Studienjahres bedürfen noch der Abklärung in weiteren Studien, wobei bereits vorhandene Vergleichswerte von anderen Musikhochschulen berücksichtigt werden können (Spahn et al., 2001c). Eine wichtige Schlussfolgerung aus den Ergebnissen im Sinne der Prävention sollte sein, im Rahmen eines Ausbaus von präventiven Lehrangeboten auch Hilfestellungen bei der Entwicklung eines individuell geeigneten Arbeitsstils zu geben. Dazu gehört z. B. die Zeiteinteilung bei der Koordination von Haupt- und Nebenfächern inklusive der Vorbereitung von Prüfungen und Vorspielen innerhalb eines mit Pflichtstunden reich bestückten Stundenplans. Die erfahrungsgemäß zunehmende Ermüdung im Arbeitsalltag am Ende eines Studienjahres sollte bei individuell angemessener Einteilung des Arbeitspensums nicht zwangsläufig in die Zunahme von Symptomen münden. Im Gegensatz zur allgemeinbildenden Schule verlangt das Musikstudium ein wesentlich höheres Maß an Selbständigkeit bei der Zeiteinteilung. Die Umstellungen im Alltag durch das Verlassen des Elternhauses kommen wahrscheinlich als Verunsicherungs- und Belastungsfaktoren am Studienbeginn ebenfalls in Betracht (vgl. Abschnitt 5.1.). Neben einer umfassenderen Betreuung bei der Entwicklung eines individuell sinnvollen Arbeitsstils, wie sie unter dem Stichwort „Übe- und Lernstrategie" in den musikphysiologischen Lehrveranstaltungen häufig zur Sprache kommt, könnte auch eine Diskussion über die Struktur des Stundenplans im ersten Studienjahr notwendig sein. Diese Diskussion sollte die von Lehrer- und Studentenseite gleichermaßen geäußerte Problematik des Zeitmangels im ersten Studienjahr berücksichtigen. Zeitmangel als Stressfaktor und möglicher Auslöser psychosomatischer Beschwerden ist allerdings auch mit der Struktur des gesamten Bildungssystems im Zusammenhang zu sehen, denn der Wunsch nach Herabsetzung des Absolventenalters zur Steigerung der Konkurrenzfähigkeit hängt nur zum Teil von der Studiendauer an der Musikhochschule ab.

Mehr als die Hälfte der Studienanfänger gibt aktive präventive Maßnahmen an, wobei mit über vier Fünfteln Anteil der Sport bzw. das körperliche Ausgleichstraining Platz eins einnehmen. Mit knapp einem Drittel stehen anfangs die Entspannungsverfahren an zweiter Stelle. Die Hälfte der Studienteilnehmer wünscht sich nach dem 1. Studienjahr Angebote in diesem Bereich. Der Anteil an als Körpermethoden bezeichneten Verfahren, die meist mehr das Körperbewusstsein und die Dosierungsfähigkeit fördern, ist anfangs mit ca. fünf Prozent gering, wird aber nach dem ersten Studienjahr mit 58 Prozent an zweiter Stelle nach dem Sport bzw. Ausgleichstraining als Angebot gewünscht. Möglicherweise spiegelt sich in diesen Zahlen nach einem Jahr eine genauere Kenntnis dessen wieder, was für die beruflichen Belange konkret nützlich ist. Nur *ein* Student wünscht sich allerdings explizit eine instrumentenspezifische Prävention. Bezüglich der Existenz von Angeboten in diesem Bereich scheint der Aufklärungsbedarf besonders groß zu sein. Der große Zulauf zu der neu eingeführten musikphysiologischen Beratung für Methodik- bzw. Fachdidaktikgruppen (vgl. Abschnitt 3.1.5.) kommt stundenplanbedingt durchweg aus höheren Semestern, eine Öffnung schon für Studienanfänger wäre aber sicherlich sinnvoll.

Das Zurechtkommen mit der Arbeit als Musiker (HIL-Skala) zeigt keine signifikanten Veränderungen, wenngleich eine Zunahme des Zurechtkommens bzw. Kompetenzgefühls nach einem Studienjahr eigentlich wünschenswert wäre. Der Übergang zum „Ernstfall" beruflicher Beschäftigung im Hauptfach und die gleichzeitige Bewältigung zahlreicher Nebenfächer könnte aber zu einer strengeren Selbstbeurteilung bezüglich des Zurechtkommens mit der Arbeit geführt haben. Zu berücksichtigen ist als „dämpfender Faktor" allerdings auch die signifikante Abnahme der Übezeit im Hauptfach innerhalb des Untersuchungszeitraums.

Eine große Mehrheit der Studienteilnehmer ist davon überzeugt, dass das Fach „Musik und Bewegung" im ersten Jahr etwas gebracht hat und einen Zusammenhang mit dem Musikmachen hat. Erfreulich erscheint auch, dass die in allen musikphysiologisch relevanten Lehrveranstaltungen thematisierte Problematik der Rückenschmerzen zumindest anhand des entsprechenden Einzelitems 11 des Gießener Beschwerdebogens nicht signifikant zunimmt. Diese Ergebnisse und die sehr positive Rückmeldung gegenüber der Kursleiterin könnten aber eine Verzerrung im Sinn „sozialer Erwünschtheit" erfahren haben, da die Untersuchung von der Musikhochschule und deren Lehrern selbst durchgeführt wurde. Praktisch alle Befragten befürworten am Ende des ersten Studienjahres eine musikphysiologische Institution zur Vorbeugung und Gesundheitsförderung, was entsprechend den Ergebnissen der Wirksamkeitsstudie von 1999 als Ermutigung und gute Akzeptanz bezüglich des noch jungen Fachbereiches an der Musikhochschule Winterthur Zürich aufgefasst werden kann.

Die Angaben der Studienteilnehmer zur Häufigkeit von Körperübungen vor, während und nach dem Üben zeigen, dass nur ein kleiner Teil täglich ohne Instrument aktiv wird, was im Sinne eines Aufwärmens bzw. Regenerierens und Abkühlens aber durchweg notwendig wäre. Zur Verbesserung der Prävention im ersten Studienjahr sollten obligatorische Trainings zu diesem Themenkreis diskutiert werden, wobei der zusätzliche Zeitbedarf durch die Wirksamkeit solcher Angebote erfahrungsgemäß aufgewogen würde. Weiterhin sollte die Positionierung der im Abschnitt 4 untersuchten Lehrveranstaltung „Vorbeugung von Spiel- und Gesundheitsproblemen" als obligatorisches Fach im Grundstudium erwogen werden.

Insgesamt gesehen können, trotz einiger zu Tage geförderter Defizite, die Ergebnisse der Studie als Ermutigung angesehen werden, den bereits gut akzeptierten Fachbereich Musikphysiologie und Musikermedizin an der Musikhochschule Winterthur Zürich weiter zu entwickeln und auszubauen.

5.5. Zusammenfassung

Ziel der Studie ist das Verständnis gesundheitsrelevanter Faktoren bei Musikstudenten im ersten Studienjahr. Zahlreiche Studien aus verschiedenen Ländern weisen unabhängig von der Semesterzahl eine erhebliche Zahl von Belastungsfaktoren bei Musikstudenten nach. Dagegen finden sich zu dieser Problematik bei Studienanfängern kaum verwertbare Daten. An der Musikhochschule Winterthur Zürich nahmen im Jahre 2000 und 2001 alle verfügbaren Studienanfänger der Studiengänge Lehr- und Konzertdiplom an einer Fragebogenstudie mit Prä-Post-Vergleichsmessung teil. Im Mittelpunkt der Befragung am Anfang und am Ende des ersten Studienjahres standen die Anzahl und Art der Beschwerden im körperlichen und psychischen Bereich. Weiterhin wurden die zu Gesundheit und Krankheit gehörigen Kontrollüberzeugungen und die Anzahl aktiver präventiver Maßnahmen erhoben. Zusätzlich wurden die Wünsche nach weiteren präventiven Lehrangeboten und die Rückmeldungen zu den bestehenden Lehrangeboten dokumentiert. Die Untersuchung führte zu folgenden Ergebnissen:

1) Die körperlichen und psychosomatischen Beschwerden nahmen im ersten Studienjahr zu.
2) Die direkt erhobenen psychischen Belastungen, die gesundheitsrelevanten Kontrollüberzeugungen und das Zurechtkommen mit der Arbeit veränderten sich nicht.
3) Die Studienteilnehmer gaben positive Rückmeldung zum bestehenden Kursangebot und führten im Alltag gelegentlich präventive Maßnahmen durch.
4) Die Studienteilnehmer wünschten sich ein breites Angebot an musikphysiologisch relevanten Lehrangeboten und sprachen sich deutlich für eine musikphysiologische Institution an der Musikhochschule aus.

6 Fragebogenpaket

Kieler Änderungssensitive Symptomliste*

[KASSL-Fragebogen, Zielke, 1979]
(Verwendet bei Wirksamkeitsstudie 1999 und epidemiologischer Studie 2000/2001)

Anleitung: Auf dieser Seite finden Sie eine Reihe von Problemen und Beschwerden aufgelistet. Kreuzen Sie bitte davon alle diejenigen Probleme und Beschwerden an, welche für Sie gegenwärtig zutreffend sind.

1. ○ mangelndes Selbstvertrauen
2. ○ Angst vor anderen Menschen
3. ○ Minderwertigkeitsgefühle
4. ○ Konzentrationsschwierigkeiten
5. ○ Gefühl der Haltlosigkeit
6. ○ Lebensüberdruss
7. ○ Gefühl des gestörten inneren Gleichgewichts
8. ○ allgemeine Kontaktarmut
9. ○ Probleme bei der Kontaktaufnahme zum anderen Geschlecht
10. ○ mangelndes Interesse am Beruf
11. ○ Überlastungsgefühle
12. ○ Gefühl der ständigen Stimmungsschwankungen
13. ○ Gefühl, den Alltagsanforderungen nicht gewachsen zu sein
14. ○ Angst, vor einer großen Gruppe vorzutragen
15. ○ Unsicherheit über Berufserfolg
16. ○ Leistungsschwäche
17. ○ Gefühl der Schwermut
18. ○ Angst zu versagen
19. ○ Einsamkeit

* Der Abdruck erfolgt mit freundlicher Genehmigung des Hogrefe-Verlages, Göttingen

20 ○ Entschlusslosigkeit
21 ○ mangelnde Ausdauer
22 ○ Gefühl des Unglücklichseins
23 ○ Umgangsschwierigkeiten
24 ○ berufliche Hemmungen
25 ○ Lernschwierigkeiten
26 ○ Gefühl der Unausgeglichenheit
27 ○ Gefühl der Lebensunlust
28 ○ Kreislaufstörungen
29 ○ allgemeine Hemmungen
30 ○ Unsicherheit bei der Berufswahl
31 ○ Arbeitsunlust
32 ○ Gefühl von Niedergeschlagenheit und Bedrücktsein
33 ○ Gefühl von Persönlichkeitsverlust
34 ○ Gefühl der fortwährenden Anspannung
35 ○ Gefühl der inneren Verkrampfung
36 ○ Angst, frei vor anderen Menschen zu sprechen
37 ○ Gefühl, nicht genug leisten zu können
38 ○ Konzentrationsmängel
39 ○ Wunsch oft zu weinen
40 ○ Schwierigkeiten, sich mit anderen zu unterhalten
41 ○ mangelndes Durchsetzungsvermögen
42 ○ Gefühl von Spannungen und Nervosität
43 ○ Gefühl der Gleichgültigkeit
44 ○ Schwindelgefühle
45 ○ Erröten
46 ○ Schüchternheit
47 ○ allgemeine berufliche Schwierigkeiten
48 ○ Weinausbrüche
49 ○ Gefühl, unterlegen zu sein
50 ○ Gefühl, wenig intelligent zu sein

Frankfurter Körperkonzeptskalen*

[FKKS, Deusinger, 1998]
(Verwendet bei Wirksamkeitsstudie 1999 und teilweise
(nur Subskala-SGKB) bei epidemiologischer Studie 2000/2001)

Anleitung: Im folgenden finden Sie Feststellungen, die sich vornehmlich auf äußere Merkmale einer Person beziehen, aber auch Situationen und Verhaltensweisen im Alltag beschreiben. Bitte lesen Sie jede Aussage sorgfältig durch und entscheiden Sie, in welchem Ausmaß die Aussage für Sie zutrifft oder nicht zutrifft. Es gibt sechs verschiedene Antwortmöglichkeiten, drei zustimmende und drei ablehnende Antworten: „trifft sehr zu" (1), „trifft zu" (2), „trifft etwas zu" (3), „trifft eher nicht zu" (4), „trifft nicht zu" (5), „trifft gar nicht zu" (6). Kreuzen Sie bitte das für Sie entsprechende Kästchen an. Bitte beantworten Sie alle Fragen.

> 1=trifft sehr zu, 2=trifft zu, 3=trifft etwas zu,
> 4=trifft eher nicht zu, 5=trifft nicht zu, 6=trifft gar nicht zu

Fragen zur Gesundheit und zum körperlichen Befinden (Subskala-SGKB)

	1	2	3	4	5	6
1. Zumeist fühle ich mich körperlich wohl.	❑	❑	❑	❑	❑	❑
2. Ich fühle mich oft so kraftlos.	❑	❑	❑	❑	❑	❑
3. Ich bin häufiger krank.	❑	❑	❑	❑	❑	❑
4. Ich stoße oft an meine körperlichen Grenzen.	❑	❑	❑	❑	❑	❑
5. Manchmal verlassen mich im entscheidenden Augenblick meine körperlichen Kräfte.	❑	❑	❑	❑	❑	❑
6. Ich fühle mich gesund.	❑	❑	❑	❑	❑	❑

---

* Der Abdruck erfolgt mit freundlicher Genehmigung des Hogrefe-Verlages, Göttingen

Fragen zur körperlichen Beweglichkeit und Stärke (Subskala-SKEF)

1. Ich bin gut im Sport. ❏ ❏ ❏ ❏ ❏ ❏
2. Ich bin motorisch sehr ungeschickt. ❏ ❏ ❏ ❏ ❏ ❏
3. Ich empfinde mich als ausgesprochen steif. ❏ ❏ ❏ ❏ ❏ ❏
4. Ich habe oft das Gefühl, dass mein Gang steif und hölzern wirkt. ❏ ❏ ❏ ❏ ❏ ❏
5. Ich bin ein sportlicher Typ. ❏ ❏ ❏ ❏ ❏ ❏
6. Ich bin stark. ❏ ❏ ❏ ❏ ❏ ❏
7. Ich bin froh über meine körperliche Zähigkeit. ❏ ❏ ❏ ❏ ❏ ❏
8. Ich treibe viel Sport. ❏ ❏ ❏ ❏ ❏ ❏
9. Die Schwerfälligkeit meiner Bewegungen ärgert mich. ❏ ❏ ❏ ❏ ❏ ❏
10. Ich bin allgemein sehr verkrampft. ❏ ❏ ❏ ❏ ❏ ❏

Fragen zum Körper selbst (Subskala-SSAK)

1. Ich würde gerne einige Teile meines Körpers austauschen. ❏ ❏ ❏ ❏ ❏ ❏
2. Ich habe mehr körperliche Mängel als andere. ❏ ❏ ❏ ❏ ❏ ❏
3. Es stört mich nicht, wenn mein äusseres Erscheinungsbild von dem meiner Umgebung abweicht. ❏ ❏ ❏ ❏ ❏ ❏
4. Ich bin mit meinem Aussehen zufrieden. ❏ ❏ ❏ ❏ ❏ ❏
5. Ich sehe ganz gut aus. ❏ ❏ ❏ ❏ ❏ ❏
6. Meine kleinen „Schönheitsfehler" belasten mich nicht. ❏ ❏ ❏ ❏ ❏ ❏

Fragen zur körperlichen Erscheinung (Subskala-SASE)

1. Meine Pfunde sind falsch verteilt. ❏ ❏ ❏ ❏ ❏ ❏
2. Ich meine, ich sei zu dick. ❏ ❏ ❏ ❏ ❏ ❏
3. Ich habe mit meinem Haar keinerlei Probleme. ❏ ❏ ❏ ❏ ❏ ❏

4. Mit der Form meines Gesichtes bin ich zufrieden. ❏ ❏ ❏ ❏ ❏ ❏
5. Meine Stimme passt gut zu meinem Typ. ❏ ❏ ❏ ❏ ❏ ❏
6. Ich habe eine gute Figur. ❏ ❏ ❏ ❏ ❏ ❏
7. Meine Beine sind zu dünn. ❏ ❏ ❏ ❏ ❏ ❏
8. Ich habe hässliche Ohren. ❏ ❏ ❏ ❏ ❏ ❏
9. Ich bin zu klein. ❏ ❏ ❏ ❏ ❏ ❏
10. Die Farbe meiner Haare hat mich schon oft gestört. ❏ ❏ ❏ ❏ ❏ ❏
11. Ich bin mit der Farbe meiner Haare zufrieden. ❏ ❏ ❏ ❏ ❏ ❏
12. Ich habe zu grosse Ohren. ❏ ❏ ❏ ❏ ❏ ❏
13. Meine Beine sind zu dick ❏ ❏ ❏ ❏ ❏ ❏
14. Ich habe gepflegte Hände. ❏ ❏ ❏ ❏ ❏ ❏

Fragen zum Aussehen und Wirkung auf andere (Subskala-SAKA)

1. Wenn jemand mein Aussehen kritisiert, fühle ich mich recht wertlos. ❏ ❏ ❏ ❏ ❏ ❏
2. Ich wirke auf andere meist wenig anziehend. ❏ ❏ ❏ ❏ ❏ ❏
3. Mein Gang hat mir schon viele Komplimente eingebracht. ❏ ❏ ❏ ❏ ❏ ❏
4. Wegen meiner Haut werde ich von Gleichaltrigen beneidet. ❏ ❏ ❏ ❏ ❏ ❏

Hospital Anxiety and Depression Scale*

[HADS-Fragebogen, Snaith et al., 1994, deutsche Fassung von Herrmann et al., 1995]
(Verwendet bei Wirksamkeitsstudie 1999 und epidemiologischer Studie 2000/2001)

Dieser Fragebogen bezieht sich auf Ihr Befinden innerhalb der vergangenen Woche. Suchen Sie bitte eine Aussage in jeder Gruppe heraus, die am besten beschreibt, wie Sie sich in dieser Woche einschließlich heute gefühlt haben! Kreuzen Sie den Kreis der von Ihnen gewählten Aussage an.

1 Ich fühle mich angespannt und überreizt
- meistens
- oft
- von Zeit zu Zeit/gelegentlich
- überhaupt nicht

2 Ich kann mich heute noch so freuen wie früher
- ganz genau so
- nicht ganz so sehr
- nur noch ein wenig
- kaum oder gar nicht

(aus Gründen des Testschutzes wurden nur 2 von 14 Originalitems des HADS abgedruckt)

---

* Der Abdruck der Beispielitems erfolgt mit freundlicher Genehmigung des Verlages Hans Huber, Bern

Fragebogen zur Selbstbeschreibung*

[Zustandsangst, STAI-G Form X 1, Spielberger et al. 1970, deutsche Fassung von Laux et al., 1981]
(Verwendet bei Wirksamkeitsstudie 1999)

Anleitung: Im folgenden Fragebogen finden Sie eine Reihe von Feststellungen, mit denen man sich selbst beschreiben kann. Bitte lesen Sie jede Feststellung durch und wählen Sie aus den vier Antworten diejenige aus, die angibt, wie Sie sich jetzt, d.h. in diesem Moment, fühlen. Kreuzen Sie bitte bei jeder Feststellung die Zahl unter der von Ihnen gewählten Antwort an. Es gibt keine richtigen oder falschen Antworten. Überlegen Sie bitte nicht lange und denken Sie daran, diejenige Antwort auszuwählen, die Ihren augenblicklichen Gefühlszustand am besten beschreibt.

1=überhaupt nicht, 2=ein wenig, 3=ziemlich, 4=sehr

	1	2	3	4
1. Ich bin ruhig	❑	❑	❑	❑
2. Ich fühle mich geborgen	❑	❑	❑	❑
3. Ich fühle mich angespannt	❑	❑	❑	❑
4. Ich bin bekümmert	❑	❑	❑	❑
5. Ich bin gelöst	❑	❑	❑	❑
6. Ich bin aufgeregt	❑	❑	❑	❑
7. Ich bin besorgt, dass etwas schief gehen könnte	❑	❑	❑	❑
8. Ich fühle mich ausgeruht	❑	❑	❑	❑
9. Ich bin beunruhigt	❑	❑	❑	❑
10. Ich fühle mich wohl	❑	❑	❑	❑
11. Ich fühle mich selbstsicher	❑	❑	❑	❑
12. Ich bin nervös	❑	❑	❑	❑
13. Ich bin zappelig	❑	❑	❑	❑
14. Ich bin verkrampft	❑	❑	❑	❑
15. Ich bin entspannt	❑	❑	❑	❑

* Der Abdruck erfolgt mit freundlicher Genehmigung des Hogrefe-Verlages, Göttingen

16. Ich bin zufrieden ❏ ❏ ❏ ❏
17. Ich bin besorgt ❏ ❏ ❏ ❏
18. Ich bin überreizt ❏ ❏ ❏ ❏
19. Ich bin froh ❏ ❏ ❏ ❏
20. Ich bin vergnügt ❏ ❏ ❏ ❏

Fragebogen zur dispositionalen Selbstaufmerksamkeit*

[SAM-Fragebogen, Filipp et al. 1989]
(Verwendet bei Wirksamkeitsstudie 1999)

Anleitung: Auf der folgenden Seite finden Sie Gedanken niedergeschrieben, die auftreten können, wenn man sich mit sich selbst beschäftigt. Bitte geben Sie an, wie häufig diese Gedanken bei Ihnen persönlich auftreten („sehr oft", „oft", „ab und zu", „selten", „sehr selten") und machen Sie jeweils ein Kreuz in das entsprechende Kästchen.
Entscheiden Sie möglichst schnell und ohne langes Nachdenken und lassen Sie bitte nichts aus.

5=sehr oft, 4=oft, 3=ab und zu, 2=selten, 1=sehr selten,

	5	4	3	2	1
1. Es ist mir wichtig, meine eigenen Bedürfnisse zu erkennen	❏	❏	❏	❏	❏
2. Ich achte darauf, wie ich aussehe.	❏	❏	❏	❏	❏
3. Ich erforsche gründlich meine Absichten.	❏	❏	❏	❏	❏
4. Ich betrachte mich gern im Spiegel.	❏	❏	❏	❏	❏
5. Ich mache mir Gedanken darüber, wie ich auf andere Menschen wirke.	❏	❏	❏	❏	❏
6. Ich versuche, über mich selbst etwas herauszufinden.	❏	❏	❏	❏	❏
7. Ich denke über mich nach.	❏	❏	❏	❏	❏
8. Ich mache mir Gedanken über die Art, wie ich die Dinge anpacke.	❏	❏	❏	❏	❏
9. Ich spüre es, wenn sich meine Stimmung verändert.	❏	❏	❏	❏	❏
10. Ich beobachte sorgfältig meine innersten Gefühle.	❏	❏	❏	❏	❏

* Der Abdruck erfolgt mit freundlicher Genehmigung des Hogrefe-Verlages, Göttingen

11. Ich denke im Nachhinein darüber nach, welchen Eindruck ich auf andere gemacht habe. ❏ ❏ ❏ ❏ ❏
12. Ich merke, wie ich mich selbst beobachte. ❏ ❏ ❏ ❏ ❏
13. Ich glaube, ich kenne mich sehr genau. ❏ ❏ ❏ ❏ ❏
14. Ich achte darauf, dass ich in einem guten Licht erscheine. ❏ ❏ ❏ ❏ ❏
15. Bevor ich aus dem Haus gehe, werfe ich einen letzten Blick in den Spiegel. ❏ ❏ ❏ ❏ ❏
16. Ich spüre richtig, wie mein Kopf arbeitet, wenn ich ein Problem löse. ❏ ❏ ❏ ❏ ❏
17. Es ist mir unangenehm, wenn andere mich beobachten. ❏ ❏ ❏ ❏ ❏
18. Ich achte auf mein Aussehen. ❏ ❏ ❏ ❏ ❏
19. Ich mache mir Gedanken darüber, wie ich mich in Gegenwart anderer geben soll. ❏ ❏ ❏ ❏ ❏
20. Ich achte auf meine eigenen Bewegungen und meine Körperhaltung. ❏ ❏ ❏ ❏ ❏
21. Ich ertappe mich dabei, wie meine Gedanken um mich selbst kreisen. ❏ ❏ ❏ ❏ ❏
22. Ich überlege, was meine Freunde und Bekannten von mir denken. ❏ ❏ ❏ ❏ ❏
23. Ich bin mir über meine eigenen Pläne und Ziele sehr gut im Klaren. ❏ ❏ ❏ ❏ ❏
24. Ich spüre es, wenn mich jemand beobachtet. ❏ ❏ ❏ ❏ ❏
25. Ich denke über mich und mein Leben intensiver nach als andere Menschen. ❏ ❏ ❏ ❏ ❏
26. Ich denke darüber nach, welchen Gesichtsausdruck ich gerade habe. ❏ ❏ ❏ ❏ ❏
27. Es ist mir wichtig, wie andere über mich denken. ❏ ❏ ❏ ❏ ❏

Gießener Beschwerdebogen*

[GBB, Brähler et al., 1995)]
(Verwendet bei epidemiologischer Studie 2000/2001)

Auf den folgenden Seiten ist eine größere Anzahl von Beschwerden aufgeführt. Überlegen sie bitte, an welchen dieser Beschwerden Sie leiden. Machen Sie ein Kreuz in das entsprechende Kästchen. Die Beschwerden, die Sie nicht haben, erhalten natürlich ein Kreuz im „Nicht-Kästchen".

Ich fühle mich durch folgende Beschwerden belästigt

1=nicht, 2=kaum, 3=einigermaßen, 4=erheblich, 5=stark

		1	2	3	4	5
1.	Schwächegefühl	❑	❑	❑	❑	❑
2.	Herzklopfen, Herzjagen oder Herzstolpern	❑	❑	❑	❑	❑
3.	Druck- oder Völlegefühl im Leib	❑	❑	❑	❑	❑

Sind Ihrer Meinung nach Ihre Beschwerden eher körperlich oder eher seelisch oder auch körperlich und seelisch bedingt? Kreuzen Sie bitte an, was Ihrer Meinung nach zutrifft.

| 58. | körperlich | ❑ | ❑ | ❑ | ❑ | ❑ |
| 59. | seelisch | ❑ | ❑ | ❑ | ❑ | ❑ |

(aus Gründen des Testschutzes wurden nur 3 von 57 Originalitems und die 2 Zusatzitems des GBB abgedruckt)

---

* Der Abdruck der Beispielitems erfolgt mit freundlicher Genehmigung des Verlages Hans Huber, Bern

Fragebogen zur Erhebung von Kontrollüberzeugungen zu Krankheit und Gesundheit*

[KKG-Fragebogen, Lohaus et al., 1989]
(Verwendet bei epidemiologischer Studie 2000/2001)

Anleitung: Im folgenden finden Sie Aussagen, die Ihr körperliches Wohlbefinden betreffen. Bitte lesen Sie jede Aussage sorgfältig durch und entscheiden Sie, in welchem Ausmaß die Aussage zutrifft oder nicht zutrifft. Sie haben dabei sechs verschiedene Antwortmöglichkeiten. Überlegen Sie bitte bei den einzelnen Sätzen nicht zu lange und achten Sie darauf, dass Sie keinen Satz auslassen.

> 1=trifft sehr zu, 2=trifft zu, 3=trifft etwas zu, 4=trifft eher nicht zu,
> 5=trifft nicht zu, 6=trifft gar nicht zu

	1	2	3	4	5	6
1. Wenn ich mich nicht wohl fühle, dann habe ich mir das selbst zuzuschreiben.	❏	❏	❏	❏	❏	❏
2. Wenn ich Beschwerden habe, suche ich gewöhnlich einen Arzt auf.	❏	❏	❏	❏	❏	❏
3. Ob meine Beschwerden länger andauern, hängt vor allem vom Zufall ab.	❏	❏	❏	❏	❏	❏
4. Wenn ich mich körperlich wohl fühle, dann verdanke ich dies vor allem den Ratschlägen und Hilfen anderer.	❏	❏	❏	❏	❏	❏
5. Wenn bei mir Beschwerden auftreten, dann habe ich nicht genügend auf mich aufgepasst.	❏	❏	❏	❏	❏	❏
6. Wenn ich Beschwerden habe, frage ich andere um Rat.	❏	❏	❏	❏	❏	❏
7. Körperliche Beschwerden lassen sich nicht beeinflussen: Wenn ich Pech habe, sind sie plötzlich da.	❏	❏	❏	❏	❏	❏

---

* Der Abdruck erfolgt mit freundlicher Genehmigung des Hogrefe-Verlages, Göttingen

8. Wenn ich auf mich achte, bekomme ich keine Beschwerden. ❏ ❏ ❏ ❏ ❏ ❏

9. Wenn es das Schicksal so will, dann bekomme ich körperliche Beschwerden. ❏ ❏ ❏ ❏ ❏ ❏

10. Wenn bei mir Beschwerden auftreten, bitte ich einen Fachmann, mir zu helfen. ❏ ❏ ❏ ❏ ❏ ❏

11. Ob es mir gut geht oder nicht, lässt sich nicht beeinflussen. ❏ ❏ ❏ ❏ ❏ ❏

12. Wenn ich keinen guten Arzt habe, habe ich häufiger unter Beschwerden zu leiden. ❏ ❏ ❏ ❏ ❏ ❏

13. Ob Beschwerden wieder verschwinden, hängt vor allen davon ab, ob ich Glück habe oder nicht. ❏ ❏ ❏ ❏ ❏ ❏

14. Ich kann Beschwerden vermeiden, indem ich mich von anderen beraten lasse. ❏ ❏ ❏ ❏ ❏ ❏

15. Ich verdanke es meinem Schicksal, wenn meine Beschwerden wieder verschwinden. ❏ ❏ ❏ ❏ ❏ ❏

16. Wenn ich genügend über mich weiß, kann ich mir bei Beschwerden selbst helfen. ❏ ❏ ❏ ❏ ❏ ❏

17. Wenn ich Beschwerden habe, weiß ich, dass ich mir selbst helfen kann. ❏ ❏ ❏ ❏ ❏ ❏

18. Es liegt an mir, wenn meine Beschwerden nachlassen. ❏ ❏ ❏ ❏ ❏ ❏

19. Ich bin der Meinung, dass Glück und Zufall eine große Rolle für mein körperliches Befinden spielen. ❏ ❏ ❏ ❏ ❏ ❏

20. Wenn ich mich unwohl fühle, wissen andere am besten, was mir fehlt. ❏ ❏ ❏ ❏ ❏ ❏

21. Es liegt an mir, mich vor Beschwerden zu schützen. ❏ ❏ ❏ ❏ ❏ ❏

Epidemiologischer Fragebogen für Musiker

[Spahn, 1998]
(Verwendet bei Wirksamkeitsstudie 1999 und epidemiologischer Studie 2000/2001)

Bitte kreuzen Sie die jeweils für Sie zutreffende Antwort an:

1. Alter _____ Jahre
2. Geschlecht ○ männlich ○ weiblich
3. Familienstand
   ○ verheiratet/mit festem/r Partner/in
   ○ allein lebend/ohne feste Partnerschaft
   ○ geschieden

4. Musikstudium
Semesterzahl _____
Studiengang
   ○ Lehrdiplom
   ○ Konzertdiplom (Aufbaustudium)
   ○ Solistenstudium (Aufbaustudium)
   ○ andere

5. Hauptinstrument
   ○ 1 Violine
   ○ 2 Viola
   ○ 3 Violoncello
   ○ 4 Kontrabass
   ○ 5 Viola da Gamba
   ○ 6 Piano
   ○ 7 Orgel
   ○ 8 Historische Tasteninstrumente
   ○ 9 Gesang/Stimmfach:
   ○ 10 Querflöte
   ○ 11 Traversflöte
   ○ 12 Klarinette
   ○ 13 Oboe
   ○ 14 Fagott
   ○ 15 Blockflöte
   ○ 16 Panflöte
   ○ 17 Trompete
   ○ 18 Posaune
   ○ 19 Horn
   ○ 20 Tuba
   ○ 21 Saxophon
   ○ 22 Gitarre
   ○ 23 Laute
   ○ 24 Harfe
   ○ 25 Akkordeon
   ○ 26 Schlagzeug
   ○ 27 andere _____

6. Leiden Sie derzeit unter Beschwerden, die Sie beim Spielen beeinträchtigen?
   ○ ja ○ nein

7. Falls ja, welcher Bereich ist durch die Beschwerden betroffen?
    ○ vorwiegend das körperliche Befinden
    ○ vorwiegend das seelische Befinden
    ○ körperliches und seelisches Befinden

8. Falls ja, wie lange dauern die aktuellen Beschwerden schon?
    ○ mehrere Tage
    ○ mehrere Wochen
    ○ mehrere Monate
    ○ 1 Jahr
    ○ mehrere Jahre

9. Falls ja, wie stark waren Sie durch die Beschwerden während der vergangenen 7 Tage beim Spielen beeinträchtigt?
    ○ Spielen ist nicht möglich
    ○ Spielen ist stark eingeschränkt
    ○ ich versuche, trotz starker Beschwerden zu spielen
    ○ Spielen ist leicht eingeschränkt
    ○ Spielen ist nicht eingeschränkt

10. Haben Sie irgendwann früher schon einmal unter Beschwerden gelitten, die Sie beim Spielen beeinträchtigt haben?
    ○ ja   ○ nein

11. Falls ja, welcher Bereich war durch die Beschwerden betroffen?
    ○ vorwiegend das körperliche Befinden
    ○ vorwiegend das seelische Befinden
    ○ körperliches und seelisches Befinden

12. Haben Sie eine der folgenden Substanzen wegen Problemen im Zusammenhang mit der Musikausübung schon einmal eingenommen?
    ○ Schmerzmedikamente
    ○ Beruhigungsmittel (Tranquilizer)
    ○ Beta-Blocker
    ○ andere Psychopharmaka
    ○ Alkohol

13. Betreiben Sie aktive Maßnahmen mit dem Ziel, sich vor langfristig schädlichen Belastungen als Musiker zu schützen?
    ○ ja   ○ nein

14. Falls ja, welche Maßnahmen betreiben Sie aktiv (mindestens 1 mal pro Woche während 2 Monaten)?
   ○ allgemeines Körpertraining, Ausgleichssport
   ○ Entspannungsverfahren
   ○ Körpermethode (Feldenkrais, Alexandertechnik, Dispokinese etc.)
   ○ Psychohygienische Maßnahmen (Psychologische Verfahren, Psychotherapie)

Fragebogen zum Zurechtkommen mit der Arbeit als MusikerIn

[HIL-Skala, Hildebrandt, 1999b]
(Verwendet bei Wirksamkeitsstudie 1999 und epidemiologischer Studie 2000/2001)

> 1=trifft sehr zu, 2=trifft zu, 3=trifft etwas zu, 4=trifft eher nicht zu, 5=trifft nicht zu, 6=trifft gar nicht zu

	1	2	3	4	5	6
1) Ich bin zufrieden mit dem Gelingen meiner Arbeit als MusikstudentIn/MusikerIn	❏	❏	❏	❏	❏	❏
2) Meine Haltung fühlt sich beim Musizieren gut an	❏	❏	❏	❏	❏	❏
3) Meine Atmung fühlt sich beim Musizieren gut an	❏	❏	❏	❏	❏	❏
4) Ich fühle mich in Bühnensituationen sicher	❏	❏	❏	❏	❏	❏
5) Meine Spielbewegungen fühlen sich gut an	❏	❏	❏	❏	❏	❏
6) Ich habe Beschwerden im Zusammenhang mit dem Musizieren	❏	❏	❏	❏	❏	❏

Falls ja, welche _____

	1	2	3	4	5	6
7) Ich fühle mich meinem Studium/Beruf gewachsen	❏	❏	❏	❏	❏	❏

Evaluationsfragebogen zur Lehrveranstaltung „Vorbeugung von Spiel- und Gesundheitsproblemen"

[Hildebrandt, 1999b]
(Verwendet bei Wirksamkeitsstudie 1999)

> 1=trifft sehr zu, 2=trifft zu, 3=trifft etwas zu, 4=trifft eher nicht zu,
> 5=trifft nicht zu, 6=trifft gar nicht zu

Die Informationen und Übungen des Kurses wirken sich positiv aus auf:

		1	2	3	4	5	6
1)	die Effektivität meines Übens	❏	❏	❏	❏	❏	❏
2)	meine Bühnensicherheit	❏	❏	❏	❏	❏	❏
3)	mein Unterrichten	❏	❏	❏	❏	❏	❏
4)	meinen eigenen Unterricht	❏	❏	❏	❏	❏	❏
5)	meine Körperhaltung	❏	❏	❏	❏	❏	❏
6)	meine Stimmung	❏	❏	❏	❏	❏	❏
7)	meine Atmung	❏	❏	❏	❏	❏	❏
8)	meine Instrumental- bzw. Gesangstechnik	❏	❏	❏	❏	❏	❏
9)	meine Ausdrucksfähigkeit	❏	❏	❏	❏	❏	❏
10)	meine Spielvorstellung	❏	❏	❏	❏	❏	❏
11)	etwaige Beschwerden	❏	❏	❏	❏	❏	❏

Falls ja auf welche _____

12) Besonders die im Kurs erlernte Zusammenarbeit bestimmter Haltungsmuskeln finde ich wichtig   ❏ ❏ ❏ ❏ ❏ ❏

Als hilfreich erlebe ich die dosierte Aktivität der:

		1	2	3	4	5	6
13)	Fuß- und Beinmuskeln	❏	❏	❏	❏	❏	❏
14)	Beckenbodenmuskeln	❏	❏	❏	❏	❏	❏
15)	Unterbauchmuskeln	❏	❏	❏	❏	❏	❏

16) Weitere: _____

17) Die Verknüpfung von Theorie und Praxis in der jeweiligen Kursdoppelstunde finde ich wichtig   ❏ ❏ ❏ ❏ ❏ ❏

18) Folgende Übungen haben mir besonders viel gebracht: _____

18a) Ich habe die empfohlenen Übungen des ❏ ❏ ❏ ❏ ❏ ❏
   Kurses zu Hause durchgeführt:
   1=täglich, 2=mehrmals pro Woche,
   3=einmal pro Woche, 4=gelegentlich,
   5=sehr selten, 6= gar nicht

19) Folgende Informationen haben mir besonders viel gebracht:
   _____

20) Ich finde regelmäßige Lehrveranstaltungen ❏ ❏ ❏ ❏ ❏ ❏
   im Fach Musikphysiologie/Musikermedizin
   wichtig

21) Ich werde die Veranstaltung meinen Mitstu- ❏ ❏ ❏ ❏ ❏ ❏
   denten empfehlen

22) Ich war mit der Qualität der Veranstaltung ❏ ❏ ❏ ❏ ❏ ❏
   zufrieden

23) Ich wünsche mir eine Vertiefung durch ❏ ❏ ❏ ❏ ❏ ❏
   Seminare oder praktische Übungen

Falls ja zu welchen Themen: _____

24) Ich befürworte an der Musikhochschule ❏ ❏ ❏ ❏ ❏ ❏
   eine Institution, die sich um musikmedizini-
   sche Beratung, Vorsorge, Betreuung und Forschung bemüht

25) Ich würde deren Leistungen in Anspruch ❏ ❏ ❏ ❏ ❏ ❏
   nehmen bzw. wäre zu einer Mitarbeit bereit

26) Ich habe gerne an der Fragebogenaktion mit- ❏ ❏ ❏ ❏ ❏ ❏
   gewirkt

27) Für mich war das Zusammensein in der ❏ ❏ ❏ ❏ ❏ ❏
   Gruppe bei diesem Kurs besonders wichtig

28) Der gemeinsame Unterricht mit anderen ❏ ❏ ❏ ❏ ❏ ❏
   Instrumentengruppen/Gesang war für mich
   besonders anregend

29) Während des letzten Semesters habe ich folgende Maßnahmen zusätzlich
   zum Kurs aktiv und regelmäßig (mindestens 1 mal pro Woche während
   2 Monaten) betrieben:

○ Allgemeines Körpertraining, Ausgleichsport

○ Entspannungsverfahren

○ Körpermethode (Feldenkrais, Alexandertechnik, Dispokinese etc.)

○ Psychohygienische Maßnahmen (Psychologische Verfahren Psychotherapie)

Musikerspezifischer Zusatzfragebogen

[ZUS, Hildebrandt, 1999b]
(Verwendet bei Wirksamkeitsstudie 1999)

1) Meine tägliche Übezeit beträgt in Stunden: _____
2) Meine tägliche Übezeit ohne Instrument beträgt in Stunden: _____

1=trifft sehr zu, 2=trifft zu, 3=trifft etwas zu, 4=trifft eher nicht zu, 5=trifft nicht zu, 6=trifft gar nicht zu

	1	2	3	4	5	6
3) Lockerheit ist für mich ein wesentliches Ziel beim Musizieren	❑	❑	❑	❑	❑	❑
4) Meine Körperhaltung und mein seelische Befinden hängen zusammen	❑	❑	❑	❑	❑	❑
5) Mein Körperbefinden entscheidet über meine Zukunftschancen	❑	❑	❑	❑	❑	❑

Fragebogen zum ersten Studienjahr

[Hildebrandt et al., 2001]
(Verwendet bei epidemiologischer Studie 2000/2001)

1=trifft sehr zu, 2=trifft zu, 3=trifft etwas zu, 4=trifft eher nicht zu,
5=trifft nicht zu, 6=trifft gar nicht zu

	1	2	3	4	5	6
1) Der zweisemestrige Kurs Musik und Bewegung hat mir etwas gebracht	❏	❏	❏	❏	❏	❏
2) Ich war mit der Kursleiterin zufrieden	❏	❏	❏	❏	❏	❏
3) Für mich haben die Übungen des Kurses einen engen Zusammenhang mit dem Musizieren	❏	❏	❏	❏	❏	❏
4) Ich befürworte an der Hochschule eine musikphysiologische Institution zur Vorbeugung und Gesundheitsförderung	❏	❏	❏	❏	❏	❏

5) Mir wären folgende Angebote wichtig (Mehrfachnennung möglich)

- ○ allgemeines Körpertraining, Ausgleichssport
- ○ Entspannungsverfahren
- ○ Körpermethoden (Feldenkrais, Alexander, Yoga etc.)
- ○ Psychologische Verfahren, Psychotherapie
- ○ Andere: _____
- ○ Keine

Ich mache im Alltag Körperübungen ohne Instrument:

1=täglich, 2=mehrmals pro Woche, 3=einmal pro Woche,
4=gelegentlich, 5=sehr selten, 6= gar nicht

	1	2	3	4	5	6
6) vor dem instrumentalen/gesanglichen Üben	❏	❏	❏	❏	❏	❏
7) während der instrumentalen/gesanglichen Übezeit	❏	❏	❏	❏	❏	❏
8) nach dem instrumentalen/gesanglichen Üben	❏	❏	❏	❏	❏	❏

Literaturverzeichnis

Alexander FM (1988) *Der Gebrauch des Selbst.* Kösel, München 1988 (engl. Original 1932)

Alexander G (1999) *Eutonie. Ein Weg der körperlichen Selbsterfahrung.* 9. Auflage. Kösel, München 1999

Altenmüller E (1996) „Fokale Dystonien bei Musikern: Eine Herausforderung für die Musiker-Medizin". In: *Musikphysiologie und Musikermedizin* 3 (1996): 29–40

Altenmüller E (2001) „Hand-Wunder – Vom Spitzgriff zur Liszt-Sonate". In: *Musikphysiologie und Musikermedizin* 8 (2001): 139–158

Altenmüller E (2002) „Apollo in uns: Wie das Gehirn Musik verarbeitet". In: *Musikphysiologie und Musikermedizin* 9 (2002): 15–24

Antonowsky A (1979) *Health, stress and coping.* Jossey Bass, London 1979

Antonowsky A (1987) „ The salutogenetic perspective: toward a new view of health and illness". In: *Advances* 4 (1987): 47–55

Argyle M (1989) *Körpersprache und Kommunikation.* 5. Auflage. Junfermann, Paderborn 1989

Bach CPE (1994) *Versuch über die wahre Art, das Klavier zu spielen.* Faksimile-Reprint. Bärenreiter, Kassel, 1994 (dt. Original 1753)

Basmajian JV (1962) *Muscles alive.Their functions revealed by Electromyography.* Williams Wilkins Company, Baltimore 1962

Balser D (1990) *Untersuchung funktionaler Ablaufbedingungen komplexer sensumotorischer Fertigkeiten am Beispiel des Streichinstrumentenspiels.* Peter Lang, Frankfurt 1990

Bastian HG (1995) (Hg.) *Erkrankungen vorbeugen und vermeiden.* Schott, Mainz 1995

Bernstein NA (1988) *Bewegungsphysiologie.* 2. Auflage. Ambrosius Barth, Leipzig 1988

Biesenbender V (1992) *Von der unerträglichen Leichtigkeit des Instrumentalspiels* (Wege – Musikpädagogische Schriften, Band 2). Musikedition Nepomuk, Aarau 1992

Billeter B (1995) „Probleme an Tasteninstrumenten". In: Wagner CH (1995) (Hg.) *Medizinische Probleme bei Instrumentalisten: Ursachen und Prävention.* Laaber, Laaber 1995: 133–139

Birbaumer N/Schmidt RF (1999) *Biologische Psychologie.* 4. Auflage. Springer, Berlin 1999

Birkenbihl V (2000) *Das <neue> Stroh im Kopf? Vom Gehirn-Besitzer zum Gehirn-Benutzer.* 36. Auflage. Gabal, Offenbach 2000

Blackie H/Stone R/Tieran A (1999) „An investigation of injury prevention among university piano students". In: *Medical Problems of Performing Artists* 14 (1999): 141–149

Blischke K (1986) *Die Bedeutung bildhafter und verbaler Information für die Ausbildung einer Bewegungsvorstellung* (Dissertation Technische Universität Berlin), Berlin 1986

Blum J/Norris R (1991) „Behandlung erkrankter und verletzter Künstler in den USA". In: *Deutsches Ärzteblatt* 88 (1991): A-2366 – A-2373

Blum J (1995) (Hg.) *Medizinische Probleme bei Musikern.* Thieme, Stuttgart 1995

Blum J/Mastroianni T/Norris R (1995a) „Musikschulen und -hochschulen und ihre präventiven Aufgaben bezüglich zukünftiger Erkrankungen bei Musikern". In: Blum J (Hg.) *Medizinische Probleme bei Musikern.* Thieme, Stuttgart 1995: 40–44

Blum J (1995b) „Häufigkeit, Ursachen und Risikofaktoren berufsbedingter Erkrankungen bei Musikern". In: Wagner CH (Hg.) *Medizinische Probleme bei Instrumentalisten: Ursachen und Prävention.* Laaber, Laaber 1995: 15–29

Böttner B (1993) „Über die Physiologie des Instrumentalspiels". In: *Neue Musikzeitung* 43 (1993): 64–65

Bobath B (1986) *Abnorme Haltungsreflexe bei Gehirnschäden.* Thieme, Stuttgart 1986.

Brähler E/Scheer JW (1995) *Der Gießener Beschwerdebogen.* 2. Auflage. Hans Huber, Bern 1995.

Brandfonbrener A (1989) „Preliminary findings from the MTNA music medicine survey ". In: *American Music teacher* 39 (1989): 14–15

Brandfonbrener A (1997) „Orchestral injury prevention intervention study". In: *Medical Problems of Performing Artists* 12 (1997): 9–14

Brandfonbrener A (2000) „ Joint laxity and arm pain in musicians". In: *Medical Problems of Performing Artists* 15 (2000): 72–74

Brennscheidt R (2000) „Frühe Instrumentalförderung erfordert frühe medizinische Prävention – Konsequenzen aus der musikmedizinischen Beratung auf Musikschulebene". In: *Musikphysiologie und Musikermedizin* 7 (2000): 22–26

Breuer R (1995) „Berufskrankheiten von Instrumentalmusikern aus medizinhistorischer Sicht – ein kurzgefasster Überblick". In: *Musikphysiologie und Musikermedizin* 2 (1995): 19–21

Broaddus-Lawrence PL/Treole K/McCabe R/Allen RL/Toppin L (2000) „The effects of preventive vocal hygiene education on the vocal hygiene habits and perceptual vocal characteristics of training singers". In: *Journal of voice* 14 (2000): 58–71

Brodsky W (1996) „Music performance anxiety reconceptualized: A critique of current research practices and findings". In: *Medical Problems of Performing Artists* 11 (1996): 88–98

Brodsky W/Beer SH (1999) „Aufführungsangst bei Musikern als musikbezogenes Phänomen: Ein neues Konzept". In: *Musikphysiologie und Musikermedizin* 6 (1999): 14–18

Buchbauer J (2001) *Präventives Muskeltraining zur Behebung von Haltungsfehlern.* 2. Auflage. Hofmann, Schorndorf 2001

Buchmann J/Weber K (1994) *Weiche Techniken in der Manuellen Medizin.* Hippokrates, Stuttgart 1994

Buytendijk FJ (1956) *Allgemeine Theorie der menschlichen Haltung und Bewegung.* Springer, Berlin 1956.

Candia V/Elbert T/Altenmüller E/Rau H/Taub E (1999) „Constraint-induced movement therapy for focal hand dystonia in musicians". In: *The Lancet* 353 (9146) (January 2, 1999): 42

Ceronetti G (1983) *Das Schweigen des Körpers.* Suhrkamp, Frankfurt 1983 (ital. Original 1979)

Chasin M (1996) *Musicians and the prevention of hearing loss.* Singular Publishing Group, San Diego 1996

Csikszentmihalyi M (2001) *Flow. Das Geheimnis des Glücks.* Klett – Cotta, Stuttgart 2001 (engl. Original 1990)

Danckwerth F (1996) „Schmerzen an Schultergelenken bei Streichinstrumentalisten – Diagnostische Kriterien und Maßnahmen der Rehabilitation". In: *Musikphysiologie und Musikermedizin* 3 (1996): 21–28

Dawson WJ (2001) „Upper extremity overuse in instrumentalists". In: *Medical Problems of Performing Artists* 16 (2001): 66–71

Dannemann U (1992*) Isometrische Übungen für Geiger.* Walter Braun, Duisburg 1992

Deetjen P/Speckmann EJ (1999) *Physiologie.* 3. Auflage. Urban und Fischer, München 1999

Deuschl G/Hallett M (1998) „Die fokalen Dystonien: Vom Beschäftigungskrampf zur behandelbaren Sensomotorikerkrankung". Aktuelle Neurologie 25 (1998): 320–328

Deusinger I (1998) *Die Frankfurter Körperkonzeptskalen (FKKS).* Hogrefe, Göttingen 1998 (Bezugsquelle des kompletten Testverfahrens: Testzentrale Göttingen, Robert-Bosch-Breite 25, D-37079 Göttingen)

Deutscher Musikrat (1999) *Musik-Almanach.* Bärenreiter/Bosse, Kassel 1999

Dornes M (2001) *Der kompetente Säugling: die präverbale Entwicklung des Menschen.* 10. Auflage. Fischer, Frankfurt 2001

Douglas M (1998) *Ritual, Tabu und Körpersymbolik – sozialanthropologische Studien in Industriegesellschaft und Stammeskultur.* Lizenzausgabe nach Erstausgabe von 1974. Fischer, Frankfurt 1998.

Drexel H/Hildebrandt G/Schlegel KF/Weiman G (1989) (Hg.) *Physikalische Medizin.* Hippokrates, Stuttgart 1989.

Dürckheim GK (1996) *Hara. Die Erdmitte des Menschen.* Barth, München 1996

Eberhard S (1931) *Hemmung und Herrschaft auf dem Griffbrett.* Max Hesse, Berlin 1931

Eberhard S (1938) *Wiederaufstieg und Untergang der Kunst des Geigens.* Max Hesse, Berlin 1938

Ebert D/Asmussen G (1986) „Die Rolle der motorischen Einheiten bei der Steuerung von muskulären Aktionen". In: *Zeitschrift für Physiotherapie* 38 (1986): 287–304

Ebert D (1991) „Motorik". In: *Zeitschrift für Physiotherapie* 43 (1991): 125–138

Eberspächer H (1990) *Mentale Trainingsformen in der Praxis.* Sportinform, München 1990

Ernst A (1991) *Lehren und Lernen im Instrumentalunterricht.* Schott, Mainz 1991

Faller A (1999) *Der Körper des Menschen.* 13. Auflage. Deutscher Taschenbuch Verlag/Thieme, Stuttgart 1999

Feldenkrais M (1949) *Body and Mature behaviour.* International Universities Press, New York 1949

Feldenkrais M (1986) *Bewusstheit durch Bewegung.* Suhrkamp, Frankfurt 1986.

Feldenkrais M (1987) *Die Entdeckung des Selbstverständlichen.* Suhrkamp, Frankfurt 1987

Feldkamp M/Aufschnaiter D von/Baumann JU/Danielcik I/Goyke M (1989) *Krankengymnastische Behandlung der infantilen Zerebralparese.* Pflaum, München 1989.

Fenigstein A (1975) „Public and private self-consciousness: Assessment and theory". In: *Journal of Consulting & Clinical Psychology* 43 (1975): 522–527

Fenigstein A (1979) „Self-consciousness, self-attention, and social interaction". In: *Journal of Personality & Social Psychology* 37 (1979): 75–86

Fenigstein A (1987) „On the nature of public and private self-consciousness". In: *Journal of Personality & Social Psychology* 55 (1987): 543–554

Filipp SH/Freudenberg E (1989) *Der Fragebogen zur Erfassung der dispositionalen Selbstaufmerksamkeit (SAM-Fragebogen).* Hogrefe, Göttingen 1989 (Bezugsquelle des kompletten Testverfahrens: Testzentrale Göttingen, Robert-Bosch-Breite 25, D-37079 Göttingen)

Fishbein M/Middlestadt S/Ottati V/Straus S/Ellis A (1988) „Medical problems among ICSOM musicians: Overview of a national survey". In: *Medical Problems of Performing Artists* 4 (1988): 1–8

Fjellman-Wiklund AF/Sundelin G (1998) „Musculoskeletal discomfort of music teachers: An eight-year perspective and psychological work factors". In: *Journal of Occupational and Environment Health* 4 (1998): 89–98

Fjellman-Wiklund AF/Sundelin G/Brulin C (2002) „Musicianship and teaching: positive health factors in music-teachers". In: *Medical Problems of Performing Artists* 17 (2002): 3–10

Flesch C (1928) *Die Kunst des Violinspiels.* Ries & Erler, Berlin 1928

Flesch J (1925) *Berufskrankheiten des Musikers.* Niels Kampmann, Celle 1925

Freund HJ (1989) „Handmotorik und musikalisches Lernen". In: Petsche H (Hg.) *Musik-Gehirn-Spiel.* Birkhäuser, Basel 1989: 103–110

Fry H (1986) „Incidence of overuse syndrome in the symphony orchestra". In: *Medical Problems of Performing Artists* 1 (1986): 51–55

Fry H (1987) „Prevalence of overuse in Australian Music schools". In: *British Journal for Industrial Medicine* 44 (1987): 35–40

Galamian I (1983) *Grundlagen und Methoden des Violinspiels.* Europabuch Verlag, Unterägeri 1983.

Gelb M (1986) *Körperdynamik, eine Einführung in die Alexandertechnik.* Ullstein, Frankfurt 1986

Gellrich M (1992) *Üben mit Lis(z)t.* Waldgut, Frauenfeld 1992

Glaser V (1981) *Eutonie. Das Verhaltensmuster des menschlichen Wohlbefindens.* Haug, Heidelberg 1981

Glaser V (1990) „Das Lösungsprinzip in der natürlichen Bewegung". In: *Zeitschrift für Arbeitswissenschaft* 27 (1990): 70–85

Goldstein K (1997) „Dispokinesis für Bläser". In: *Clarino* 8 (6/1997): 16–20, (9/1997): 22–26

Golenhofen K (1997) *Physiologie.* Urban & Schwarzenberg, München 1997

Gordon TH (1987) *Lehrer-Schüler-Konferenz.* Rowohlt, Reinbek 1987

Goyke M (1989) „Entwicklungsneurologische Behandlung und Betreuung der frühkindlichen zerebralen Bewegungsstörungen nach dem Bobath-Konzept". In: Feldkamp M/Aufschnaiter D von/Baumann JU/Danielcik I/Goyke M *Krankengymnastische Behandlung der infantilen Zerebralparese.* Pflaum, München 1989: 64–78

Gruhn W (1998) *Der Musikverstand. Neurobiologische Grundlagen des musikalischen Denkens, Hörens und Lernens.* Georg Olms, Hildesheim 1998

Guptill C/Zaza C/Paul S (2000) „An occupational study of playing- related injuries in college music students". In: *Medical Problems of Performing Artists* 15 (2000): 86–90

Günzel W (1989) (Hg.) *Körper und Bewegung, Improvisieren – Gestalten – Darstellen.* Pädagogische Verlagsbücherei Schneider, Baltmannsweiler 1989

Gutenbrunner C/Hildebrandt G (1998) (Hg.) *Handbuch der Balneologie und medizinischen Klimatologie.* Springer, Berlin 1998

Gutzwiler F (1997) (Hg.) *Aktuelle Aspekte der Prävention.* Hans Huber, Bern 1997

Gutzwiller J (1997) *Körperklang – Klangkörper* (Wege – Musikpädagogische Schriften, Band 9). Musikedition Nepomuk, Aarau 1997

Haefeli A (1998) *Vom musikpädagogischen Eros* (Wege – Musikpädagogische Schriften, Band 11). Musikedition Nepomuk, Aarau 1998

Hallam S (1997) „What do we know about practising? Towards a model synthesing the research literature. In: Jorgensen H/Lehman AC (Hg.) *Does practice make perfect?.* Norges Musikk Hoogskole (NMHS-Skriftserie), Oslo 1997: 179–231

Harnoncourt N (1987) *Musik als Klangrede. Wege zu einem neuen Musikverständnis.* 3. Auflage. Deutscher Taschenbuch Verlag/Bärenreiter, München/Kassel 1987

Herrmann CH/Buss U/Snaith RP (1995) *HADS-D Hospital Anxiety and Depression Scale – Deutsche Version.* Hans Huber, Bern 1995

Herriegel E (1998) *Zen in der Kunst des Bogenschiessens.* 38. Auflage. Barth, Bern 1998

Heusser P (1999) (Hg.) *Akademische Forschung in der anthroposophischen Medizin.* Peter Lang, Bern 1999.

Hildebrandt G (1977) „Hygiogenese. Grundlinien einer therapeutischen Physiologie". In: *Therapiewoche* 27 (1977): 5384–5397

Hildebrandt G (1998) „Therapeutische Physiologie". In: Gutenbrunner C/Hildebrandt G (Hg.) *Handbuch der Balneologie und medizinischen Klimatologie.* Springer, Berlin 1998: 5–84

Hildebrandt G (1999) „Physiologische Grundlagen der Hygiogenese". In: Heusser P (Hg.) *Akademische Forschung in der anthroposophischen Medizin.* Peter Lang, Bern (1999): 57–81

Hildebrandt H (1995) „Vorbeugung von Anfang an, Anregungen zur Prävention von Spiel- und Gesundheitsproblemen in Musikausbildung und -beruf". In: *Musikphysiologie und Musikermedizin* 2 (1995): 15–19, *Das Orchester* 43 (6/1995): 15–18, *ESTA-Nachrichten* Nr. 34 (Oktober 1995): 53–61 und *Presto* 82 (1/1995): 6–11

Hildebrandt H (1996) „Was ist Dispokinesis? Kurze Einführung in ein aktuelles Fachgebiet für Musiker". In: *Presto* 83 (12/1996): 5–7 und *Üben & Musizieren* 15 (1/1998): 30–31

Hildebrandt H (1999a) „Die Bedeutung des (Selbst-) Anleitungsstils für die Vorbeugung und Therapie von Musikerkrankheiten". In: *Musikphysiologie und Musikermedizin* 6 (1999): 104–110, *Üben & Musizieren* 16 (5/1999): 6–12 und *Schweizerische Musikzeitung* 2 (1/1999): 3–7

Hildebrandt H (1999b) *HIL-Skala zum Zurechtkommen mit der Arbeit als Musiker, Musikerspezifischer Zusatzfragebogen und Evaluationsfragebogen*. Unveröffentlicht. Zürich 1999

Hildebrandt H (2000) „Prävention von Spiel- und Gesundheitsproblemen bei Musikern von Anfang an". In: Klein-Vogelbach S/Lahme A/Spirgi-Gantert I (Hg.) *Musikinstrument und Körperhaltung*. Springer, Berlin 2000: 108–140

Hildebrandt H/Sommacal M (2001) *Fragebogen zum ersten Studienjahr*. Unveröffentlicht. Zürich 2001

Hildebrandt H/Spahn C/Seidenglanz K (2002) „Wirksamkeit eines Lehrangebotes zur Prävention von Spiel- und Gesundheitsproblemen bei Musikstudierenden". In: *Dissonanz* 73 (Februar/2002): 34–37

Hodges P/Richardson C (1996) „Inefficient muscular stabilisation of the lumbar spine associated with lower back pain: a motor control evaluation of transversus abdominis". In: *Spine* 21 (1996): 2640–2650

Hohman B (2000) *Musik und Hörschäden*. (Schriftenreihe der Schweizerischen Unfall-Versicherungsanstalt Nr. 84001.d) SUVA, Luzern 2000

Hollman W/Hettinger T (2000) *Sportmedizin: Grundlagen für Arbeit, Training und Präventivmedizin*. 4. Auflage. Schattauer, Stuttgart 2000

Hopf HC/Deuschl G/Diener HC/Reichmann H (1999) (Hg.) *Neurologie in Praxis und Klinik*. 3. Auflage. Thieme, Stuttgart 1999

Hüther G (2001) *Biologie der Angst. Wie aus Stress Gefühle werden*. 4. Auflage. Vandenhoek und Ruprecht, Göttingen 2001

Hüther G (2002) *Bedienungsanleitung für ein menschliches Gehirn*. 3. Auflage. Vandenhoek und Ruprecht, Göttingen 2002

Jabusch HC/Müller S/Altenmüller E (2000) „Psychologische Prädispositionen bei Musikern mit Bewegungsstörungen". In: *Musikphysiologie und Musikmedizin* 7 (2000): 126–127

Janda V (2000) *Manuelle Muskelfunktionsdiagnostik*. 4. Auflage. Urban & Fischer, München 2000

Janiszewski M/Janiszewska M (1995) „Untersuchungen des Gesundheitszustandes von Schülern in der Musikschule in Polen". In: Wagner CH (Hg.) *Medizinische Probleme bei Instrumentalisten: Ursachen und Prävention*. Laaber, Laaber 1995: 255–259

Jorgensen H/Lehman AC (1997) (Hg.) *Does practice make perfect?*. Norges Musikk Hoogskole (NMHS- Skriftserie), Oslo 1997

Jourdain R (1998) *Das wohltemperierte Gehirn. Wie Musik im Kopf entsteht und wirkt.* Spektrum, Heidelberg 1998 (engl. Original 1997)

Kast V (1996) *Vom Sinn der Angst. Wie Ängste sich festsetzen und wie sie sich verwandeln lassen.* 3. Auflage. Herder, Freiburg 1996

Kevan N/Stevens CH (1995) „Wissenschaftliche Aspekte der F.M. Alexander-Technik und ihre Anwendung zur Prävention und Behandlung von Bewegungsstörungen bei Musikern". In: *Musikphysiologie und Musikermedizin* 2 (1995): 13–20

Klashorst, GO van de (1989) „Die Disposition des Musikers". In: *Oboe & Klarinette & Fagott* 4 (2/1989): 84–96, (3/1989): 144–154, (4/1989): 177–186

Klashorst, GO van de (1991) „Einführung in die Dispokinese". In: Fellsches J (Hg.) *Körperbewusstsein.* Blaue Eule, Essen 1991: 30–46

Klashorst, GO van de (1994) Einleitung in die Dispokinesiotherapie und -pädie. Eigenverlag, Oberhausen 1994 (holl. Original 1977)

Klashorst GO van de (2002) *The disposition of the musician.* Broekmans & van Poppel, Amsterdam 2002

Klees-Dacheneder U/Campo CH a (1993) „Mentales Training in der Musik". In: *Das Orchester* 41 (9/1993): 921–926

Klein-Vogelbach S (1995) *Gangschulung zur Funktionellen Bewegungslehre.* Springer, Berlin 1995

Klein-Vogelbach S (2000) *Funktionelle Bewegungslehre.* 5. Auflage. Springer, Berlin 2000

Klein-Vogelbach S/Lahme A/Spirgi-Gantert I (2000) (Hg.) *Musikinstrument und Körperhaltung.* Springer, Berlin 2000

Klein-Vogelbach S (2001) *Funktionelle Bewegungslehre – Therapeutische Übungen.* 4. Auflage. Springer, Berlin 2001

Klöppel R (1993) *Die Kunst des Musizierens.* Schott, Mainz 1993

Klöppel R (1996) *Mentales Training für Musiker.* Bosse, Kassel 1996

Klöppel R (1999) *Das Gesundheitsbuch für Musiker.* Bosse, Kassel 1999

Klotter C (1997) *Prävention im Gesundheitswesen.* Hogrefe, Göttingen 1997

Kongressbände der Europäischen Kongresse für Musikphysiologie und Musikermedizin:

1.) 1993 in Freiburg. Deutsches Forschungsinstitut für Chinesische Medizin (Hg.), Schriftenreihe des Instituts Band 12, Freiburg 1993

2.) 1994 in München. Musikhochschule München, Medizinische Gesellschaft für Kunstschaffende und Deutsche Gesellschaft für Musikphysiologie und Musikermedizin (Hg.)

3.) 1995 in Frankfurt. Musikhochschule Frankfurt und Deutsche Gesellschaft für Musikphysiologie und Musikermedizin (Hg.)
4.) 1996 in Hannover. Musikhochschule Hannover und Deutsche Gesellschaft für Musikphysiologie und Musikermedizin (Hg.)
5.) 1997 in York. British Association for Performing Arts Medicine (Hg.)
6.) 1998 in Berlin. Hochschule der Künste Berlin und Deutsche Gesellschaft für Musikphysiologie und Musikermedizin (Hg.)
8.) 2000 in Mainz. Universität Mainz und Deutsche Gesellschaft für Musikphysiologie und Musikermedizin (Hg.). In: *Musikphysiologie und Musikermedizin* 7 (2000)

Krawehl I/Altenmüller E (2000) „Lampenfieber unter Musikstudenten: Häufigkeit, Ausprägung und „heimliche Theorien"". In: *Musikphysiologie und Musikermedizin* 7 (2000): 173–178

Kunze K (1992) *Lehrbuch der Neurologie*. Thieme, Stuttgart 1992

Lahme A/Spirgi-Gantert I/Klein-Vogelbach S (2000) *Berufsbedingte Erkrankungen bei Musikern – Gesundheitserhaltende Maßnahmen, Therapie und sozialmedizinische Aspekte*. Springer, Berlin 2000

Landesarbeitsgemeinschaft Musik NRW (1994) (Hg.) *Musikmachen, spannend aber nicht verspannt. Beiträge zur Körperarbeit mit Musikern*. LAG-Verlag, Remscheid 1994

Langeheine L (1996) *Üben mit Köpfchen*. Zimmermann, Frankfurt 1996

Larsson G/Baum J/Mudholkar G/Kollia G (1993) „Nature and impact of musculoskeletal problems in a population of musicians". In: *Medical Problems of Performing Artists* 8 (1993): 73–76

Laux L/Glanzmann P/Schaffner P/Spielberger CD (1981) *STAI Das State-Trait-Angstinventar. Theoretische Grundlagen und Handanweisung.* Beltz, Weinheim 1981 (Bezugsquelle des kompletten Testverfahrens: Testzentrale Göttingen, Robert-Bosch-Breite 25, D-37079 Göttingen)

Ledermann RJ (1995) „Neurologische Probleme". In: Blum J (Hg.) *Medizinische Probleme bei Musikern*. Thieme, Stuttgart 1995: 194–213

Leijnse JNA (1995) *Finger exercises with anatomical constraints. A methodological analysis of non-patholocigal variations as causes of hand problems in musicians* (Dissertation Universität Rotterdam), Rotterdam 1995

Leibovitz J/Connington B (1993) *Die Alexander-Technik*. Rowohlt, Reinbek 1993

Leimer K/Gieseking W (1959) *Modernes Klavierspiel*. 3. Auflage. Schott, Mainz 1959

Lewit K (1980) „The relation of faulty respiration to posture with clinical implications". In: *Journal of American Osteopathy Association* 79 (1980): 525–529

Lewit K (1999) „Stabilisierung der Wirbelsäule". In: *Manuelle Therapie* 3 (1999): 117–121

Liebelt P/Schröder H (1999) „Prävention und Intervention der Podiumsangst – Aufbau und Evaluation eines psychologischen Gruppenprogramms". In: *Musikphysiologie und Musikermedizin* 6 (1999): 7–13

Linke DB (2000) *Das Gehirn*. 2. Auflage. Beck, München 2000

Linke DB (2001) *Kunst und Gehirn. Die Eroberung des Unsichtbaren*. Rowohlt, Reinbek 2001

Lockwood A (1988) „Medical problems in secondary school-aged musicians". In: *Medical Problems of Performing Artists* 3 (1988): 129–132

Lohaus L/Schmitt GM (1989) *Fragebogen zur Erhebung von Kontrollüberzeugungen zu Krankheit und Gesundheit (KKG)*. Hogrefe, Göttingen 1989 (Bezugsquelle des kompletten Testverfahrens: Testzentrale Göttingen, Robert-Bosch-Breite 25, D-37079 Göttingen)

Löscher J (1995) „Überblick über die Dispokinesis". In: *Flöte aktuell* 9 (1/1995): 12–17

Lowen A (1990) *Bioenergetik. Therapie der Seele durch Arbeit mit dem Körper*. Rowohlt, Reinbek 1990

Lowen A (1993) *Bioenergetik als Körpertherapie*. Rowohlt, Reinbek 1993

Mantel G (1998) „Als ob". In: *ESTA-Nachrichten* Nr. 39 (März/1998): 11–25

Mantel G (2001) *Einfach Üben. 185 unübliche Überezepte für Instrumentalisten*. Schott, Mainz 2001

Marquardt C/Mai N (2000) „Kinematische Analysen beim Musikerkrampf". In: *Musikphysiologie und Musikermedizin* 7 (2000): 114–115

Masuhr KF/Neumann M (1996) *Neurologie*. 3. Auflage. Hippokrates, Stuttgart 1996

Masunaga S/Ohashi W (1989) *Shiatsu*. Rowohlt, Reinbek 1989

Medoff LE (1999) „The importance of movement in the training of young violonists". In: *Medical Problems of Performing Artists* 14 (1999): 210–219

Meister K/Drescher D/Altenmüller E (2001) „Elektro-Myografie bei pianistischen Bewegungen: Bestandsaufnahme und Anwendungsmöglichkeiten". In: *Musikphysiologie und Musikermedizin* 8 (2001): 1–11

Mertens K (1989) „Aufbau des Körperbewusstseins – Über das Bewegungsmuster: Schwingen und Schaukeln". In: Günzel W (Hg.) *Körper und Bewegung, Improvisieren – Gestalten – Darstellen*. Pädagogische Verlagsbücherei Schneider, Baltmannsweiler 1989: 8–30

Mertens K (1991) *Körperwahrnehmung und Körpergeschick*. Verlag Modernes Lernen, Dortmund 1991

Mertens K (2002) (Hg.) *Psychomotorik. Grundlagen und Wege der Förderung*. Verlag Modernes Lernen, Dortmund 2002

Methfessel G (1995a) „Funktionelle Aspekte im Kiefer-Gesichtsbereich bei Blasinstrumentalisten". In: *Musikphysiologie und Musikermedizin* 2 (1/1995): 1–8

Methfessel G (1995b) „Präventivmedizinische Aspekte bei Musikern in Ausbildung und Beruf aus Sicht der Zahn-, Mund- und Kieferheilkunde". In: *Musikphysiologie und Musikermedizin* 2 (2/1995): 5–10

Milanese S (2000) „Provision of on-site physiotherapy services during the performance of Wagner´s Ring cycle by the Adelaide Symphony Orchestra: A model of early intervention for playing-related muskuloskeletal disorders". In: *Medical Problems of Performing Artists* 15 (2000): 107–110

Miller L/Cox C (1982) „For appearances` sake: Public self-consciousness and make-up use". In: *Personality & Social Psychology Bulletin* 8 (1992): 748–751

Möller H (1997) „Zur Psychosomatik von gesundheitlichen Störungen bei Musikern – Symptome und ihre Be-Deutung". In: *Musikphysiologie und Musikermedizin* 4 (1997): 63–72

Möller H (1999) „Lampenfieber und Aufführungsangst sind nicht dasselbe!". In: *Musikphysiologie und Musikermedizin* 6 (1999): 33–41

Molsberger A&F/Hille E/Wehling P (1989) „Der Künstler als Patient". In: *Deutsches Ärzteblatt*. 86: C-1444–C-1448

Morse T/Ro J/Cherniak M/Pelletier SR (2000) „A pilot study of muskuloskeletal disorders in musicians". In: *Medical Problems of Performing Artists* 15 (2000): 81–85

Müller A (1994) „Dispokinese und ihre Anwendung in der Musikpädagogik". In: *ESTA-Nachrichten* Nr. 31 (März 1994): 49–57

Mullen B/Suls J (1982) „Know thyself. Stressful life changes and the ameliorative effect of private self-consciousness". In: *Journal of Experimental Social Psychology* 18 (1982): 43–55

Musikphysiologie und Musikermedizin (2001) *Curriculum Musikphysiologie an Musikhochschulen* 8 (2/2001): 86–87

Oerter R (1982) *Moderne Entwicklungspsychologie*. 19. Auflage. Auer, Donauwörth 1982

Orloff-Tschekorsky T (1996) *Mentales Training in der musikalischen Ausbildung*. (Wege – Musikpädagogische Schriften, Band 8) Musikedition Nepomuk, Aarau 1996

Ostwald PF/Baron BC/Wilson FR (1994) „Performing arts medicine". In: *Western Journal of Medicine* 160 (1994): 48–52

Ostwald PF (1995) „Psychiatrische Probleme". In: Blum J (Hg.) *Medizinische Probleme bei Musikern*. Thieme, Stuttgart 1995: 256–270

Pak CH/Chesky K (2001) „Prevalence of hand, finger, and wrist musculoskeletal problems in keyboard instrumentalists". In: *Medical Problems of Performing Artists* 16 (2001): 17–23
Pascarelli E (1999) „Training and retraining of office workers and musicians". In: *Occupational Medicine* 14 (1999): 163–172
Petsche H (1989) (Hg.) *Musik-Gehirn-Spiel*. Birkhäuser, Basel 1989
Petzold HG (1992) (Hg.) *Die neuen Körpertherapien*. Deutscher Taschenbuch Verlag, München 1992
Petzold HG (2001a) „Praxeologien – körper- und bewegungsorientierte Arbeit mit Menschen aus integrativer Perspektive". In: Steinmüller W/Schaefer K/Fortwängler M *Gesundheit – Lernen – Kreativität. Alexander-Technik, Eutonie Gerda Alexander und Feldenkrais als Methoden zur Gestaltung somatopsychischer Lernprozesse*. Hans Huber, Bern 2001: 225–243
Petzold HG (2001b) *Integrative Therapie – Das „biopsychosoziale Modell kritischer Humantherapie und Kulturarbeit. Ein „lifespan development approach". Theorie, Praxis, Wirksamkeit*. Junfermann, Paderborn 2001
Piaget J (1967) *Psychologie der Intelligenz*. Rascher, Zürich 1967 (franz. Original 1936)
Piaget J/Inhelder B (1986) *Die Psychologie des Kindes*. Deutscher Taschenbuch Verlag, München 1986
Pieper KF/Schaarschmidt F/Riedeberger J (1974) „Das funktionsabhängige Verhalten der Skelettmuskelfasertypen bei Belastungen unterschiedlicher Dauer und Intensität im Hinblick auf eine gezielte Übungsbehandlung". *Medizin und Sport* 14 (1974): 124–126
Plaut E (1999) „Die psychotherapeutische Behandlung der Aufführungsangst". In: *Musikphysiologie und Musikermedizin* 6 (1999): 42–47
Pleeth W (1985) *Das Cello*. Europabuch Verlag, Unterägeri 1985
Pöhlmann R (1994) *Motorisches Lernen*. Rowohlt, Reinbek 1994
Popalisky DJ/Herbert MG (2000) „Defining the performing artist – how a health psychology course integrates into university performing arts training". In: *Medical Problems of Performing Artists* 15 (2000): 148–154
Puls H (2000) „Erfahrungen aus der Körperarbeit mit MusikstudentInnen. Prophylaxe von Spielerkrankungen an der Musikhochschule ‚Hanns Eisler' Berlin". In: *Üben & Musizieren* 17 (5/2000): 27–33
Ramazzini (1977) *Untersuchung von denen Kranckheiten der Handwercker und Künstler, worinnen die Kranckheiten, womit fast alle Künstler und Handwercker befallen werden*. Zentralantiquariat der DDR, Leipzig 1977 (ital. Original 1700/dt. Fassung 1718)
Redmond M/Tiernan AM (2001) „Knowledge and practise of piano teachers in preventing playing related injuries in high school students". In: *Medical Problems of Performing Artists* 16 (2001): 32–38

Reich W (1970) *Charakteranalyse*. 2. Auflage. Kiepenheuer & Witsch, Köln 1970

Reinhardt U (1998) „Musikermedizin für Musikstudenten – Untersuchungen zum Bedarf an musikermedizinischen Leistungen". In: *Musikphysiologie und Musikermedizin* 5 (1998): 67–72

Richter HE (2000) *Umgang mit Angst*. 6. Auflage. Econ, München 2000

Riemann F (2002) *Grundformen der Angst*. 34. Auflage. Reinhardt, München 2002

Riemkasten F (1983) *Die Alexander-Methode*. Haug, Heidelberg 1983

Roach K/Martinez M/Anderson N (1994) „Musculoskeletal pain in student instrumentalists: a comparison with the general student population". In: *Medical Problems of Performing Artists* 9 (1994): 125–130

Rogers CR (1974) *Lernen in Freiheit*, Kösel, München 1974 (engl. Original 1969)

Rogers CR (1979) *Entwicklung der Persönlichkeit*. Klett, Stuttgart 1979

Rohen JW (1994) *Funktionelle Anatomie des Nervensystems*. 5. Auflage. Schattauer, Stuttgart 1994

Rohen JW (2001) *Funktionelle Anatomie des Menschen*. 10. Auflage. Schattauer, Stuttgart 2001

Rohmert W (1993) *3. Kolloquium Praktische Musikphysiologie* (Dokumentation Arbeitswissenschaft, Band 35). Schmidt, Köln 1993

Roset-Llobet J/Rosines-Cubells D/Salo-Orfila JM (2000) „Identification of risk factors for musicians in Catalonia (Spain)". In: *Medical Problems of Performing Artists* 15 (2000): 167–174

Roth G (1997) *Das Gehirn und seine Wirklichkeit: Kognitive Neurobiologie und ihre philosophischen Konsequenzen*. Nachdruck der 5. Auflage. Suhrkamp, Frankfurt 1997

Roth G (2001) *Fühlen Denken Handeln: wie das Gehirn unser Verhalten steuert*. Suhrkamp, Frankfurt 2001

Rüdiger W (1994) „Körper, Klang und künstlerischer Ausdruck im 18. Jahrhundert und heute". In: *Üben & Musizieren* 11 (2/1994): 16–24

Rüdiger W (1995) *Der musikalische Atem* (Wege – Musikpädagogische Schriften, Band 7) Musikedition Nepomuk, Aarau 1995.

Rywerant Y (1985) *Die Feldenkrais-Methode*. Kübler & Akselrad, Heidelberg 1985

Salmon P (1990) „A psychological perspective on musical performance anxiety: A review of the literature". In: *Medical Problems of Performing Artists* 5 (1999): 2–11

Salmon P/Shook C/Lombart K/Berenson G (1995) „Performance impairments, injuries, and stress hardiness in a sample of keyboard and other instrumentalists". In: *Medical Problems of Performing Artists* 10 (1995): 140–146

Sataloff RT/Brandfonbrener A/Ledermann R (1998) *Performing Arts Medicine*. 2. Auflage. Singular Publishing Group, San Diego 1998

Sataloff RT (2000) „Vocal aging and its medical implications: what singing teachers should know". In: *Journal of Singing* 57 (1/ und 2/2000): 29–34 und 23–34

Schäffer R (1990) *Über die psychomotorische Steuerung einfacher Reaktionen.* (Dissertation Universität Tübingen) Tübingen 1990

Schaller K (1984) „Rationale Kommunikation – Prinzip humaner Handlungsorientierung". In: Winkel R (Hg.) *Deutsche Pädagogen der Gegenwart.* Schwann, Düsseldorf 1984: 35–59

Schaller K (1987) „Frühzeitiger Beginn des Instrumentalunterrichts". In: *Üben & Musizieren* 4 (4/1987): 281–291

Scheibe J/Seidel E/Wick C/Rauch S (1988) „Zur Wirkung ausgewählter belastungsverarbeitender Maßnahmen auf die Wiederherstellung des Stütz- und Bewegungssystems". In: *Medizin und Sport* 28 (1988): 206–208

Scheibe J (1994) (Hg.) *Sport als Therapie. Konzepte für die stationäre und ambulante Heilbehandlung.* Ullstein Mosby, Berlin 1994

Schmalbrock B (1997) „Dispokinesis und Querflöte. Wesentliche Aspekte des Flötenspiels aus dispokinetischer Sicht". In: *Flöte aktuell* 11 (2/1997): 18–27

Schmale H/Schmidtke H (1985) *Der Orchestermusiker- seine Arbeit und seine Belastung.* Schott, Mainz 1985

Schmidt RF/Thews G (1997) (Hg.) Physiologie des Menschen. 27. Auflage. Springer, Berlin 1997

Schnack G (1994) *Gesund und entspannt musizieren.* Fischer/Bärenreiter, Stuttgart/Kassel 1994

Schneider F (1992) *Üben – was ist das eigentlich?.* (Wege – Musikpädagogische Schriften, Band 3) Musikedition Nepomuk, Aarau 1992.

Schneider-Wohlfahrt U/Wack OG (1994) *Entspannt sein, Energie haben. 18 Methoden der Körpererfahrung.* Beck, München 1994

Schnorrenberger CC (1984) „Die Behandlung von Bewegungsstörungen und anderen Berufskrankheiten mittels Akupunktur". In: *Das Orchester* 32 (12/1984): 1047–1055

Schnorrenberger CC (1991) „Körpergefühl beim Musizieren". In: *Das Orchester* 39 (9/1991): 972–980

Schnorrenberger CC (1995) „Phänomenologie des Musizierens". In: Bastian HG (Hg.) *Erkrankungen vorbeugen und vermeiden.* Schott, Mainz 1995: 127–139

Schröder H/Liebelt P (1999) „Psychologische Phänomen- und Bedingungsanalysen zur Podiumsangst von Studierenden an Musikhochschulen". In: *Musikphysiologie und Musikermedizin* 6 (1999): 1–6

Seidel E/Wick C/Günther P (1997) „Retrospektive Studie zur Anamnesedauer von Fehlbelastungsschäden des Stütz- und Bewegungsapparates bei Musikern". In: *Musikphysiologie und Musikermedizin* 4 (1997): 50–55

Seidel E/Höpfner R/Lange E (1999) „Vergleichende Studie zu klinisch relevanten Belastungsfaktoren bei Musikstudenten und Berufsmusikern". In: *Musikphysiologie und Musikermedizin* 6 (1999): 115–119

Seifert T/Waiblinger A (1993) *Die 50 wichtigsten Methoden der Psychotherapie, Körpertherapie, Selbsterfahrung und des geistigen Trainings.* Kreuz, München 1993

Shields N/Dockrell S (2000) „The prevalence of injuries among pianists in music schools in Ireland". In: *Medical Problems of Performing Artists* 15 (2000): 155–160

Silverstope L (1989) „A pathological erector spinae reflex – a new sign of pelvic dysfunction". In: *Journal of Manual Medicine* 4 (1989): 28

Silverstope L (1995) „Untersuchung und Behandlung von Musikern mit berufsbedingten Beschwerden". In: Wagner CH (Hg.) *Medizinische Probleme bei Instrumentalisten: Ursachen und Prävention.* Laaber, Laaber 1995: 167–176

Singer K (1926) *Die Berufskrankheiten der Musiker.* Max Hesse, Berlin 1926

Sitzmann CS (1995) (Hg.) *Pädiatrie.* Hippokrates, Stuttgart 1995.

Snaith PH/Zigmond A (1994) *HADS-Hospital Anxiety and Depression Scale.* NFER Nelson, Windsor 1994

Spahn C (1998) *Epidemiologischer Fragebogen für Musiker.* Unveröffentlicht. Freiburg 1998

Spahn C/Hildebrandt H/Seidenglanz K (2001a) „Effectiveness of a prophylactic course to prevent playing-related health problems of music students". In: *Medical Problems of Performing Artists* 16 (2001): 24–31

Spahn C/Ell N/Seidenglanz K (2001b) „Psychosomatic findings in musician patients at a department of hands surgery". In: *Medical Problems of Performing Artists* 16 (2001): 144–151

Spahn C/Seidenglanz K/Hildebrandt H/Ell N (2001c) „Gesundheitseinstellung und Gesundheitsverhalten bei Musikern". In: *Tagungsband der Internationalen Jahrestagung der Deutschen Gesellschaft für Musikpsychologie* (2001): 48–49

Spahn C/Richter B/Zschocke I (2002a) „Health attitudes, preventive behavior, and playing-related health problems among music students". In: *Medical Problems of Performing Artists* 17 (2002): 22–28

Spahn C/Zschocke I (2002b) „Selbstaufmerksamkeit als Persönlichkeitsmerkmal von Musikern – Ergebnisse einer Fragebogenuntersuchung bei Musikstudenten". In: *Jahrbuch Musikpsychologie* Band 16 (2002): 32–46

Spaulding C (1988) „Before pathology: Prevention for performing artists". In: *Medical Problems of Performing Artists* 3 (1988): 135–139

Spaulding C (1995) „Gesundheitsvorsorge im Ausbildungsprogramm von Berufsmusikern". In: Wagner CH (Hg.) *Medizinische Probleme bei Instrumentalisten: Ursachen und Prävention.* Laaber, Laaber 1995: 261–270

Spielberger CD/Porsuch R/Lushenne R (1970) *State Trait Anxiety Inventory.* Consulting Psychologists Press, Palo Alto 1970

Spittler J/Hildebrandt W (1996) „Nackenmuskeltonus, Stressresistenz, mentales Tempo und Persönlichkeitsmerkmale bei Berufsmusikern: Determinanten des Erfolgs". In: *Kongressband des 4. Europäischen Kongresse für Musikphysiologie und Musikermedizin Hannover* (1996): 67–68

Stegeman J (1991) *Leistungsphysiologie: Physiologische Grundlagen der Arbeit und des Sports.* 4. Auflage. Thieme, Stuttgart 1991

Steinmüller W/Schaefer K/Fortwängler M (2001) *Gesundheit – Lernen – Kreativität. Alexander- Technik, Eutonie Gerda Alexander und Feldenkrais als Methoden zur Gestaltung somatopsychischer Lernprozesse.* Hans Huber, Bern 2001

Stockmann A (1994) „Dispokinesis". In: Landesarbeitsgemeinschaft Musik NRW (Hg.) *Musikmachen, spannend aber nicht verspannt. Beiträge zur Körperarbeit mit Musikern.* LAG-Verlag, Remscheid 1994: 207–217

Sweigard LE (1974) *Human movement potential: Its ideokinetic facilitation.* Harper and Row, New York 1974

Suls J/Fletcher B (1985) „Self-attention, life stress, and illness: A prospective study". In: *Psychosomatic Medicine* 47: 469–481

Sundelin K (1832) *Ärztlicher Rathgeber für Musiktreibende.* Gröbenschütz und Seiler, Berlin 1832

Tarr-Krüger I (1993) *Lampenfieber. Ursachen, Wirkung, Therapie.* Kreuz, München 1993

Tittel K (2000) *Beschreibende und funktionelle Anatomie des Menschen.* 13. Auflage. Urban & Fischer, München 2000

Todd M (2001) *Der Körper denkt mit. Anatomie als Ausdruck dynamischer Kräfte.* Hans Huber, Bern 2001 (engl. Original 1937)

Tomatis AA (1987) *Der Klang des Lebens. Vorgeburtliche Kommunikation – die Anfänge der seelischen Entwicklung.* Rowohlt, Reinbek 1987

Tubiana R (2001) *Functional disorders in musicians.* Editions Elsevier, Paris 2001

Uexküll T von (1998) (Hg.) *Psychosomatische Medizin.* 5. Auflage. Urban & Schwarzenberg, München 1998

Uexküll T von/Wesiack W (1998) „Wissenschaftstheorie: ein bio-psychosoziales Modell". In: Uexküll T von (Hg.) *Psychosomatische Medizin.* 5. Auflage. Urban & Schwarzenberg, München 1998: 13–52

Vaughan S (2001) „A singer's guide to vocal care". In: *Journal of Singing* 57 (3/2001): 53–60

Vester F (1998) *Phänomen Stress. Wo liegt sein Ursprung, warum ist er lebenswichtig, wodurch ist er entartet?*. 16. Auflage. Deutscher Taschenbuch Verlag, München 1998

Vester F (2001) *Denken, Lernen, Vergessen*. 28. Auflage. Deutscher Taschenbuch Verlag, München 2001

Vojta V (1988) *Die zerebralen Bewegungsstörungen im Säuglingsalter*. 5. Auflage. Enke, Stuttgar 1988

Vree Tom de (1993) *Über das Üben*. Karthause, Minden 1993

Wagner CH (1987) „Welche Anforderungen stellt das Instrumentalspiel an die menschliche Hand?". In: *Handchirurgie Mikrochirurgie Plastische Chirurgie* 19 (1987): 23–32

Wagner CH (1995) (Hg.) *Medizinische Probleme bei Instrumentalisten: Ursachen und Prävention*. Laaber, Laaber 1995

Wagner C/Blum J (1997) „Musikphysiologie im Rahmen der Musikhochschule". In: *Musikphysiologie und Musikermedizin* 4 (1997): 12–19

Watzlawick P/Beavin JH/Jackson DD (2000) *Menschliche Kommunikation*. 10. Auflage. Hans Huber, Stuttgart 2000

Weber M/Weinmann M (1999) *Die Hand. Werkzeug des Geistes*. Spektrum, Berlin 1999

Weimann G (1989) *Krankengymnastik und Bewegungstherapie*. (Physikalische Medizin, Band 2 von Drexel H/Hildebrandt G/Schlegel KF/Weiman G (Hg.) Hippokrates, Stuttgart 1989.

Weineck J (2001) *Optimales Training: Leistungsphysiologie unter besonderer Berücksichtigung des Kinder- und Jugendtrainings*. 11. Auflage. Spitta, Balingen 2001

Weizsäcker Vv (1973) *Der Gestaltkreis. Theorie der Einheit von Wahrnehmen und Bewegen*. 4. Auflage. Thieme, Stuttgart 1973

Wenzel E (1986) (Hg.) *Ökologie des Körpers*. Suhrkamp, Frankfurt 1986

Winkel R (1984) (Hg.) *Deutsche Pädagogen der Gegenwart*. Schwann, Düsseldorf 1984

Wilson F (1995) „Gehirn und Hand – Die neurologische Basis instrumentaler Geschicklichkeit". In: Blum J (Hg.) *Medizinische Probleme bei Musikern*. Thieme, Stuttgart 1995: 30–39

Wilson FR (2000) *Die Hand – Geniestreich der Evolution*. Klett – Cotta, Stuttgart 2000 (engl. Original 1998)

Wohlfahrt J/Jull G/Richardson C (1993) „The relationship between the dynamic and static function of abdominal muscles". In: *Australian Journal of Physiotherapy* 39 (1993): 9–13

Wristen BG (2000) „Avoiding piano-related injury: A proposed theoretical procedure for biomechanical analysis of piano-technique". *Medical Problems of Performing Artists* 15 (2000): 55–64
Zaza C (1992) „Playing-related health problems at a Canadian music school". In: *Medical Problems of Performing Artists* 7 (1992): 48–51
Zaza C (1994) „Research-based prevention for musician". In: *Medical Problems of Performing Artists* 9 (1994): 3–6
Zaza C (1998) „ Playing related musculoskeletal disorders in musicians: A systematic review of incidence and prevalence". In: C*anadian Medical Association Journal* 158 (1998): 1019–1025
Zentek K (1995) „Rückblick auf die medizinische Arbeit des ‚Betriebsambulatorium der Berliner Bühnen/Arbeitshygienische Beratungsstelle' 1978–1989 in der ehemaligen DDR". In: Wagner CH (Hg.) *Medizinische Probleme bei Instrumentalisten: Ursachen und Prävention*, Laaber, Laaber 1995: 31–40
Zetterberg C/Backlund H/Karlsson J/Werner H/Olsson L (1998) „Musculoskeletal problems among male and female music students". In: *Medical Problems of Performing Artists* 13 (1998): 160–166
Zielke M (1979) *KASSL Kieler Änderungssensitive Symptomliste*. Beltz, Weinheim 1979 (Bezugsquelle des kompletten Testverfahrens: Testzentrale Göttingen, Robert-Bosch-Breite 25, D-37079 Göttingen)

Ergänzungen zur Literaturliste der 2. Auflage

Bernard A/Stricker U/Steinmüller W (2003) *Ideokinese. Ein kreativer Weg zu Bewegung und Körpererfahrung*. Hans Huber, Bern 2003
Chamagne P (1996) *Prevention des troubles fonctionnels chez les musiciens*. Onet le chateaux, Alexitere 1996
Jacoby H (1987) *Jenseits von „Begabt" und „Unbegabt": zweckmässige Fragestellung und zweckmässiges Verhalten: Schlüssel für die Entfaltung des Menschen*. 5. Auflage. Hans Christians, Hamburg 1987
Looser-Menge U (1994) „Vom Wert des Elementar-Musikalischen". *Musik und Unterricht* 28 (1994): 22–24
Mantel G (2003) *Mut zum Lampenfieber*. Atlantis/Schott, Mainz 2003
Morell A (2002) *Lampenfieber und Angst bei ausübenden Musikern*. (Schriften zur Musikpsychologie und Musikästhetik, Band 14), Peter Lang, Bern 2002
Spitzer M (2002) *Musik im Kopf*. Schattauer, Stuttgart 2002
Theilig S/Seidel E (2002) „Berufskrankheiten bei Musikpädagogen? Aber die üben doch überhaupt nicht". *Üben & Musizieren* 20 (6/2002): 32–38
Tubiana R/Amadio PC (2000) *Medical Problems of the Instrumentalist Musician*. Dunitz, London 2000

Zu den Autoren

Horst Hildebrandt, geboren in Marburg (D), studierte Violine in Freiburg i. Br. und London sowie Medizin in Freiburg i. Br. Weiterbildungen in Schmerztherapie sowie senso- und psychomotorischer Therapie. Ausbildung als Dispokinesis-Therapeut. Mitglied des Bundesjugendorchesters und der Jungen Deutschen Philharmonie. Tätigkeit als Geiger in Opern- und Rundfunkorchestern. Primarius des Hilaros-Quartetts und verschiedener Orchester sowie ab 1988 des Ensemble Aventure Freiburg. 25 Jahre als Lehrer an Musikschulen sowie als Dozent bei Berufsorchestern und an Musikhochschulen, u.a. in Basel. Juror bei Streicherwettbewerben.

Betreuung von Berufsmusikern in Prävention und Therapie. Aufbau der Musikphysiologischen Beratung an der Musikschule Lahr (D). Ab 1997 Aufbau und Leitung des Bereichs Musikphysiologie / Musik- und Präventivmedizin an der Musikhochschule Winterthur Zürich – heute Zürcher Hochschule der Künste und der Hochschule für Musik Basel. Leitung des MAS-Weiterbildungsstudiums Musikphysiologie. Gründer und Mitglied des Leitungsteams des Schweizerischen Hochschulzentrums für Musikphysiologie sowie Affiliated Fellow des Collegium Helveticum der Universität und ETH Zürich. Arbeitsschwerpunkte: Lehre und Forschung bezüglich Prävention und Gesundheitsförderung, Lernstrategien und Hirnphysiologie, Psycho-physiologisches Vorspiel- und Vorsingtraining, Einzelsprechstunden sowie Musikphysiologische Beratung für Methodik- bzw. Fachdidaktikgruppen.

Prof. Dr. med. Horst Hildebrandt, Dipl. Musiker
Zürcher Hochschule der Künste
Pfingstweidstr. 96, Pf, CH-8031 Zürich
Telefon +41 43 446 51 20 , Mobile +41 79 305 13 63
horst.hildebrandt@zhdk.ch

Co-Autoren

Prof. Dr. med. Claudia Spahn, Dipl. Musikerin, Musikhochschule Freiburg i. Br.

Dr. Matthias Nübling, Soz. M.A., Gesellschaft für Empirische Beratung Freiburg i. Br.

Dipl. psych. Karin Seidenglanz, Universitätsklinik Mainz (D)

Marina Sommacal, Musikerin und Tänzerin, Zürcher Hochschule der Künste

Die Musikhochschule Winterthur Zürich (Departement Musik der Hochschule Musik und Theater Zürich – heute Zürcher Hochschule der Künste) hat seit November 1999 eine Forschungsgruppe aufgebaut, um dem gesetzlich verankerten Auftrag zu anwendungsorientierter Forschung und Entwicklung an Hochschulen nachzukommen.

Kriterien zur Vergabe von Forschungsaufträgen sind neben der Relevanz des Gegenstandes ihre Anwendungsorientierung, ihre Verankerung im Unterrichtsbetrieb und in den kulturellen Aufgaben der Schulen sowie der Kontakt zu benachbarten Institutionen im In- und Ausland.

Untersuchungen und Ergebnisse, die als Beiträge zu aktuellen Diskursen der internationalen Fachwelt zu sehen sind, werden in einer im Herbst 2002 gegründeten Buchreihe im Verlag Peter Lang AG publiziert.